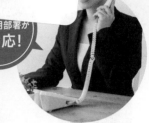

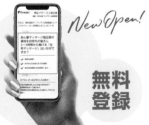

MONTHLY 📷 SNAPSHOT

今月のスナップショット

レポート

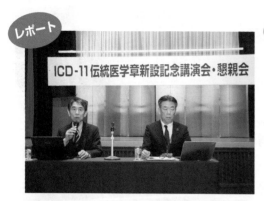

2月20日、JLOMがICD-11への伝統医学分類の収載に関する取材会見と記念講演会を開催。講演会では伝統医学の普及に向けた新たな課題が提示された（→p.70）

特集

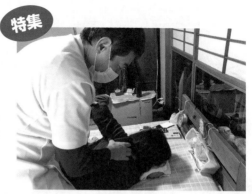

特集は「在宅における鍼灸マッサージ」。地域によって特色の異なる4つの事例を紹介する。写真は長嶺芳文氏による在宅患者への施術（→p.43）

業界ニュース

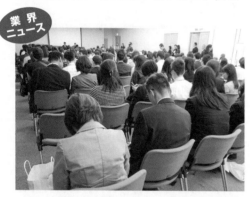

5月29日〜31日に開催予定だった全日本鍼灸学会学術大会京都大会が9月に開催延期。新型コロナウイルスの影響による。写真は昨年の大会の様子（→p.71）

業界ニュース

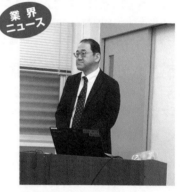

AcuPOPJは鍼灸師卒後臨床研修の医療人研修講座を実施。東京会場で2019年10月〜12月に行った講座内容を報告している。写真は講師の光澤弘氏（→p.74）

プレゼント

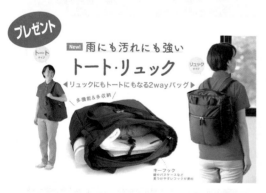

New! 雨にも汚れにも強い
トート・リュック
◀ リュックにもトートにもなる2wayバッグ ▶

巻頭企画にあわせて往療に便利な2Wayトートリュックを抽選で1名様にプレゼント。巻末の読者はがきか医道の日本Webサイトよりご応募ください（→p.28）

寄稿募集

6月号のテーマは
「ツボの選び方の向こう側」（仮）
原稿4月23日（木）必着

小誌6月号では2020年1月号、2月号の連動企画「ツボの選び方」をさらに掘り下げる。寄稿を募集するので執筆したい方は詳細のご確認を（→p.66）

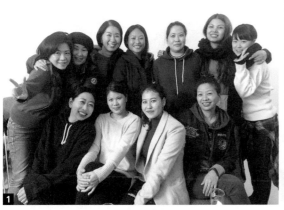

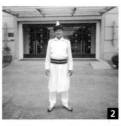

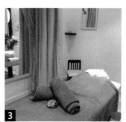

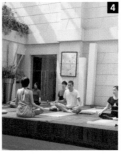

1 ありあけ堂鍼灸治療院のスタッフ。後列左端が中島早苗氏　**2** 同院が入るホテルのドアマン　**3** 治療室。ベッドは5台設置　**4** ホテル内で行われる同院のヨガ教室。共同経営者の大川淳子氏が講師を担当

写真提供：中島早苗氏

【治療院データ】
所在地：〒122001, 353-357, DLF city mall parking Rd maruti housing colony Sector 29, Gurugram Haryana
開業年：2017年
診療時間：月・水・木10〜21時、火金土日10時〜20時
治療費：約8,000円
1日の患者数：平均約20人、土日約35人

ありあけ堂鍼灸治療院

中島早苗（なかしま・さなえ）
長崎県生まれ。1993年、呉竹鍼灸専門学校（現・呉竹鍼灸柔整専門学校）卒業、鍼灸マッサージ師免許を取得。2002年、赤門鍼灸柔整専門学校卒業、柔道整復師の免許を取得。同年、東京都に鍼灸整骨院を開業。2017年、インドのニューデリーに、仕事仲間の大川淳子氏とともに進出。現在はグルグラム（旧グルガオン）に2院および東京都に1院を経営。

日本鍼灸未開拓の地、インドで奮闘する女性治療家

インドの首都ニューデリー近郊の都市、グルグラム。日系企業の駐在員や日本人旅行者で賑わう同市の4つ星ホテル、「ダイヤパークプレミア」内にあるのが、ありあけ堂鍼灸治療院だ。代表を務める中島早苗氏は東京都内で5つの鍼灸整骨院を経営していたあと、うち4つをスタッフに譲渡し、2017年にインドで新しい治療院をオープンした。

「もともと海外進出を考えていて、アジアを中心に場所を探していました。でも、タイやインドネシアを始め、ほとんどの国では日本の同業者がいます。どうせなら、鍼灸院がない国で挑戦したほうがよいと思って、インドに決めました」

インドの伝統医学といえばアーユルヴェーダが有名だが、鍼灸については資格免許や法制度はない。中島氏によると、鍼灸を業とする医療者は、現地でほとんど見当たらないそうだ。中島氏の開業時、役所の担当者は鍼灸を理解できなかったが、説明を行い、申請書類に鍼灸業を明記して、インド政府の許可を取って営業している。

「開業前の視察段階で、インドに駐在する日本人から要望や歓迎の声を受け取っていたので、やれる見込みはありました。実際にオープンして以降、今日までたくさんの方に利用していただいています」

ありあけ堂鍼灸治療院は現在、グルグラムにおいて、前述のホテル内に加え、日本人向けの病院内にも分院を持ち、合計2院を展開。スタッフは日本人の女性鍼灸師5人と、現地で雇用したインド人の女性施術者8人が在籍している。一日の平均患者数は20人以上で、土日は予約をとるのが難しいほど盛況だという。患者の大半は日本人だが、インド人も少なからず来院する。

「当院の価格設定は日本がベースになっていますから、インド人は富裕層が来院します。そのため、肥満で糖尿病や高脂血症、膝痛、腰痛を抱えている方が多く、鍼灸治療のやりがいがありますね」

祖父母が鍼灸師という家系で生まれ育った中島氏は、幼少期から鍼灸に親しんできた。ぜんそくを祖父母の治療で治してもらった経験もある。高校卒業後、自然と治療家の道を志し、経営業務に忙しい現在も臨床は欠かさない。中島氏の次なる目標は、インドで日本鍼灸の存在を浸透させていくことだ。

「インドの人口は13億。マーケティングとしては可能性を感じる数字です。環境は過酷な面もありますが、挑戦を続けていきたいですね」

生薬とからだをつなぐ

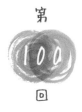

第
100
回

鹿茸（1）

帝京平成大学 薬学博士 鈴木達彦

植物画：みやしたはんな
本文イラスト：シュクヤフミコ

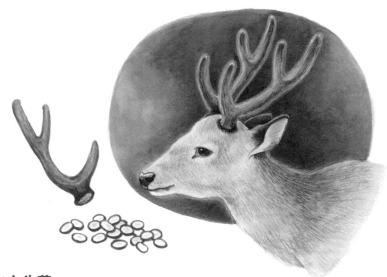

⚫ 毎年成長する角を用いた生薬

　鹿茸はシカ科のマンシュウアカジカ、またはマンシュウジカの雄の幼角を用いた生薬である。シカの角はウシなどと違って、１年に一度生え変わる。成長途中の角は、皮膚に覆われていており、袋角ともいわれる。袋角には血管が通っていて、血液が内部に行きわたることで、角を成長させる。袋角は徐々に伸びていき、秋になる頃、十分に成長すると血管が閉じ、皮膚がはがれて白色の雄雄しい角となる。繁殖期の牡鹿は気性が荒くなり、角を使って雄同士で争う。早春になると角は自然に落ちて、また新たな袋角を伸ばしていく。成長途中の袋角は鹿茸、成長して骨化した角は鹿角と称する。マンシュウジカの角は小型のものが多く、花鹿茸、または梅花鹿茸とされ、マンシュウアカジカのものは馬鹿茸とされる。鹿茸には角を形作る炭酸カルシウムやリン酸カルシウムのほか、タンパク質、コラーゲンやステロール類などが含まれ、強壮・強精、補血作用などが期待される。

⚫ 血と精を天に向かって伸ばす

　鹿茸は古来珍重されてきており、奈良時代の推古天皇のときには、５月５日の端午の節句に、菖蒲や艾の採取とともに、鹿狩りをして鹿茸を採る行事が行われるようになったとされている。今日では、シカの個体数が増えたことで獣害が深刻化していることもあり、鹿狩りにより個体数の調整が図られている。ただし、通常の狩猟期間は冬季であるため、シカは袋角をつけていない。国内で産出する鹿茸は、飼育されているシカから採られたものなど、例外的である。

　鹿茸は、角を伸ばしている段階なので、シカから切り離したときには

血液が出る。毎年新生される鹿茸は、シカの血と骨髄が満たされて、天に向かって伸長されたものだ。鹿茸と人参を組み合わせて、補血作用を期待することがある。人参は天の気を集約し、真っすぐに地下の直根に下して肥大させる。天地の気を集散させて、胃気を介してからだに導入させる生薬である（『生薬とからだをつなぐ』単行本56ページ、人参参照）。一方、鹿茸は、シカの血と骨髄の精を集めて、頭の天辺の高い位置から天に向かって伸ばしていくものである。人参が地に、鹿茸は天に向けて伸長する存在であり、天地の関係において、終始の相関となる。また、人参は胃気を動かして交流させることが主体であるのに対して、鹿茸は、血や精といった実体を持ったものなので、こちらも対照的といえる。補剤としての組み合わせにおいて、人参と鹿茸は、終始論や気と血・精といった無形有形の関係において、広範なはたらきかけをすることができる。

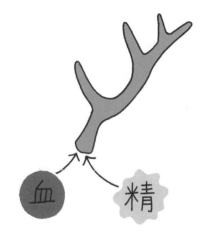

動物生薬を慎重に用いるべきこと

　伝統医学において利用される生薬には、植物を由来としてものが圧倒的多数を占め、一部に鉱物や動物を由来としたものがある。漢方処方に配合されるものも多くが植物生薬であるが、民間薬的なものや、強壮・強精薬などの処方においては、動物生薬が好まれることがある。

　人は動物であるから、当然植物生薬よりも動物生薬のほうが近しい存在である。動物は、人間と同じような器官を持つので、内臓の病気に動物の内臓を使ったり、強精薬として動物の睾丸やペニスを使うなどということもある。植物生薬よりも直接的にはたらきかけるし、成分的にも同じような酵素やホルモンを持っていて、効果が裏付けられていることもある。しかしながら、動物生薬であっても、そこにあるのは薬精であり、人の持つ人精とは異なるという原則は変わらない。外から取り入れた薬精が、そのまま人精としてからだに適応するということはない。植物よりも動物のほうが人に近いことで、相違は小さくなるため、からだ自身が惑わされて動物の精と自身の精との違いに気づかず、うっかりとそのまま導入してしまうことがある。繰り返し長期に、わずかにずれた精を取り入れてしまっていると、微差が蓄積されて次第に大きなひずみを生じてしまうという怖さが動物生薬にあることを心得ておくべきだろう。シカは古来より、肩甲骨を焼いてヒビが入ることで占う卜占に用いられたりなど、神聖な動物として扱われてきた。そのため、ほかの動物よりは精のひずみを生じることは少ないと考えられる。

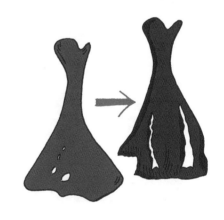

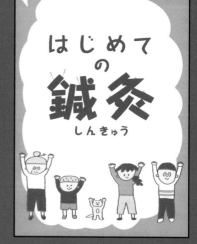
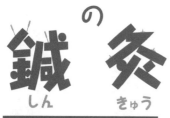
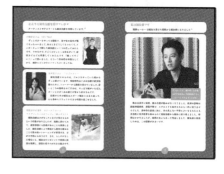
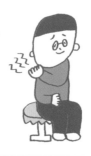
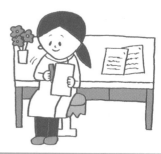

医道の日本 CONTENTS
VOL.79 NO.4 2020年4月

読者を訪ねて
──「医道の日本」のある風景──

第12回　池袋ひりゅう鍼灸院（東京都豊島区）

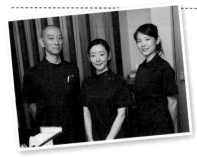

▶左から、池袋ひりゅう鍼灸院院長の舘野立人氏、妻で副院長の舘野ひろみ氏、スタッフの茂木麻美氏

HERE

文・写真：編集部

　今回訪ねた読者は、東京都豊島区で「池袋ひりゅう鍼灸院」を開業している舘野立人氏。東洋鍼灸専門学校で専任教員を務めながら、妻の舘野ひろみ氏とともに臨床を行っている。現役の教員がどのように鍼灸院を経営しているのか、話を聞いた。

🌿 教員の仕事と鍼灸院経営を両立

　JR池袋駅から徒歩8分、通りに面した好立地に「池袋ひりゅう鍼灸院」はある。院長の舘野立人氏は、東洋鍼灸専門学校の現役教員。授業の合間を縫うかたちで、同院で患者を治療している。

　「新大久保にある学校から当院まで約15分。通勤アクセスがよいのでこの場所を選びました。教員の仕事の関係上、ずっと院にはいられないので治療は完全予約制です」

　舘野氏は20代の頃整体院で働いていたが、民間資格の限界を感じて31歳のときに現在の神奈川柔整鍼灸専門学校に入学。鍼灸師と柔道整復師の免許を取得した。同校卒業後は子どもの頃に憧れた教員になりたいと考え、東京衛生学園専門学校臨床教育専攻科で鍼灸学校の教員資格も取得。2012年から東洋鍼灸専門学校の専任教員として今日まで教壇に立っている。

　「何が何でも開業したいという強い思いはなく、臨床の機会を増やすのが開業目的の一つでした。臨床を経験することで、説得力が増して教育にも役立っています」

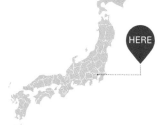

目印の手書きの看板。1台分だが駐車場スペースもある

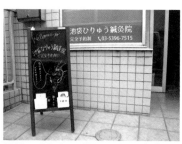

治療室。ベッドは2台。内装は落ち着いた和のテイストを取り入れている

開業は 2017 年。同じく東洋鍼灸専門学校教員で、妻の舘野ひろみ氏とともに立ち上げた。屋号の「ひりゅう」は夫妻の名前を合わせた単語。飛龍の意味も込めている。治療スタイルは、立人氏が中医学と現代鍼灸を、ひろみ氏が鍉鍼を含めた刺激が弱めの治療と分け、患者に合わせて対応している。スタッフは現在、元教え子の茂木麻美氏を加えた 3 人体制だ。

「茂木がいることで、開院時間を増やすことができて助かっています。少し前は、ほかにも教え子のスタッフがいました。卒業生が臨床を経験できる場所としても考えています」

🌿 コストコから着想を得た会員システム

池袋は治療院の激戦区。そのうえ限られた営業時間で、どのように経営を成り立たせているのだろうか。

「開業当初は学生や卒業生たちが多く来てくれて、徐々に一般の方が増えて、現在のカルテは 200 を超えたところです。患者数は月 50 人程度。あまり稼ごうとは考えていません」

あくまで自然体な舘野氏だが、LINE を活用した予約管理や PayPay による決済なども積極的に取り入れている。何より特徴的なのが患者の会員システム。年会費 1 万円で、施術料金は何回でも 1000 円引きになり、さらに患者の誕生月は 2000 円引きになるサービスだ。

「定期的に通院していただくために、会員制スーパーのコストコから発想を得て導入しました。現在の会員数は 50 人超で、好評です。治療後に健康茶葉のお土産もサービスしています」

独自の工夫で経営を行う舘野氏の目標は、業界全体の雇用安定化。資格を取得しても働き続けるのが難しい労働環境を、教員と臨床家の立場から、少しでも変えていきたいという。

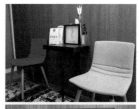

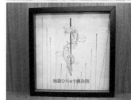

待合室。舘野氏の友人が作成した池袋ひりゅう鍼灸院のロゴが額縁で飾られている。舘野氏の好きな龍が鍼に巻きつき、陰陽マークを握っている様は、治療に取り入れている「盤龍刺」の意味も込めているという

読者の治療院情報

名称 池袋ひりゅう鍼灸院
住所 東京都豊島区南池袋 1-7-20 ジュネス南池袋 110
アクセス JR池袋駅から徒歩8分、JR目白駅から徒歩7分
受付時間 不定（完全予約制）
休診日 不定
スタッフの人数 3人
ベッド数 2台
開業年 2017年

\ 読者が選ぶこの一冊！ /

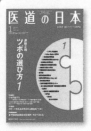

月刊「医道の日本」2020年1月号、2月号

「医道の日本」は学校でずっと読んでいましたが、治療院にも置きたいと考えて定期購読を始めました。今年の1月号と2月号は圧巻でしたね。私はよく学生に「治療に正解はないから、自分に合ったものを選べ」と話しているのですが、各研究会の治療法が分かって、学生にも参考になると思います。

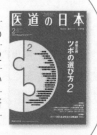

あはきの
教育現場の今

第5回　学校法人行岡保健衛生学園 大阪行岡医療専門学校長柄校

「鍼灸科」に「あマ指課程」もある伝統校

文・写真：編集部

　天神橋筋六丁目駅から徒歩10分ほどのところにある大阪行岡医療専門学校長柄校。歴史をひもとけば、1933（昭和8）年に大阪接骨学校を開設、1948（昭和23）年には大阪鍼灸マッサージ学校を開学し、多数の卒業生を輩出してきた伝統校である。また、地域の中核病院として信頼されている行岡病院の前身は、1934（昭和9）年に大阪接骨学校の実習施設として開設された。系列学校は再編などを経て2013（平成25）年に行岡鍼灸専門学校と行岡整復専門学校と近畿医療技術専門学校が統合した際に校名が変更され、現在の大阪行岡医療専門学校長柄校となった。行岡保健衛生学園は鍼灸科のほかに、看護第1学科、歯科衛生科、放射線科、臨床検査科、整復科が設置されている。

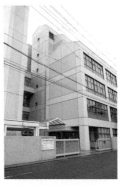

▲ 大阪行岡医療専門学校
長柄校

✏ PRしないが伝わる「堅実性」

　大阪行岡医療専門学校長柄校の鍼灸科は、鍼灸師だけでなくあん摩マッサージ指圧師の養成施設としても認可されている。関西地方のあはき師養成施設において、晴眼者のあ

ん摩マッサージ指圧科の定員数は合計80人。そのうちの50人を同校が占めている。ご存じのように、現在、あん摩マッサージ指圧師養成施設の新設は国からの承認が下りないが、新設したいと訴える学校が複数あるなか、同校はあん摩マッサージ指圧師の養成施設でもあることを前面的にアピールしない。屈指の

あはきの教育現場の今

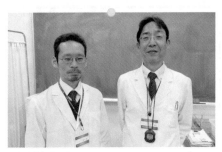

▲ 専任教員の田中健一氏（左）と河合稔弘氏

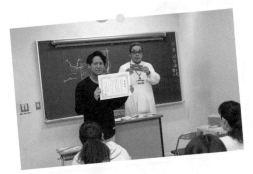

▲ 森田恭弘氏（右）の「はりきゅう理論」の講義時に、東洋療法学校協会学術大会での学生発表で医道の日本社賞を受賞したチーム代表の学生が、賞状と副賞を受け取る場面に出会えた

臨床家たちを世に送り出してきた伝統校の余裕が感じられる。

取材にはまず、同校専任教員の田中健一氏、河合稔弘氏がやや緊張した面持ちで応じてくれた。学生の平均年齢を聞いてみる。

「2016年の時点で27.9歳、現在は28歳を超えています。他校に比べて平均年齢が高いのは、仕事をしつつ生活費を稼ぎながら通う学生が多いからといえます」と田中氏。そのため授業は、学生の生活に配慮した時間割となっている。月曜日から土曜日の午前中にびっちりと、午後は週2、3日で少なめに。学生は午後の時間をアルバイトや自習に充てることができる。

学生の男女比は、これまで3：2あるいは7：3で男性が多かったが、河合氏によると「2019年度は久しぶりに1：1になり、じわじわと女性が増えています」とのこと。昨年は女性更衣室の配置を急遽変更したという。

✏ カリキュラム改正前からの取り組み

あはき養成施設のカリキュラムが平成30年度に改正されたことは周知のとおりである。実技の強化が課題となっているが、同校ではどのように対応しているのか。教務主任の西口陽通氏は次のように語る。

「よりよいものを目指すという意味で、カリキュラムの改正は実施されてよかったと思います。ただ、当校はこれまでも、学内でも外部でも臨床のための実習を多く行ってきましたので、特段変わりません。新しい『外部実習』で数日勉強して分かることと、卒業して実際に臨床の現場で1、2年働いてようやく身につくことは違いますから、やはり学生自身の心構えが必要です」

大半の学校がカリキュラム改正で導入した「臨床心理学」を、同校では40年以上前から「心理学」の科目名で教えてきた実績もある。

同校の実技のカリキュラムについて、田中氏と河合氏にも聞いた。「あん摩、マッサージ、指圧はそれぞれ担当の教員がいます。それぞれの実技を2年分、当校のテキストを用いながら教えています。当校で学ぶための手順を練習してもらうのが特徴といえます」と河合氏。患者の肢位によってどの手技をどの順番で行うのか、回数を決めて練習するという。実技は週2回、通年で120時間を3年間。加えて外部および学内での臨床実習を積む。

あはき師養成施設の現場では、学生の身体が弱くなり、実技に耐えられなくなっているという声も聞く。「臨床の現場では1、2時間揉み続けることがありますから、現場に出てから困ら

2020年4月号　医道の日本 | 13

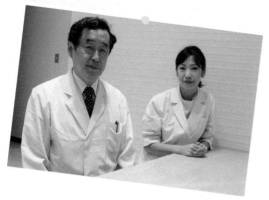

▲ 教務主任の西口陽通氏と専任教員の齊藤芳枝氏

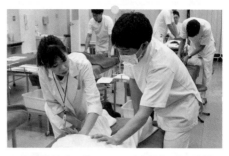

▲ 齊藤芳枝氏の「マッサージ実技」。見て真似て、そして気づく、を繰り返す

ないように、指をつくる練習はします。以前は授業前に母指での腕立て伏せや母指圧迫の練習などがあったようですが、現在は肉体的な強度に依存するのではなく、テクニックでカバーするようになっています」と田中氏。患者の体質も昔と今とでは変化している。訪問医療マッサージの求人も多いので、就職先のニーズに応えられる人材の育成は意識している。田中氏の「バイクや車での移動に耐えられる体力は必要です」というコメントは現実的である。

見学実習は以前から系列の行岡病院で実施しており、リハビリテーション、機能訓練、介護の現場も見ることができる。「訪問マッサージでは麻痺や関節拘縮に対する施術業務

があります。あん摩マッサージ指圧師の免許を持っているからこそできることを、まずは現場を見ることで実感してもらいたいと思います」とのこと。系列の大阪行岡医療大学からはリハビリテーション医学を教える理学療法士の教員を、行岡病院からはドクターを講師として招聘するなど、行岡学園ならではの連携体制が整っている。

🖉 実習前の「バリア試験」で 厳しくチェック

「はりきゅう実技」は3年間で390時間。「安全で衛生的な鍼施術に加えて、身体各部

在校生の

「リア充」な学び方

大阪行岡医療専門学校長柄校　鍼灸科3年生　森かずえさん

▎マッサージへの興味から

　大学を卒業したあと、営業事務として2年ほど会社に勤めていたとき、ストレスなどで心理的につらい状態になり、医療従事者に助けてもらって健康を取り戻した経験があります。その後、将来は人の力になれることをしたいと考えるようになりました。医療従事者のなかでも自分の手で直接フォローができるマッサージに興味を持ち、この学校を選びました。家から通えるのも大きな決め手でした。鍼灸のことは入学を決めてから知りました。

　学校では先生との距離が近く、分からないことも聞きやすいですし、困ったことがあった

らすぐに助けてくださると実感しています。

勉強はノートづくりがメイン

　先生にも先輩にも「解剖学、生理学は1年のときから押さえておいたほうがいいよ」とアドバイスをいただいたので、特に解剖学と生理学には力を入れています。教科書は文字が多くて、読んでいるとつらくなるので、授業ノートのほかにサブノートをつくり、そこに絵や図を描いて教科書の内容をかみ砕いて理解するようにしています。問題をつくって友だちと出し合ったこともありますが、私は自分のペースでやるのが向いているようです。タブレットを使っている同級生もいます。私は書いて覚えて、書きながら理解する、を繰り返しています。

先生にあん摩をする

　あん摩マッサージ指圧は、最初に先生にデモを見せてもらって、そのあと学生同士でペアになって実技をします。デモを見ただけの手技練習では、実際に効かせることはできないので、手の動きなどを指導していただきます。自分の圧が正しいかどうかは先生に実際にあん摩をして指導いただいています。

人のためになることを

　あん摩マッサージ指圧に興味があって入学しましたが、学校で鍼灸のよさを知り、どちらが自分に向いているのかを考えながら将来の方向性を探しています。いずれは両方を生かせるようになりたいです。開業でも勤務でも、最終的には人のためになり、人の悩みを解決するお手伝いができれば、と考えています。

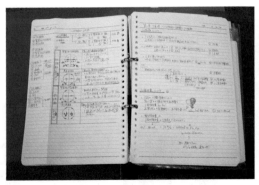
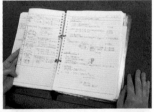
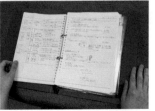

▲ サブノートに教科書の内容を絵や図にしてかみ砕く。文章は穴埋め式にして、自分で問題をつくる。ノートの端に答えを書き、折って答えを隠す

（写真撮影：編集部）

刺鍼や体表指標をもとにした刺鍼、症状に合わせた刺鍼など、基本を徹底的に押さえつつ教えています。3年次には開業鍼灸師を非常勤講師として招き、臨床現場で用いる治療法についての講義と実技をしてもらいます」と河合氏。また、同校では学生が自身の実力をその都度認識できるように、試験を多く取り入れている。東洋療法学校協会が行う実技評価テストを受け、場合によっては講義や実技の合間にも試験を行う。臨床実習にデビュー前の2年次の年度末に「臨床実習前施術実技」、通称「バリア試験」を実施しているのも同校の特徴である。バリア試験をクリアしなければ実習に入ることができない、という厳しさである。

　取材に応じてくれた学生たちからも同校のレベルの高さを感じた。あはき師養成施設は少子化により淘汰の一途をたどるであろうが、堅実に学生を育てる同校にはいつまでも残ってほしい。

PICK UP! お灸同好会

大阪行岡医療専門学校長柄校は鍼灸、あん摩マッサージ指圧の課外活動にも力を入れている。毎週金曜日に開かれる「お灸同好会」は特に熱い。同校非常勤講師である木村辰典氏の「お灸が大好き」な様子が学生に伝わり、参加する学生も「お灸が大好き」に。ペアでの施灸の練習は1年生が3年生に施灸をし、3年生が1年生のときに苦労した点を1年生に伝える。参加している学生と木村氏に聞いた。

──なぜお灸同好会に入ったのですか?
3年生　木村先生がきちんと教えてくれるので、続けています。
2年生　木村先生の授業で「お灸が大好き」というのが伝わってきて、臨床の話や紹介していただく本にも興味がわき、同好会に入りました。私もお灸が大好きになりました。
2年生　授業で初めて艾に触れ、捻ったり据えたりが難しくて、最初は全然できませんでした。お灸同好会に入ればできるようになるかな、と思ったのと、木村先生から教えを受けたいとも思い、入りました。そしてお灸が好きになりました。
1年生　お灸同好会に来てみたら、2、3年生がすごく上手で、先輩たちの手の動きを学びたいとも思いました。なによりお灸が大好きな木村先生にお灸を学べるのが幸せだと思っています。木村先生から長く教えを受け、お灸を自分の習慣にしたいです。
──お灸で一番難しいことは?

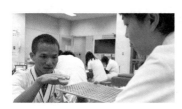
▲「きゅう実技」授業での木村辰典氏（左）。一定時間内に米粒大の艾炷を板に並べ、連続施灸する。艾炷の個数と形、高さ、艾灰の様子をきめ細かくチェックし、よい点と改善点を丁寧に伝える

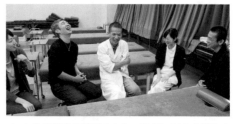
▲ お灸同好会の活動のあと、話をしてくれた学生たち。左から池井さやかさん、桶野宏さん、（木村氏）、加藤ひな子さん、竹中寛和さん

1年生　リズムよく捻って一定の形の艾炷にしたいけれども、それが難しい。

2年生　人に据えるようになると、温度調整が難しい。人によって温度の感じ方が違うので。

2年生　艾炷を捻らない時間が長いと、できなくなります。一定の艾量で、同じ大きさで、同じリズムで捻るのが難しいです。

1年生　自分の精神状態や体調や、すべてが艾に反映されるんです。臨床に出たときに、その人にあった艾量で一定の熱の量で灸ができる治療家になりたいです。

──同好会発足のきっかけは？

木村　僕が学生のとき、お灸に興味を持っている人は一部でした。鍼の勉強会に比べてお灸の勉強会は少ないので、学生のうちに少しでもお灸のことを知ってほしいと思い、この同好会を始めました。患者さんによって刺激量を調整することと、リズムよく据えることは、どんな流派でも同じだと思います。単調ですが、刺激量とリズムにはこだわっています。

──なぜそんなにお灸が好きなのですか？

木村　『鍼灸真髄』の影響もありますが、お灸を患者さんに据えること自体が大好きです。行岡の恩師、糸田和代先生や、「かんまきの灸」の杉田由範先生のような、お灸の先生の優しさに触れて、またお灸が好きになりました。同好会のみんながアルバイトに行く前や昼食を早く済ませて同好会に来てくれて、みんなとかかわるなかでより一層お灸が好きになっています。

🏫 学校概要

名称	学校法人行岡保健衛生学園　大阪行岡医療専門学校長柄校鍼灸科
住所	〒531-0061 大阪府大阪市北区長柄西1丁目7番53号
最寄駅	地下鉄堺筋線・谷町線 阪急千里線「天神橋筋六丁目」駅 徒歩8分 大阪環状線「天満」駅 徒歩15分
学校創設	1933（昭和8）年
鍼灸科創設	1948（昭和23）年
定員	1学年50人
学費	425万円
実技授業の特徴	「はりきゅう実技」は3年で390時間、「あマ指実技」は3年で360時間。2年次末に「臨床実習前施術実技」、通称「バリア試験」を行い、実習前の実力を高める。
独自カリキュラム	「治療学Ⅰ」〜「治療学Ⅳ」、「学術研究Ⅰ」「学術研究Ⅱ」で東洋医学臨床論や東洋医学概論を掘り下げる。「総合演習」では国家試験対策、業界案内、艾工場見学も行う。
臨床実習学外施設	行岡病院ほか

同校の木村辰典氏による灸のコラムを小社HPに公開予定です。

p.80に同校専任教員・森田恭弘氏の「続・あはき臨床 私の学び方 伝え方」を掲載しています。

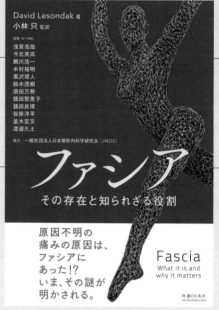
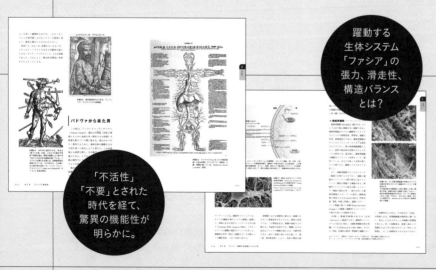

外傷整復道場

【第100回】

帝京平成大学ヒューマンケア学部
柔道整復学科助教
西沢正樹（にしざわ・まさき）

Profile
2008年、帝京平成大学卒業後、東京
都練馬区の樽本接骨院勤務。2011年、
呉竹学園東京医療専門学校鍼灸科卒
業。同年、樽本接骨院グループ千川
接骨院院長。2012年、長野救命医療
専門学校非常勤講師。2014年より
現職。

| 企画協力 | 伊藤譲
日本体育大学保健医療学部
整復医療学科教授 |

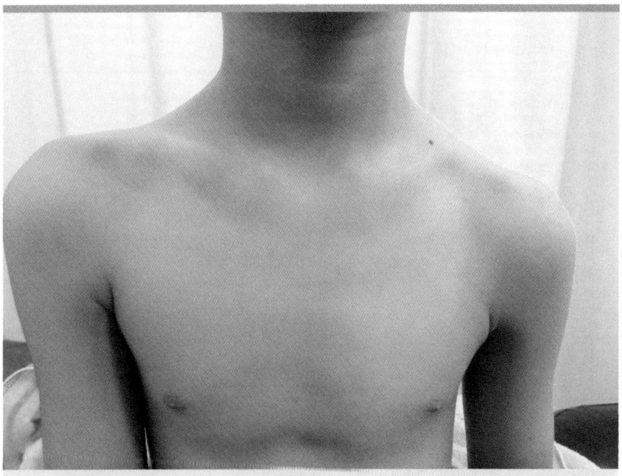

🔍 **鑑別してみよう**　患者は11歳の男児。写真は前日受傷し、来院時に撮影したものである。

ヒント
・左肩部が下がって見える。
・左肩関節の外転は可能である。
・左鎖骨部に圧迫痛を認める。

CASE 受傷状況や症状

　学校でサッカーをしている際に、転倒して左肩部を地面に強打して負傷したため来院した。自覚症状として、肩関節の運動痛を訴えた。他覚所見として、左鎖骨部の直達性局所痛を認めた。自動での肩関節外転は疼痛が生じるものの可能であった。上肢の感覚異常は認めなかった。応急手当として固定を施し、整形外科を紹介した。

鑑別のポイント

POINT 1
受傷機転を聴取する。

POINT 2
外観の変形を確認する。

POINT 3
小児の骨膜下骨折などの不全骨折は骨折の症状が著明でないことを念頭に置く。

左鎖骨骨幹部骨折

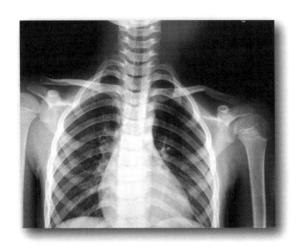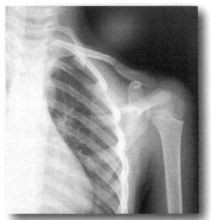

🔲 疾患の特徴

　　鎖骨骨折は全骨折の5〜10％を占め、幅広い年齢層に発生し、男性に多い。多くは転倒して肩をぶつけるなどの介達外力で発生し、成人は完全骨折、小児は不全骨折になることが多い。

　　鎖骨骨折は部位により中央1/3部骨折、遠位端部骨折、近位端部骨折に分けられ、解剖学的に遠位1/3と中央1/3の境界部（脆弱部）の発生が多い。完全骨折であれば骨折部の変形が明瞭であり、患側の肩幅が減少し肩部が下がって見える。また、骨折の固有症状である異常可動性や軋轢音を認め、肩関節の運動は疼痛により不能となる。これらの症状を認めれば、鎖骨骨折と判断するのは比較的容易である。合併症としては神経損傷（腕神経叢）、血管損傷（鎖骨下動・静脈）、胸膜・肺尖損傷に注意する。小児の骨折の場合、骨の粘性が高く、かつ、骨膜が厚いうえに弾力性があるため、骨膜下骨折や若木骨折が生じやすい。このような骨折型では、転位の有無や程度が把握しにくいことが多いため、まずは運動障害や感覚異常の有無を受傷部周辺から遠位にかけて確認し、次に負傷部位を慎重に触診をしていく。鎖骨骨折では圧痛は特徴的で、骨折部に一致する部位が著明であり、術者の両手で肩外側から鎖骨に軸圧がかかるように圧迫すると、骨折部に軸圧痛を訴える。

　　本症例では自動での肩関節外転運動は可能であり、運動時に軽度の疼痛を訴えるのみであった。しかし、鎖骨部の圧痛が強かったため、整形外科を紹介した。単純エックス線検査では明瞭な骨折線を認めるが、運動が可能なことを考えると、骨膜の損傷はほとんどない骨膜下骨折と考えられる。

治療法・整復法・治療の注意点など

　小児の鎖骨骨折は原則として、保存療法を適応する。骨片転位が著明で、保存療法では骨癒合が遷延する可能性があるものや、骨片による皮膚の内部からの突き上げが強いものは、観血療法の適応となる。

　小児の場合、徒手整復は転位があれば成人と同様に行うが、若木骨折の場合は特に徒手整復を行う必要はない。固定は1〜3週間の三角巾や包帯での8字固定、また鎖骨バンドなどでよい。軽度の転位がある場合、また若木骨折では、患者本人と患者の家族に骨折部の変形が経年変化によって元に戻ることを説明する必要がある。小児の患者に鎖骨バンドをする際に注意が必要なのは、腋窩部である。締めすぎてしまうと皮膚の障害や神経障害、血行障害が生じるため、家族には「①皮膚の痛み」や「②感覚異常の有無」、また「③爪の色が悪くなっていないか」などのチェックする点を伝えておく。また、鎖骨バンドを使用する場合、小児用の小さな鎖骨バンドは腋窩部が細い作りになっているため、そのまま使用するとバンドが腋窩に食い込んで神経や血管を圧迫することがある。したがって、鎖骨バンド使用時には綿花枕子を腋窩部に当てておくか、鎖骨バンドの腋窩部にガーゼを巻きつけて使用するなどの工夫が必要である。

　単純エックス線検査による経過観察では、仮骨の形成は急速で球状に膨隆してくることがあるため、家族が心配することがないように説明しておく。また、骨癒合は比較的得やすいが、特に初期に安静保持をしなければ、偽関節に陥る可能性が高くなったり、過剰に仮骨が形成され、肋鎖間で腕神経叢を圧迫する外傷性胸郭出口症候群に陥ることがあるため、初期の安静が重要であることを本人や家族に説明しておく。乳幼児から少年期は通常であれば3週前後の固定で治癒する。

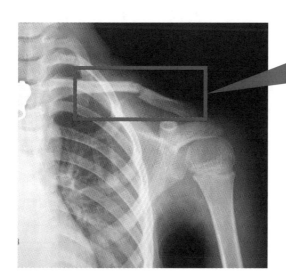

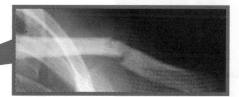

受傷から1週間後

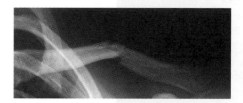

受傷日翌日

**今回の
まとめ**　　小児の鎖骨骨折は、保存療法が第一選択である。小児は皮膚が弱いため固定を工夫する。また、変形があったとしても経年変化によって元に戻ることをしっかりインフォームドコンセントしておく。小児の鎖骨バンドは、患者の状態を確認しながら使用する必要があるため、チェックポイントを家族に説明し、協力をしてもらうことも重要である。

INFORMATION

人気作品を
¥1000で
レンタル配信！

医道の日本社 DVD
《 動画配信中 》

パソコンはもちろん、タブレットやスマートフォンを使って、医道の日本社の動画コンテンツがお楽しみいただけます！ オリジナルDVD作品の一部を、「Vimeo」という動画共有サイトで、レンタル有料配信するサービスを開始しました。インターネットにつながる環境であれば、時間と場所を選ばずに、今すぐ視聴することができます。通勤途中にスマートフォンで。ベッドに寝転びながらタブレットで。さまざまなシーンで本サービスをご活用ください！

好評配信中！

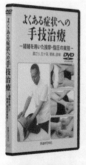

**よくある症状への
手技治療**

出演：田中勝
時間：約65分

レンタル価格：1000円
レンタル期間：30日

経絡を用いたあん摩・
指圧の手技がわかる！

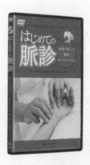

はじめての脈診

出演・監修：岡田明三
協力：井上美生香
時間：約58分

レンタル価格：1000円
レンタル期間：30日

脈の考え方から取り方、
トレーニング法まで網羅

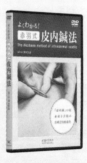

**よくわかる！
赤羽式皮内鍼法**

出演：清水完治
時間：約58分

レンタル価格：1000円
レンタル期間：30日

皮内鍼を活用するための
赤羽氏法のノウハウが学べる！

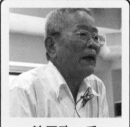

**池田政一氏
『経穴主治症総覧』
発行記念セミナー**

出演：池田政一
主催：医道の日本社

レンタル価格：
2000円～3000円

2017年に開催され、
大好評だった
セミナーを完全配信！

ご利用方法

STEP **1**▶ Vimeo（https://vimeo.com）にアクセスし、会員登録を行います。

STEP **2**▶ オンデマンドのページ（https://vimeo.com/ondemand）を開きます。

STEP **3**▶ 検索窓に、idononipponと入力して検索をかけます。

STEP **4**▶ 配信中の作品が表示されますので、ご希望の動画のページを開きます。

STEP **5**▶ レンタルボタンをクリックし、支払い情報を入力・送信してレンタル完了です。

※レンタル方法の詳細は、医道の日本社ウェブサイト（www.idononippon.com）に掲載しています。

vimeo　https://vimeo.com　**今すぐアクセス！**

2004年にアメリカで立ち上げられた動画共有サイト。日本ではYoutubeがよく知られているが、Vimeoは画質のよさが特徴で、海外ではプロのクリエイターやデザイナーなどの利用が多い。2014年から日本語に対応。

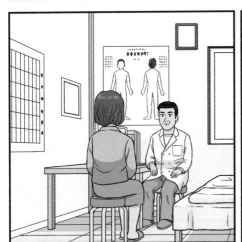

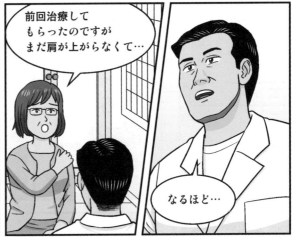

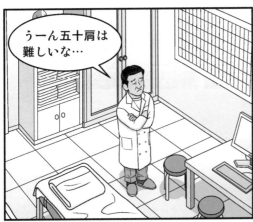

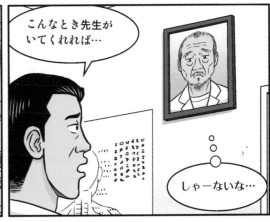

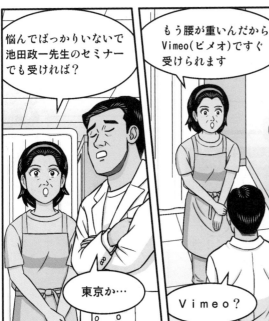

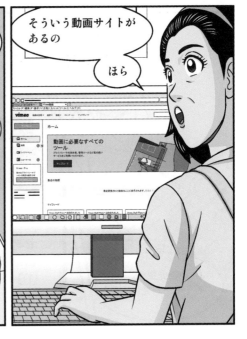

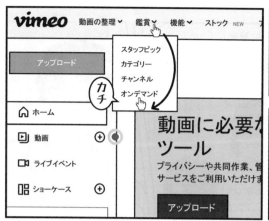

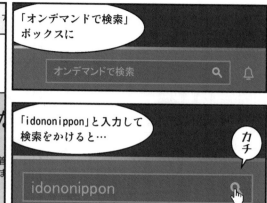

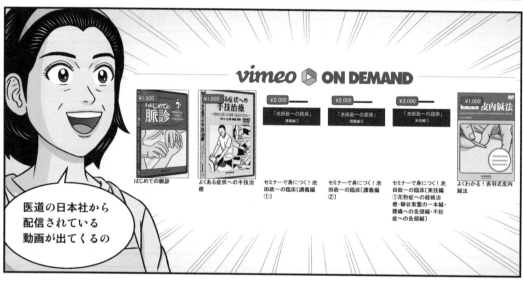

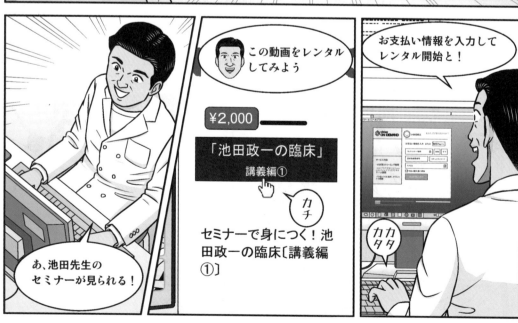

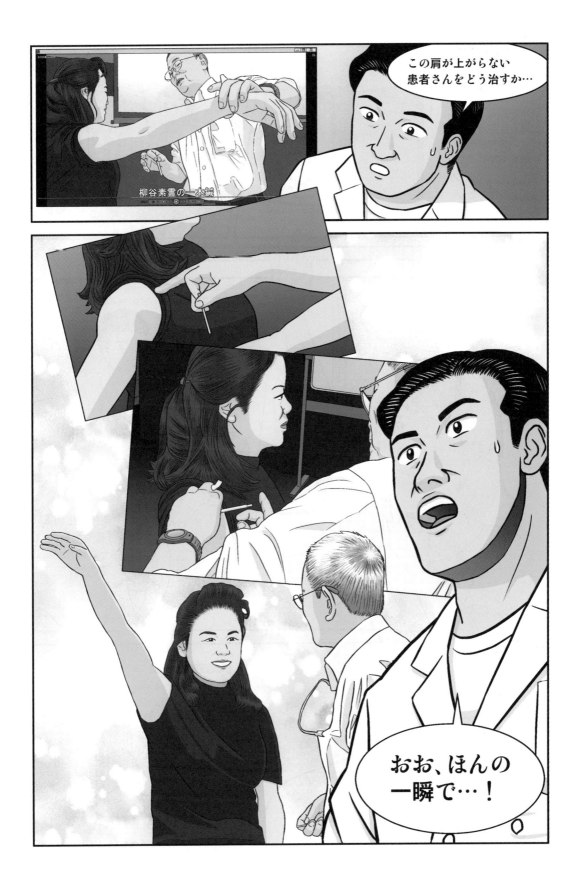

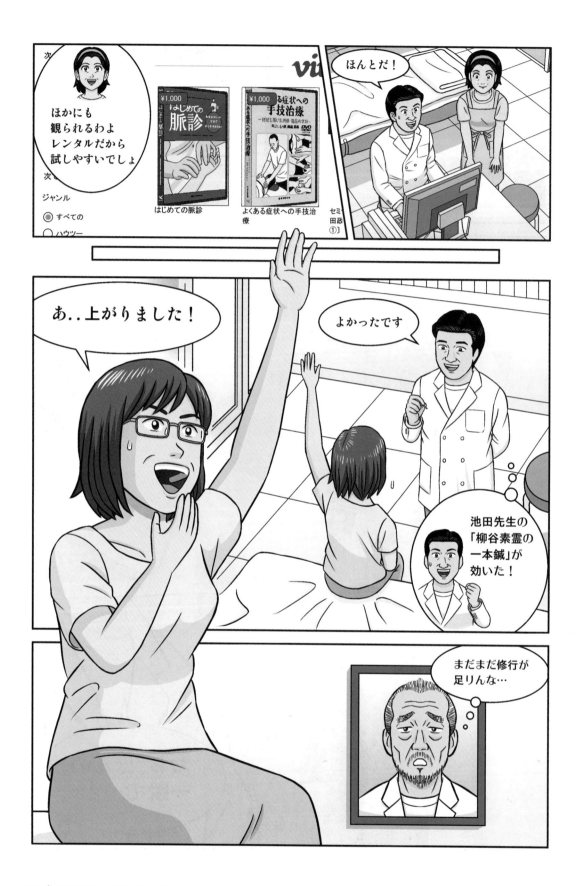

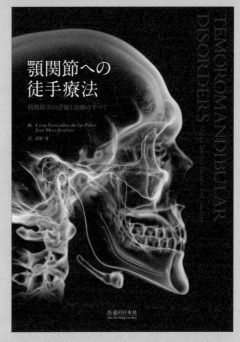
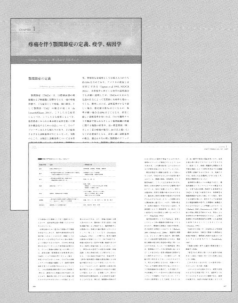

【巻頭企画】

在宅医療とあはき師

高齢化が深刻な問題となっている日本。
医療・介護を病院や施設だけで行うのはすでに難しく、
国は地域包括ケアシステムを始め、在宅医療の政策を推進している。
しかし、それを担う医療チームのなかに、
鍼灸マッサージ師の名前は、他職種と比較すると挙がってこない。
治療院で患者を待つだけでなく、「在宅」に活躍の場を見いだしていくことは、
社会の実情に適応する意味でも重要ではないだろうか。
巻頭企画では、在宅医療における多職種連携の先進事例、
訪問マッサージ大手企業の新しい取り組みを紹介。
在宅医療における、あはき師の役割や働き方を提示する。

レポート

在宅医療における鍼灸マッサージの役割
― 医療法人ゆうの森の事例 ―

インタビュー

これからの在宅における働き方
―フレアスが目指す訪問鍼灸マッサージの未来―

特集

在宅における鍼灸マッサージ

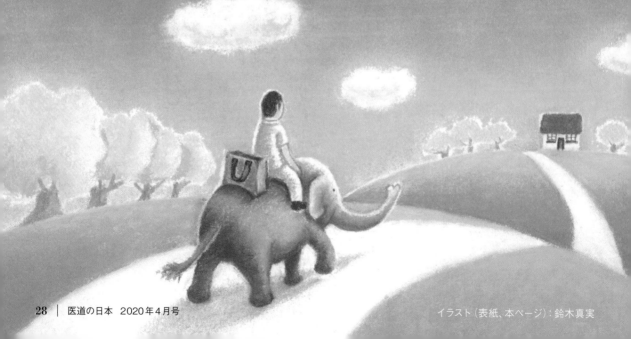

イラスト（表紙、本ページ）：鈴木真実

在宅医療における鍼灸マッサージの役割

——医療法人ゆうの森の事例——

愛媛県松山市にある医療法人ゆうの森。訪問診療を主体とした診療所である「たんぽぽクリニック」を始め、訪問看護ステーション、居宅介護支援事業所、訪問介護事業所、そして訪問鍼灸マッサージ院などを併設した、在宅医療に特化した医療法人だ。

2000年の創立以来、「楽なように・やりたいように・後悔しないように」という理念の下、質の高い在宅医療を行い、地域を支え続けている。また、愛媛県南部俵津地区の僻地医療にも取り組み、地域活性化に大きく貢献。その優秀なサービスが評価され、2016年に「日本サービス大賞地方創生大臣賞」を受賞。見学者や研修の希望者も多く、在宅医療のフロントランナーとして全国的に注目を集めている。

今回、ゆうの森を立ち上げた理事長の永井康徳氏や、現場で活躍する鍼灸マッサージ師を取材。在宅医療に特化した経緯、訪問鍼灸マッサージを組み入れた理由、鍼灸マッサージ師が果たす役割などについて話を聞いた。

文・写真：編集部

午前8時30分。「ゆうの森」の朝は、職員の大半が参加する全体ミーティングから始まる。医師、看護師、理学療法士など、多職種が患者情報を共有する大切な時間だ。

「ゆうの森では、さまざまな医療職が能力を発揮しながら、チームで在宅の患者さんを診ていきます。昨年はラグビー日本代表の活躍でワンチームという言葉がよく聞かれましたが、ゆうの森が目指すところも、まさにワンチームです」

そう話すのは、ゆうの森の理事長である医師の永井康徳氏。各セクションから次々と報告される申し送り情報を精査して、必要に応じて対応を決め、ときには助言を添える。その様は、まさにチームの司令塔だ。

医療法人ゆうの森

〒791-8056 愛媛県松山市別府町444-1
［運営施設］
- たんぽぽクリニック
- たんぽぽ俵津診療所
- 訪問看護ステーションコスモス
- 居宅介護支援事業所コスモス
- 訪問介護事業所コスモス
- はりきゅうマッサージ治療院クローバ
- メディケアハイツクローバの森

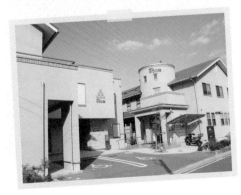

在宅医療に特化したクリニック

　永井氏が在宅医療専門のクリニックとして、愛媛県松山市にたんぽぽクリニックを立ち上げたのは2000年。当時、在宅医療専門のクリニックは全国的にも珍しく、愛媛県では初。2年後の2002年に医療法人化し、ゆうの森が誕生した。

　医学生の頃から僻地医療や地域医療を希望していたという永井氏。「在宅」に特化したクリニックを立ち上げたきっかけは、1996年に着任した愛媛県南部にある明浜町俵津診療所での経験が大きかったと語る。

　「俵津はみかん農家の高齢者が多く、診療所は地域に一つだけ。当時の人口1800人に対して医師は私一人で、外来を行いながら在

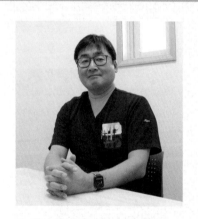

PROFILE

永井　康徳（ながい　やすのり）

1966年、愛媛県松山市生まれ。1992年、愛媛大学医学部医学科卒業。1994年、自治医科大学地域医療学教室入局。1995年、高知県嶺北中央病院勤務。1996年、明浜町国民健康保険俵津診療所勤務。2000年、たんぽぽクリニック開業。2002年、医療法人ゆうの森開業。日本在宅医学会監事、全国在宅療養支援診療所連絡会世話人などを歴任。

宅患者さんを診ていました。やがて、地域で亡くなる人の3分の1を看取るまでになりました。そのなかで、今ならいろいろ工夫できたと思いますが、限られた時間では患者さんや家族の不安に十分に応えられない面があった。看取りを含めた在宅医療は、外来の片手間ではできないものだと痛感しました」

　4年半の俵津診療所の活動で、地域住民から信頼され、やりがいを感じていた永井氏だったが、理想の在宅医療を実現すべく、在宅医療に特化したクリニックをつくることを決意。俵津診療所で得た経験が、現在のゆうの森における、多職種チームで患者を支援する体制や、24時間365日対応を可能とする在宅医療システムの礎となった。

医師が疲弊しないシステム

　多くの在宅医療や僻地医療の現場では、医師一人で奮闘しているのが実情だ。しかし、一人がよい医療を目指していくら身を削っても、その医師が倒れたり、いなくなったりしてしまっては続かない。

　そこで、ゆうの森では、医師が疲弊しないで働き続けられるシステムを取り入れている。複数の医師を雇用し、それぞれが完全なオフの日を持てるように労働環境を整備。職員間の情報共有と治療方針の統一を図るため、情報通信技術（ICT）や電子カルテなどのツールを積極的に導入。また、さまざまな医療職でチームを形成し、役割分担を推進することで個人の負担を軽減した。結果的にそれらの取り組みは、患者への質の高い医療提供へと結びつき、医師を含め職員のやりがいにもつながる好循環となっている。

　このシステムによって実現したのが、たんぽぽクリニックの分院、たんぽぽ俵津診療所

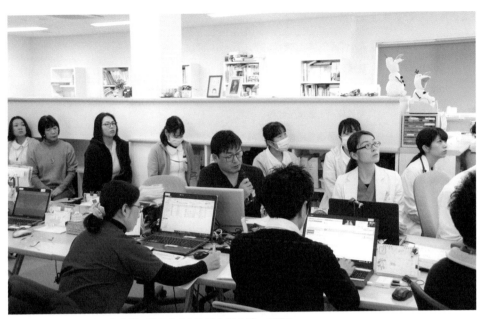

朝の全体ミーティング。多職種で情報共有と治療方針の統一を図る

の運営だ。永井氏が去ったあと、前述の俵津診療所は赤字によって閉鎖の危機に陥っていたが、地域住民の強い要望によって2011年、行政からゆうの森に民間委譲された。

「私を育ててくれた俵津に恩返しがしたいと思い、再建に取り組みました。工夫したのは、医師の勤務形態です。松山市の本院に務める医師複数名で、曜日交代制で俵津に出張し、診療を行うようにしました。ほかにも改善を行い、約半年で黒字転換することができました」

たんぽぽ俵津診療所には、永井氏も担当医の一人として、週1回診療に赴く。ちなみに、冒頭の全体ミーティングは、この分院の職員も参加し、組織全体での情報共有が徹底されている。

ゆうの森は現在、たんぽぽクリニック、たんぽぽ俵津診療所に加え、訪問看護ステーション、居宅介護支援事業所、訪問介護事業所などの事業所を展開（p.32、表参照）。開設当初は永井氏を入れて4人だった職員は、医師12人、看護師32人を含め、全体で100人を超える医療チームとなった。

そして特筆すべきは、その医療チームのなかに鍼灸マッサージ師が加わり、往療を専門とする「はりきゅうマッサージ治療院クローバ」を運営していることである。

患者を少しでも楽にするために

在宅医療を支援するための事業所として、鍼灸マッサージ院も開設したのはなぜか。永井氏から語られたのは、意外な経緯だった。

「開設のきっかけは、永吉裕子という女性職員です。正確には当時、職員ではなかったのですが、永吉の提案を受けて2006年に開設しました」

永吉氏はもともと、タウン誌の記者。取材を通して永井氏と知り合い、以降、ゆうの森の発行誌の仕事を手伝っていた。永吉氏はその後、両親ががんとなり、看病に従事。ある

表 医療法人ゆうの森 主な沿革

2000年10月	たんぽぽクリニックを松山市久万ノ台に開設
2002年5月	医療法人化、医療法人ゆうの森
2002年6月	訪問看護ステーションコスモス・居宅介護支援事業所コスモス開設
2003年1月	新診療所・事務所建設
2006年4月	訪問介護事業所コスモス開設。メディケアハイツ・クローバの森開設（※事業主は別）
2006年6月	はりきゅうマッサージ治療院クローバ開設
2011年3月	東日本大震災、気仙沼支援
2012年4月	たんぽぽ俵津診療所開設
2013年3月	第15回日本在宅医学会大会大会長ならびに事務局
2016年2月	病床棟新築、たんぽぽクリニック有床化
2016年6月	「日本サービス大賞地方創生大臣賞」受賞
2017年2月	「第6回 四国でいちばん大切にしたい会社大賞奨励賞」受賞

とき、両親にマッサージを行ったら非常に喜ばれた。その体験を機に、タウン誌の仕事をやめ、鍼灸マッサージ師になったという。

「久しぶりに永吉と再会したら、『鍼灸マッサージ師になったので雇ってください。訪問鍼灸マッサージをやりましょう』と持ちかけられて（笑）。鍼灸マッサージ院の運営はしたことないですから自信はなかったのですが、永吉に『大丈夫です、私がやります』と言われたので、悩んだ末に立ち上げました」

永吉氏の行動力に驚かされるエピソードだが、永井氏が決断したのは、在宅の患者にとってメリットがあると考えたからだ。

「在宅では、がんを始め、治らない病気を抱えて痛みやADLの低下などでつらい思いをしている方がたくさんいます。そのような患者さんと家族が、鍼灸マッサージで少しでも楽になれるのなら、我々チームの引き出しを増やすことにもなりますし、挑戦する価値があると考えました」

永井氏が在宅医療で大切にしている言葉が「楽なように、やりたいように、後悔しないように」。治らない病気に直面した人に対して、病気は治せなくても、楽にすることはできる。とにかく楽になれば、人はやりたいことが出てくる。そのやりたいことを支援し、後悔のない時間を過ごしてもらえるよう、チームでとことん向き合う、という意味が込められている。ゆうの森の理念にも掲げられている言葉だ。

鍼灸マッサージ師は、この理念における「楽なように」の部分を担える職種だと、永井氏は期待している。

「永吉がある患者さんを訪問したときに、『病院では痛いところを触ってもくれなかったけど、初めて触ってもらえた。ありがとう』と感謝されたそうなんです。これは、まさしく"手あて"ですよね。患者さんを少しでも楽にして、治療の時間を一緒に過ごすことで、医師には話せないような本音を引き出すこともできる。本当はどうしたいのか、何をやりたいのか、という本音です。その情報をチームで共有して、患者さんを支援できるのが多職種連携のよいところだと思います」

医師からも往療の依頼がある

鍼灸マッサージ院の立ち上げに携わった永吉氏はその後、事業を軌道に載せ、10年以上にわたって臨床や運営に尽力。2019年5月に他県への移住に伴い退職した。しかし、その意志は後輩の鍼灸マッサージ師に引き継がれている。

現在、同院の院長を務めるのが地元松山市出身の沼井拓郎氏だ。沼井氏は2009年にゆうの森に入職。今年で12年目になる。

「ゆうの森に入る前は、街の鍼灸院で働いていました。いわゆる鍼灸院と在宅の違いは、在宅では患者さんの家、生活の場で施術を行うことです。そうすると施術するだけでなく、その住環境に応じた生活や介護の仕方、セルフケアの方法などをアドバイスすることができます。施術はもちろん、生活の質の向上につながるサポートもできる、それが在宅の醍醐味ですね」

やりがいをそのように話す沼井氏は、在宅では、治療の技術はいうまでもなく、患者に加えてその家族とも関係性を築くコミュニケーション能力、多職種と連携するための医療保険や介護保険といった制度の知識が不可欠だと指摘する。沼井氏自身、ゆうの森入職後にケアマネジャーの資格を取得。マッサージ等将来研究会が主催する認定訪問マッサージ師講習会も受講した。

ゆうの森全体でも、保険制度や福祉制度などの勉強会を定期的に開催している。また、毎年必ず職員が受けるのが「全国在宅医療テスト」。これは、ゆうの森が主催している在宅医療従事者向けのテストで、外部にも無料提供しているものだ。

「制度は定期的に内容が変わりますから、我々も最新の知識にアップデートしていく必要があります。テストはなかなか難しいので、いつも必死に勉強しています（笑）」

ゆうの森が現在抱える在宅患者は600人を超える。そのうち、訪問診療に加えて、訪問鍼灸マッサージも行っている患者は約40人。さらに、ゆうの森以外の施設からの依頼も合わせると、約60人の患者を担当する。

「医師から鍼灸マッサージ師に訪問依頼が来ることも多いです。例えば、訪問診療を行っている患者さんがマッサージを希望され

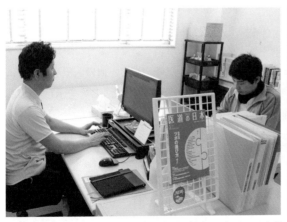
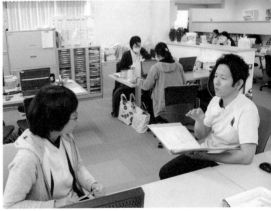

写真左）鍼灸マッサージ師の沼井拓郎氏（左）。デスクには小誌が目立つように飾られている。現在、鍼灸マッサージ院の部門は、沼井氏と山下大二郎氏（右）の2人体制
写真右）訪問介護職員の北島由紀子氏（左）と打ち合わせを行う沼井氏。ゆうの森には各分野の専門家がいるため、アドバイスを多職種から得ることができる

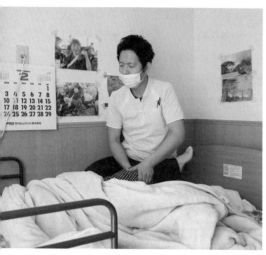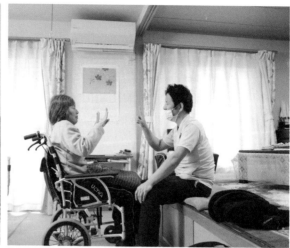

写真左）有料老人ホームに入所している患者への訪問マッサージ
写真右）個人宅への訪問マッサージ。じゃんけんの要素を取り入れた運動も行う

て、医師が適応だと判断した場合ですね」

　ゆうの森には鍼灸マッサージに理解のある医師が多い、と感謝する沼井氏。訪問後には、同意書を発行した医師や、介護プランを作成しているケアマネジャーに、患者の状態を報告することを欠かさない。そのほか、訪問リハビリや訪問ヘルパーの職員とも随時連絡できるように体制を整えておくことが、多職種チームの一員として重要なことだという。

在宅の現場にはやりがいがある

　医療チームのなかに鍼灸マッサージ師が入り、多職種とともに在宅患者を支援するゆうの森。在宅現場で働く鍼灸マッサージ師にとって、理想の環境といえるかもしれない。では、一般の鍼灸マッサージ師が在宅医療に参画するためには、どうすればよいのか。永井氏は次のように語る。

　「まずは業界全体が、保険制度のもとに、正しく療養費を申請することが重要だと思います。なかには、マッサージの適応ではない

のに同意書の依頼が来るという他所の声も聞こえてきます。適切な運用を行うことが、医師を含め多職種の信頼を得る大前提でしょう」

　永井氏は一方で、医師側も適・不適を粛々と判断すべきことを強調する。

　「本当はマッサージの適応なのに、医師の偏見や好き嫌いで同意書を書かないというのは、あってはならないと思います。それは、患者さんの利益を阻害することですから」

　ゆうの森では、鍼灸マッサージ師による訪問で、患者をバイタルチェックして状態が悪化していることを判断し、医師の訪問診療につなぐこともある。そのような事例は、プライマリーケアの一端を、他の医療職とともに鍼灸マッサージ師も担えることを示している。

　「今後、日本ではますます在宅医療が必要とされます。いちばん大事なのは、在宅をやりたいと思う人がやること。それは鍼灸マッサージ師にしても同じです。そして、間違いなく在宅の現場には、やりがいがあります」

　永井氏がそう語る在宅の現場で、鍼灸マッサージ師の活躍が増えていくことが期待されている。

COLUMN

ゆうの森における
鍼灸マッサージ師の往療

「はりきゅうマッサージ治療院クローバ」院長の沼井拓郎氏に、
ある一日の訪問について振り返ってもらいました。

　朝はほかの職員と同じように、8時30分に出勤しています。全体ミーティングに参加し、申し送り事項を聞いて情報を共有、治療方針を確認します。その後、訪問に出かける準備をして、だいたい9時過ぎに車で出発します。

　今日の1件目は、有料老人ホームに入所している女性患者さんです。ゆうの森で訪問診療を行っていて、医師の依頼で訪問マッサージも入ることになりました。

　脳血管障害後遺症で右片麻痺があり、寝たきりの状態です。主な施術としては、右下肢については運動法をメインに実施して、足背部に慢性的な浮腫が出ているので、浮腫が軽減するようマッサージを加えました。右上肢は手指の拘縮に対してアプローチ。肩は脱臼しているため、あまり動かさずに筋肉をほぐしました。

　有料老人ホームやグループホームなどの施設では、保険の制度上、特定の疾患や特別指示書などがないと、保険適用の訪問リハビリは受けられません。その代わりとして、訪問マッサージに依頼がくるケースがあります。やはり在宅を行う以上、このような制度の知識は不可欠で、医師やケアマネジャーと話すうえでも重要になります。

　2件目は、車で20分程度離れた個人宅の女性患者さんです。脳血管障害後遺症で麻痺があるほか、大腿骨骨折で寝たきりの状態。ご主人と二人暮らしですが、ご主人がとても介護やリハビリに熱心な方で、訪問マッサージも入っています。

　治療内容は1件目と同様に機能訓練がメインになりますが、加えて、車いすに座った状態で、じゃんけんの要素を取り入れた上肢の運動も行いました。正しい姿勢で車いすに座るだけでも、体幹の筋力がつき、リハビリになります。

　このようなかたちで、だいたい一日に約6件の訪問を行っています。1件にかかる施術時間は40分くらいです。訪問では、血圧や脈拍、体温などのバイタルを必ずチェックします。訪問が終わったら、ゆうの森に戻って、訪問記録を電子カルテに記入します。勤務は17時30分までです。

　家や施設で介護を受けながら生活している方は、さまざまな不安を抱えています。どこがつらいのか、何に困っているのかなどをしっかり聞き取り、自分がかかわることでどういったサポートができるかを、患者さんや家族に伝え、安心して施術を受けてもらうことが大切だと考えています。

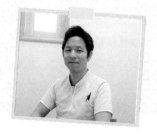

● 沼井 拓郎（ぬまい たくろう）
1981年、愛媛県松山市生まれ。2003年、四国医療専門学校卒業。2009年、医療法人ゆうの森に入職。2015年から「はりきゅうマッサージ治療院クローバ」院長を務める。鍼灸マッサージ師／ケアマネジャー

インタビュー

これからの
在宅における働き方
― フレアスが目指す訪問鍼灸マッサージの未来 ―

株式会社フレアス代表取締役　**澤登 拓 氏**

2000年の創業以来、訪問マッサージ業界をけん引しているフレアス。昨年は、あはき関連の企業として初めて東証マザーズに上場、大きな話題となった。往療を通して日本の在宅事情を明るくするために、現在も新しい仕組みの構築を進めている。これからの在宅現場で、あはき師はどのように働くことができるのか。代表の澤登拓氏にインタビューを行った。

文・写真：編集部

上場して変わったこと

──昨年3月、あはき業界の企業で初めて東証マザーズに上場されました。上場して1年経ちましたが、どのような変化がありましたか？

澤登　いちばんは信頼ですね。証券取引所が定めた一定の基準をクリアしている企業ということで、外からの信頼がまるで違うようになりました。優秀な人材がたくさん集まってきますし、全国規模の大きい企業からも「一緒にやりませんか」と声をかけてもらえるようになりました。

　例えば、ある老人ホームの大企業からサービス提供依頼のお話が来ています。訪問マッサージの訪問先として、老人ホームはよくあるのですが、全国展開しているような大企業だと、個人事業のマッサージ師とはなかなか

提携しづらい面があります。そのため、入居者が訪問マッサージを希望しても導入が難しかった。今回、当社が上場して、「一定の基準を満たしている企業」というお墨付きが得られたのでお話が来たと思っています。

　このような大きい取引のチャンスが増えたことは、変化として挙げられますね。

──上場して、逆に大変になったことはありますか？

澤登　大変なことも多いです（笑）。まずはお金がかかります。証券取引所に対する年間上場料や監査報酬、証券会社への手数料などが発生するため、上場を維持するだけでも年間で1億円は見込んでおかないといけません。

　また、個人情報保護法や労働基準法への十分な対応、遵守も求められるため、その手間と時間もかかります。いわゆるコンプライアンスの強化ですね。もちろん当社では、現場の施術者の労働時間を適正に管理していま

す。残業についても、36（サブロク）協定に則って運用しています。

　お金と時間はかかりますが、このような上場企業の基準をクリアすることが、社会的な信頼につながっていると感じています。

成長を続ける訪問マッサージの市場

──上場時に公開された、投資家向けの企業メッセージのなかでは、中長期的な成長戦略を掲げられていました。今後、在宅マッサージの市場は拡大していくのでしょうか？

澤登　日本は、今後ますます高齢社会となっていきます。病床が足りず、病院での療養や看取りがさらに困難になる事態は避けられません。国策においても、地域包括ケアシステムの構想をもとに、「在宅」へのシフトを推進していますよね。つまり、在宅ケアの需要は間違いなく拡大していきますから、我々訪問マッサージ師にとっても、活躍の機会は増えていくでしょう。

　マッサージのニーズを、マッサージ療養費の推移から読み取ってみると、右肩上がりなのが分かります（**図1**）。当社の利用者も、直近の5年間で3割増加しました。

　さらに、2025年問題が控えています。団塊の世代が75歳以上の後期高齢者に突入し、今以上に社会保障費が増大して、医療人材も不足する問題です。そうなると、医療を十分に受けられない「医療難民」が社会に溢れてしまうことが懸念されています。

　当社の目標は、来るべき2025年に向けて、医療難民をゼロにしていくことです。全国のどこに住んでいても、場所を問わずに、一人でも多くの高齢者に訪問マッサージを届けられるようにしたい。それによって、日本の在宅ケアを明るくできたらと考えています。

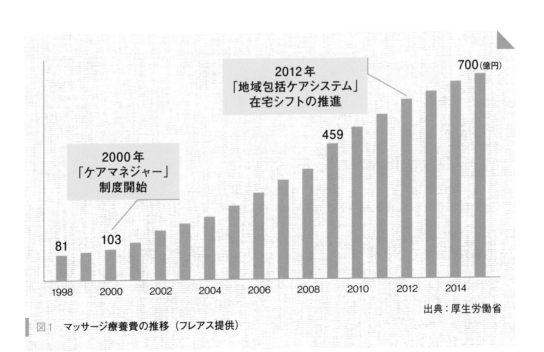

図1　マッサージ療養費の推移（フレアス提供）

出典：厚生労働省

この目標を実現するためには、全国に約700拠点の設置が必要だという計算をしています。しかし、現在の事業所数は約100。あと5年で600は、到底達成できません。

そこで当社は昨年から、フランチャイズの事業形態を取り入れるようにしました。

実は以前から、全国的なフランチャイズの展開案は挙がっていたのですが、サービス品質の均一化が難しいという理由から、見送ってきました。しかし昨年、長年にわたって整備・改良してきた教育システムが、ようやく完成に近いレベルまでに達し、フランチャイズを導入しても質を維持できる体制が整ったと判断しました。

――どのような教育システムですか？

澤登　キーワードを挙げると、圧倒的な研修時間、手厚いOJT、eラーニングがポイントです。研修の構造としては、キャリアに応じて、新入社員研修、初任者研修、ベテラン研修の3つに分類しています（**図2**）。

まず新入社員には、トレーニング専門施設「フレアストレーニングセンター」での集合研修のほか、OJTの形式で約3カ月間の臨床実習を実施します。OJTの教育係は、入社3年目以上の技術主任が担当しますから、新入社員が現場で不安になるということはありません。1人当たりの研修時間は約100時間。これは、船井総研の調べによると上場企業でトップの数値だそうです。

入社2年目で受けるのがスタンダード研修です。主に実践スキルの引き上げを目的に、約75時間、100単位の研修を設けています。

3年目以降はベテランという扱いになりますが、ベテランも60時間、80単位の研修を行います。「技術主任」レベルを目標に設定し、スキルチェックに合格すると技術主任として認められます。

もちろん、これらの研修はすべて勤務時間内に実施します。その分、費用もかかりますが、介護やリハビリの知識も必要とされる在

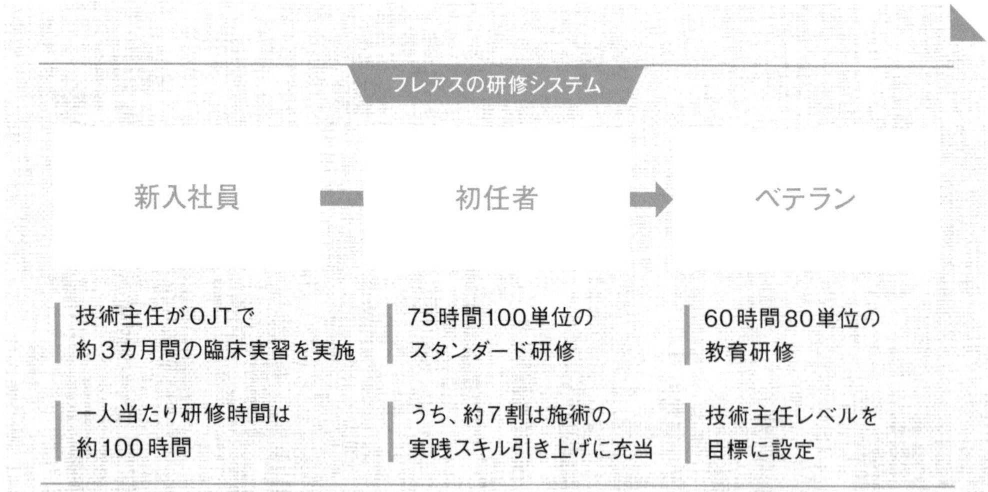

フレアスの研修システム

新入社員	▶	初任者	▶	ベテラン
■ 技術主任がOJTで約3カ月間の臨床実習を実施		■ 75時間100単位のスタンダード研修		■ 60時間80単位の教育研修
■ 一人当たり研修時間は約100時間		■ うち、約7割は施術の実践スキル引き上げに充当		■ 技術主任レベルを目標に設定

■視覚障害者のあはき師も安心して業務を遂行できるような環境と研修を整備しており、障害者雇用率は26.5%で上場企業のなかでもトップクラス

図2　研修システム（フレアス提供）

宅の現場に人を送り出すわけですから、教育に力を入れないと成り立ちません。

そして、当社の教育システムを明確に特徴づけるのがeラーニングです。当社では、施術者全員にiPadを配布しています。業務で活用するだけでなく、いつでもどこでも、WEBを使って学習できるようにするためです。

昨年、「フレアスアカデミー」というeラーニングサイトを開設しました。このサイトで、600タイトルに及ぶ教育コンテンツを閲覧・視聴できるようにしています。

フレアスアカデミーの教育コンテンツのいくつかは、明治国際医療大学名誉教授の丹澤章八先生が監修しています。丹澤先生には、2018年から当社の顧問をお願いしていて、研修の講義を含め、教育全体にかかわってもらっています。eラーニングで、あはき教育の大家である丹澤先生の講義が聴ける時代になったということですね。

研修を分かりやすく体系化し、WEBのコンテンツ用に技術を見える化したのは、業界でも初ではないでしょうか。この教育システムをフランチャイズにも適用すれば、サービスの質を維持できると考えています。

短時間からでも在宅で働ける仕組み

――直営の事業所だけでなく、フランチャイズ展開も行って、全国的なネットワークを広げていくという構想なのですね。

澤登　医療難民ゼロという大きな目標は、正直、我々だけでは達成困難です。私は、全国20万人のあはき師の皆さんに、力を貸していただけないかと考えています。在宅ケアの未来を明るくする活動を、業界全体を巻き込んで取り組むことはできないか。そのための

仕組みを模索しているところです。

仕組みの一つとして、フランチャイズとともにスタートさせたのが「フレアス人材バンク」事業です。

これは、当社の訪問マッサージに協力していただける施術者を募集する事業です。営業や問い合わせ対応、複雑な保険申請業務などをすべて当社が行う代わりに、利用者への訪問マッサージを協力者にお願いしています。いわゆる無料登録制の業務委託ですね。

――登録を行えば、個人で治療院を開業していても、訪問の仕事を紹介してもらえるということですか？

澤登　その通りです。個人の治療家が一から訪問をやろうとしても、ケアマネジャーへの営業や、医師の同意書申請などを行うのは、なかなか難しいのが実情ではないでしょうか。

やはり、医療者は臨床の時間をできるだけ長くしたほうが、働き方として生産性が高い。そのような営業・事務の手続きは当社がやりますから、「施術に専念してください、患者さんと向き合ってください」という意味を込めたシステムです。

この「フレアス人材バンク」を利用してもらえれば、さまざまな働き方が可能です。例えば、個人で開業している治療家のなかには、「平日の午前中なら予約が少ないから訪問できるな」という人もいるはずです。治療院の外来だけでなく、空いた時間に訪問を行って収入を増やすことができれば、嬉しいのではないでしょうか。もちろん、子育てでフルタイム勤務ができないママさん資格者にも、ぜひ利用してほしいシステムです。週1日、2、3時間からでも働けますから。

臨床から離れてしまってブランクがある方も心配は要りません。先ほどお話しした当社の研修システムを応用して、研修体制を整備

しています。ゆくゆくは、eラーニングシステムのコンテンツもオープンにしようと考えています。

鍼灸師も在宅で活躍できる

——往療未経験の方も、在宅で働きやすくなる仕組みですね。訪問マッサージには一定の需要があると思いますが、今後、在宅で鍼灸の需要は増えていくのでしょうか？

澤登　いい質問ですね。ちなみに、「フレアス人材バンク」はあマ指師だけでなく、鍼灸師も登録することができます。

　私は、訪問鍼灸の需要も今後増えていくのではないかと考えています。当社は昨年から、本格的に訪問鍼灸事業も展開するようになりました。結果、全体に占める鍼灸の売り上げは急速に伸びています。そこで昨年からは、あマ指師免許を持たない、鍼灸師免許だけの方の採用も始めています。

　在宅患者の7割は何かしらの疼痛を抱えているというデータがあります。鍼灸の特長の一つは疼痛緩和ですよね。つまり、現状よりも、鍼灸師はもっと在宅で活躍できるはずです。ただ残念なことに、往療を行っている鍼灸師のなかには、実際には鍼治療をほとんどせず、無資格でマッサージのような施術をし

ているという例もあるようです。そのようなことをしなくても、鍼灸の業だけで、十分に在宅でも必要とされるはずです。

——これから往療を始めてみようとする方が大切にしなければならないことは、どんなことでしょうか。

澤登　在宅では治療院よりも、患者さんの生活を診ていく視点がさらに重要です。治療院で施術するだけでは分からない、その人の生活が見えてきますから。

　病院の医療が疾患に焦点を当てたモデルとするならば、在宅の医療は、その人の生活に焦点を当てた「生活モデル」です。疼痛緩和や機能改善を図って、その人の生活、QOLをよりよくしていく。疾患を治すのではなく、その人の生き方を支援するのが在宅です。

　むしろ、がんの末期や脳卒中後遺症、パーキンソン病など、在宅患者が抱える疾患を治すことは難しい。限られた時間を生きる患者の持つ、時間の価値を最大化してくことが、在宅に従事する医療者の役目だと思います。

　保険適用で施術できるということは、国が認めているということです。医師の同意書があるということは、医師も認めているということです。そして免許がないと絶対にできない仕事です。鍼灸マッサージ師が、プライドを持って仕事できる。それが在宅ではないでしょうか。

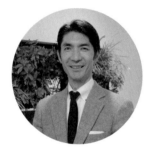

株式会社フレアス代表取締役
澤登 拓（さわのぼり たく）

山梨県生まれ。1991年から北京中医薬大学に留学。帰国後、東海医療学園専門学校に入学。1999年、鍼灸マッサージ師の国家資格を取得。2000年、ふれあい在宅マッサージを設立。2005年に株式会社化。2011年に社名を株式会社フレアスに変更。北海道から沖縄まで、全国で訪問マッサージ事業を展開。2019年、東証マザーズに上場。

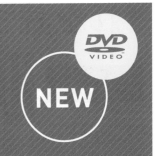
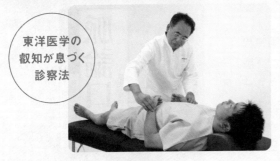
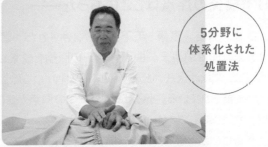
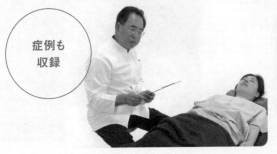
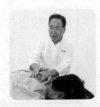

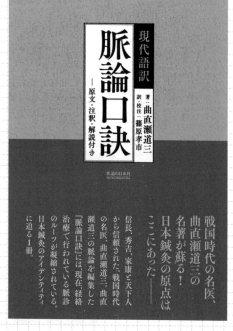
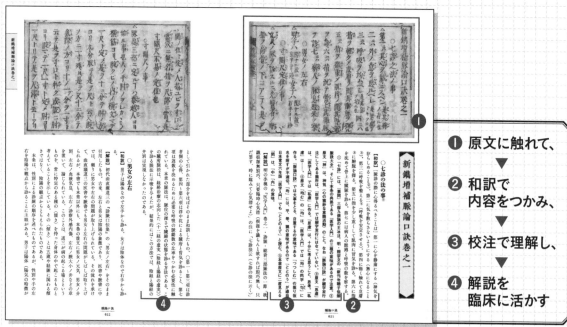

Acupuncture, Moxibustion, and Massage for Home Care

在宅における鍼灸マッサージ

特集
在宅における
鍼灸マッサージ

01

訪問鍼灸マッサージと
介護予防事業の展開

なが みね よし ふみ
長嶺芳文　ながみね治療院

1967年生まれ。1988年、国際鍼灸専門学校卒業。同年、鍼灸マッサージ長嶺治療院（現・ながみね治療院）勤務。1990年、埼玉県立がんセンター嘱託勤務。2002年、長嶺治療院を有限会社登録、代表取締役に就任。鍼灸マッサージ師。全日本鍼灸マッサージ師会副会長・財務委員長、埼玉県鍼灸マッサージ師会副会長、埼玉県鍼灸マッサージ協同組合理事長、全日本鍼灸学会会員、埼玉県鍼灸学会理事を務める。

往療を始めたきっかけ

筆者は埼玉県川口市で、有限会社ながみね治療院を運営しています。

当院の現在の事業は、通院自由診療の鍼灸マッサージ（一部保険診療）、往療マッサージ（一部自由診療）、地域密着型デイサービス、総合事業専門デイサービスなどを行っています。従業員数は35人で、うち正社員は16人。鍼灸およびあん摩マッサージ指圧の有資格者は20人です。

開業時、当院は鍼灸マッサージ外来治療専門（自由診療）でスタートしました。訪問を始めるきっかけとなったのは、当時、通院していた患者さんの家族からの訴えでした。脳梗塞後遺症のため、左半身麻痺となった患者さんの家族です。

加齢に伴う筋力低下が原因でADLが低下し、「本人一人でトイレに行けない、助けてほしい」という家族の訴えで、往療を行うようになりました。それまで当院は、往療は行っていませんでしたが、患者さんは脳梗塞後遺症による麻痺と全身に筋萎縮、さらに関節拘縮があり、歩行自立には時間がかかると感じました。この患者さんの状態から、施術回数が頻回になることや、経済的な負担を軽減することを考慮し、療養費を取り扱いながら往療を行うことを決断しました。

往療を開始して、徐々に患者さんのADLが向上するにつれ、本人や家族から喜ばれたことが今でも深く記憶に残っています。この頃から、高齢や障害で困っている方を対象に施術をしようと思ったのかもしれません。

その後、往療を希望する患者さんが増えていきました。要因の一つには、当時の時代背景があったと思います。社会の高齢化が問題提起され、社会的な入院が認められなくなり、長期間入院していた患者さんが自宅に戻り、自宅での機能訓練を望む方が増えたからだと推察できました。それが、1995年頃のことでした。

しばらくすると、往療のほうが通院よりも患者さんが多くなりました。事業としては順調でしたが、ある思いを常に感じていました。

それは、往療でうかがう患者さんのなかには、元気な頃から筋力強化や早期施術などの予防に関する活動を行っていれば、寝たきり状態にならなかったのではないか、というものでした。

骨折や痛みなどをきっかけに、活動が減ることで、体力や免疫力が徐々に低下する。そんなとき、数日の安静を必要とする疾病をきっかけに、寝たきり生活が始まる。一人で歩けなくなることや着替えに苦労するようになる。そういう方を大勢見てきました。

その頃から病気になりにくい身体づくり、未病治が重要だということを強く感じていました。

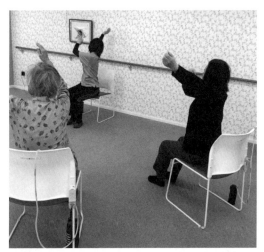

写真1　デイサービスもっと元気の郷で体操を行う利用者

介護予防事業への参入

介護保険制度は2000年に導入されましたが、社会保障費の増加が社会問題となり、2004年には要介護者の急増によって、介護保険制度自体の継続が危惧されました。そのため、国は新たな施策として要介護状態にならないための「介護予防」政策を導入しました。

この「介護予防」の考え方は、筆者が以前から考えていた「未病治」や「病気にならない身体づくり」ということと同様の考え方で、国が進めるこの介護予防事業に、当院も参入する決意をしました。

この事業には、それまで経験したことのない新たなスキルが要求されました。プレゼンテーション能力や、集団運動指導は特に苦労しました。しかし、この事業での経験が、現在の筆者にとって重要なものになったと思っています。今年で介護予防事業開始から14年が経ちましたが、何百回も人前で話すことを経験し、「介護予

防教室」や「健康運動教室」の運営の仕方、多職種と連携する機会も得られました。事業によって、介護認定を受ける手前の高齢者が、要介護になることを遠ざけられたのは、社会的な役割を果たしていると実感することができています。

2006年に、介護予防事業に参入したことで、地域のなかで高齢者を軸とした活動を展開できるようになりました。しかし、高齢者とのかかわりのなかで、足りない部分があることに気づきました。それは、介護保険事業でした。元気な高齢者でも、いつかは弱っていきます。介護予防教室に参加した方であっても、加齢とともに「歩行に不安を感じる」というような不安から、介護申請をする方も大勢います。介護予防事業では、要介護を遠ざけてきましたが、軽度介護になった方に提供できる手段がなかったのです。

軽度介護のうちに、デイサービスを始めとした介護施設で機能訓練を継続することが、重度介護にならないためには重要なのです。

そこで、2012年に機能訓練に特化したデイサービスの運営を決意しました。

最初のデイサービスは「元気の郷」という名称で、要支援者から要介護3程度の方を対象と

しました。その4年後、要支援者のみのデイサービス「もっと元気の郷」の運営を開始しました（**写真1**）。さらに、「もっと元気の郷」の休所日に「転ばん塾」という、誰でも参加できる運動教室を開催しました。

デイサービスを運営することで、軽度介護認定の方に機能訓練を提供できるようになり、元気な高齢者から軽度介護者、さらに、往療で重度要介護者まで切れ目のないかたちで機能訓練や鍼灸マッサージを提供できるようになりました。

筆者は、「人は年齢とともに弱ってはいくが、適切な予防活動をしていれば、その落差は限りなく平坦なものにできる」と思っています。逆に、一方通行で介護度が重度化に進むのではなく、運動や機能訓練、適切な鍼灸マッサージ施術によって要介護から外れることもあると考えています。

少数ですが、当院でも介護認定を受けた方が、認定が外れ、元気な高齢者に戻った事例もあります。

往療で大切にしていること

筆者が往療で気をつけていることは、「患者さんの人生にかかわっている」という気持ちです。往療でうかがう方の多くは、元気なときには仕事や町会など、社会に参加して、家族や友だちと旅行や娯楽を楽しんでいたと思います。しかし、老化や疾病に伴い、社会から孤立しているケースもあります。一日中、誰とも話さないこともあるそうです。

このようなケースに対して、本人が望むのであれば社会参加ができるよう、治療だけでなくさまざまな職種と連携しながら、患者さんの人生をよりよいものにすることに努力していかなければならないと思っています。

そのためにも、家族だけではなく、ケアマネジャーやホームヘルパーを始め、多職種と積極的に情報交換をしたほうがよいと考えています。

訪問の持ち物

往療において、施術の手順としては、「問診→バイタルチェック→検査と治療→施術後の変化や体調確認→原状復帰（ベッド、クッションなど）→訪問記録を患者宅に残す」という流れで行っています。

主な持ち物は、手ぬぐい、消毒関係、バイタルチェック関連（血圧計、パルスオキシメーター、体温計）、検査関係（打診器、角度計、メジャー）、鍼灸の施術道具、固定用テープ類、ハサミ、事務用品、身分証です。歩行器などの機能訓練補助具、パンフレットは、往療に行くための車に積んであります（**写真2**、**写真3**）。

これらのものを準備し、記録を連携先に説明できるようにしています。

症例

ここでは、当院における訪問鍼灸マッサージとデイサービスの利用によって、症状改善がみられた症例を報告します。
【患者】
Aさん、女性（81歳）、1939年（昭和14年）生まれ。
【主訴】
両下腿後側の痺れ、腰痛、間欠性跛行（約5分毎）、左肩関節周囲の痛みと可動域制限、肩こり、頭のモヤモヤ感。
【現病歴】
1年前から、歩行時に両下腿部に痺れを感じる

特集

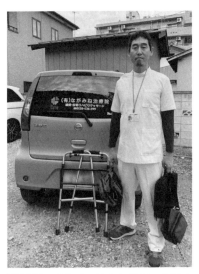

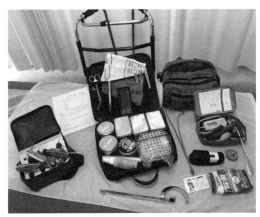

写真3 訪問バッグと持ち物。鍼灸用具のほか、バイタルチェックに使用する血圧計やパルスオキシメーターなども持参する

写真2 訪問時の筆者と訪問に使用する車

ようになり、整形外科を受診。MRI検査の結果、脊柱管狭窄症の診断を受ける。投薬と安静で様子を観ながら数カ月が経過したが著変なし。同時期、歩行開始時に一歩目が出ない、横断歩道が怖くて渡れないという症状が現れ、長年の主治医である内科を受診。検査の結果、本態性振戦と診断される。

それからは、室内においても伝い歩きで、しばしば転倒していた。昨年4月の転倒で左上腕骨を骨折したことから、IADLが低下し、介護申請（要支援2）。

その後、骨折は治癒したものの、左肩関節の可動域制限および痛みが残り、リハビリのため通院を続けていた。通院は主にタクシーを使っていたが、車の乗降が思うようにできないときがあり、一人での通院が困難になってきていた。また、頭にモヤがかかったような感覚が常時出てくるようになり、精神的な不安も増えてきた。

その後、当院に連絡があった。

【身体所見】

知覚：下腿の痺れは安静時にはなし。歩行5分程度で出現（VAS9/10）。左肩痛はVAS7/10（動

作時）、肩こりもつらく、頭は常にモヤモヤ感がある（1カ月以上経過）。

関節可動域（ROM）：肩関節以外は問題なく、左関節屈曲150度、内旋70度で疼痛を示す。

徒手筋力検査（MMT）：おおむね4程度だが、腸腰筋3、下腿三頭筋3、大殿筋3、左回旋腱板構成筋群3。ケンプテスト右のみ陽性。開眼片足立は左右ともに1秒。

ADL：寝返りから立位までは自立だが、後方重心のため、手すりなどにつかまって立ち上がる状態である。また、室内歩行は、伝い歩き右回りは可能だが、左回りは困難。側方移動も右は可能であるが、左は困難。

日中、横になる時間が増えて、好きだった外出の機会が少なくなり、気持ちも落ち込みやすくなる。

【治療方針】

治療目的は、頭のモヤモヤおよび肩こりの解消。左肩関節の痛みの緩和と可動域の拡大。脊柱管狭窄による下肢症状の緩和。

ADLの向上、特に立ち上がり時の後方重心の改善、歩行時の左回旋を可能にすることと、距

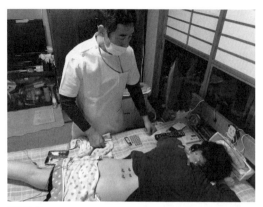

写真4 症例における鍼通電治療と円筒灸

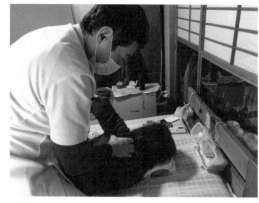

写真5 症例における肩関節のモビライゼーション

離の延伸。また、低下している筋力の向上を図り、IADLを改善。本人が望む外出の機会を増やし、社会参加につなげたいと考えた。

　治療方針として、肩こりに関しては鍼灸とマッサージ。左上腕骨骨折後の肩関節拘縮にはROM訓練、モビライゼーション。脊柱管狭窄の間欠性跛行には鍼通電療法を行った（なお、本症例はマッサージの保険適用で、鍼灸はサービスとして実施）。

　ADL訓練は、訪問時には立ち上がりの反復運動をボバースアプローチ（神経筋促通法の一種）で行う。

　歩行訓練については、患者宅では十分なアプローチができないことや、本人が外出を望んでいることも考慮して、機能訓練型デイサービスを勧めた。デイサービスの利用については、担当ケアマネジャーに情報提供し、本人の意向を伝えるとともに、担当者会議において歩行の補助具であるシルバーカー（福祉用具）の使用についても助言した（患者本人の意向によって、当院のデイサービスを利用することとなった）。

【初回の治療内容】

　坐骨神経、腓骨神経、脛骨神経にそれぞれ通電2Hzを10分。僧帽筋上部繊維、肩甲挙筋、後頭直筋、棘下筋に置鍼。同部位と腰部圧痛部位

（L4、L5、S1棘突起直側）に円筒灸（**写真4**）。

　両頚部、肩周囲、腰部下肢にマッサージ。左肩関節にモビライゼーション、ストレッチを行った（**写真5**）。

　基本的にはこの治療内容を、週1回30分程度行うようにした。

【経過】

　2回目：1回目以降、頭のモヤモヤ感は改善された。

　3回目：歩行時の不安は改善されていない。間欠性跛行は著変なし、左下腿部の痺れはVAS8/10。

　4回目：歩行状態はデイサービスでの訓練もあり、左への移動が以前よりできるようになってきた。また、全くできなかった左回りの動作も可能になった。しかし、横断歩道を渡ることは難しい（患者の報告で未確認）。

　5回目〜7回目：頭のモヤモヤ感は気になるときもあるが軽度とのこと。気にならないときが多い。

　左下腿の痺れは歩行時間が長くなると下腿が重くなるが、痺れではない様子（施術開始時よりは軽快）。

　左肩関節の痛みは軽快し、VASは2/10。肩関節可動域は屈曲170度。起立動作は何もつかま

らずに可能。間欠性跛行はあるものの、以前より活動量が増し、家族（娘）の付き添いで、シルバーカーにて近所の薬局に行くことができる（往復30分程度）。

腰痛は、作業後軽度出現するが、圧痛部位への鍼灸施術後は緩和する。

本症例は現在、訪問鍼灸マッサージを週1回と、デイサービスにて機能訓練を週2回継続しているが、おおむね順調に症状が緩和している。本態性振戦による歩行時の不安定性は、治療開始前と比べて良好ではあるものの、転倒リスクも大きい状態である（開眼片足立、右5秒、左3秒）。今後も、訪問鍼灸マッサージによる痛み痺れの緩和、関節可動域拡大と合わせてデイサービスにおいての機能訓練を継続していく予定である。

まとめ

往療を始めてから25年経過しましたが、当時、患者さんの家族からの訴えがなかったら、現在も院内治療のみで、介護予防事業やデイサービスの運営にかかわることにはならなかったかもしれません。

筆者は、鍼灸マッサージ師として、困っている方に自分ができることを提供すること。それによって喜んでいただくことが何よりのご褒美だと感じています。当院では、複数の事業を関連づけて行っていますが、多職種連携ができれば、1事業に集中することもよいと思っています。

往療では、患者さんの深い悩みに遭遇して対応に困ることがあります。

「死にたいよ、先生」。筆者が30代のときに、80代の女性に言われた言葉です。25年経過しても、いまだに正しい対応の仕方は分かりませんが、経験を積むことで、自分の精神が鍛えられていることは確かだと思っています。

この業は、精神的、肉体的にも楽ではありませんが、間違いなくやりがいのある仕事です。もし、往療にかかわるチャンスがありましたら、ぜひ挑戦してみていただきたいと思います。

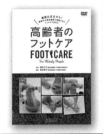

特集
在宅における
鍼灸マッサージ
02

認知症の女性への訪問鍼灸

かた やま さと え
片山聡恵 さくら鍼灸治療院

1979年生まれ。2005年、湘南医療福祉専門学校卒業。2007年、東京衛生学園専門学校臨床教育専攻科卒業。鍼灸院や鍼灸整骨院等に勤務しながら、各鍼灸専門学校の非常勤講師を務める。2014年、出身地の神奈川県横須賀市にて往療を中心としたさくら鍼灸治療院を開業。鍼灸師。

往療を中心とした
鍼灸治療院の開業理由

　神奈川県横須賀市で、往療を中心とした鍼灸治療院、さくら鍼灸治療院を開業して6年になります。通常は、治療院を構えるかたちが一般的かもしれませんが、開業当時、非常勤講師として専門学校に週2、3日勤めていたこともあって、自宅の一室を治療院として開業に至りました。往療を中心とした施術になったのは、主に次のような理由からです。

①治療院の物件を構える必要がなく、経費が大幅に抑えられ、経営面のリスクが低い。

②横須賀市は高齢者が多く、山坂が多い街のため、歩行が難しい方には病院へ通うことが容易ではない。

③自宅兼治療院であるため、3人の子どもを抱える我が家では、外来の予約時間配分が難しい（筆者独自の理由かもしれません）。

　実際に往療を始めてみると、通院が難しい方がたくさんいることが分かりました。歩行困難の方や、パニック障害などの精神疾患を抱えている方、乳幼児がいて外出しづらい方など、その理由はさまざまです。

　公共の交通機関を利用しての外出が難しい方には、医師の診断書または同意書がある場合、健康保険にて、往療料の算定が可能となります。保険請求はやや煩雑な作業ですが、患者さん側からすれば、利用金額が低く抑えられ、喜ばれる制度でしょう。

　また、施術者（筆者）が女性であるため、女性患者さんには喜ばれることが多くあります。女性は、やはり肌を見せることに躊躇いがある方が少なくありません。一方でデメリットは、治療時間に加えて移動時間がかかるため、1日に訪問できる数が限られることです。

多職種とのかかわり方

　開業するにあたって、初めに、近隣で開院されている整形外科やクリニックの先生に、挨拶へうかがいました。

　健康保険による鍼灸治療を希望される患者さ

んの場合、医師による同意書をいただくため、鍼灸師が代わりに病院へ足を運ぶケースもあるようですが、筆者の場合は、同意書の用紙を患者さんあるいはご家族に渡し、よく説明し、ご自身でかかりつけ医や整形外科にうかがってもらうようにお願いしています。認知症があり、上手に話ができないなどの場合は、これに依頼状を添えることもあります。

そして同意書などを受け取った際には、発行してもらった医師宛に、お礼状をお送りしています。健康保険による治療を望まれる方は一筋縄ではいかない病態が多く、治療を継続した場合、再同意をもらうことになるため、なるべく丁寧な挨拶を心がけています。

開業して数年が経つと、地域で往診している医師、訪問看護師やケアマネジャーと患者さん宅で知り合いになることもあり、名刺交換をして情報共有を図ることで、自然と横のつながりが増えてきたように思います。ケアマネジャーとの連携では、ケアプランを共有させてもらうこともあり、ケアプランの内容を把握したうえで訪問を行っています。

往療で伺う患者さんの年齢層は、生後3カ月頃〜90代と幅広いです。割合としては、20歳未満が10%、30〜40歳代が20%、50〜60歳代が20%、70歳以降が50%くらいになります。

往療でよくみられる症状

よく遭遇する疾患としては、坐骨神経痛を伴った慢性腰痛（変形性腰痛症、脊柱管狭窄症などによる）、肩こりや頚肩腕症候群、変形性膝関節症といった、整形外科的疾患が圧倒的な割合です。なかでも、急性腰痛（ぎっくり腰）は多い印象を受けます。患者さんが痛みで病院に行くことができないため、往療を標榜している鍼灸

院を探すためだと思われます。

また、自己免疫疾患や悪性腫瘍といった難病、認知症などを患っている方も比較的多く、特に高齢になってくると、複数の疾患に罹患していることがあり、不定愁訴も増えていきます。

筆者の患者さんでは少数ですが、乳幼児への小児鍼や妊産婦への治療も、一定数の割合があります。

往療で気をつけていること

1. 個々の患者に合わせた配慮

往療では、当然のことですが、個々の患者さんを大切にしています。往療に限ったことではありませんが、患者さん自身の身体の状態がよくなれば、友人やご家族らの紹介をいただくこともあり、患者さんが途切れることなく続くことになります。

また往療の場合、決められた時間内で患者さん宅の間を移動しなければならないため、効率よく動けるように、うかがう住所を考慮して時間配分に気をつけながら予約を入れています。

患者さんの自宅にうかがうことで、図らずとも生活の様子（室内の様子）を拝見することになりますが、きれい好きな方もいれば、その逆の場合もあります。特に、高齢になってくると掃除をしたくてもできない方もいるため、そのような場合は、介護保険を利用して訪問介護による生活援助（清掃など）を受けることも可能なことを、お節介にならないよう気をつけながら、さりげなくアドバイスしています。

2. 患者と家族とのコミュニケーション

高齢者の場合、できる限りケアマネジャーやご家族の連絡先をうかがっておき、気になる症

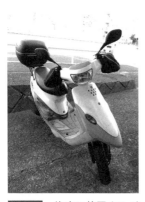

写真1 往療に使用するバイク

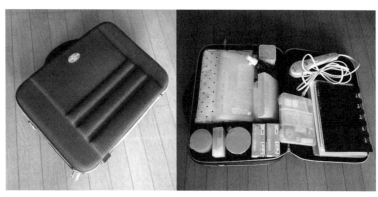

写真2 カバンと持ち物。訪問先によっては灸ができないため、電気式の温灸器も入れている

状があった場合、報告・連絡・相談をこまめにするようにしています。例えば、特別養護老人ホームを始めとした施設に入居されている患者さんへの往療の場合、遠方や多忙が原因で会いに行かれないようなご家族にとっては、施術者側からの報告が、大切な身内の日常を知る手がかりとなります。

そのため懸念事項があった場合は、その都度電話で連絡を入れたり、特にこれといったことがない場合でも、月に一度は報告書をつくってお送りしています。

また、鍼灸治療に期待する内容が、患者さんとご家族とで違う場合があります。例えば、患者さん本人は腰の痛みが主訴であっても、ご家族としては足腰の筋肉の衰えを何とかしたいと考えている、といったケースです。往療で滞在できる時間は限られており、患者さん本人の意思を尊重しながら、鍼灸師としてできることを考え、筋肉トレーニングの必要性をお伝えし、デイサービスや地域の体操クラブの利用など、他者によるアプローチも提案することがあります。認知症を併発している方も多いため、最善策をうまく進めることはなかなか難しいのが現状です。

施術においては、会話も大切な治療であると考えています。特に、認知症を患っている方は、症状の程度にもよりますが、会話を楽しんでもらえるように心がけています。過去の思い出話に花を咲かせながら、現在不安に感じていることや困っていることをゆっくり尋ねていきます。

また、言葉のキャッチボールが苦手に感じられる方には、あせらずに辛抱強く、患者さん自身の思いが口から出るのを待つようにしています。往療を続けていくことで、「あなたが来るのが楽しみ」と言っていただけるようになると、本当に嬉しく思います。

往療の持ち物

往療の移動手段としては、車のときもありますが、近くに駐車場がない場合も多く、バイクの利用を主としています（写真1）。バイクは身体が冷えるため、着脱の容易な防寒着や雨具が必須となります。指先の保護も兼ねて、夏場でもグローブを着用しています。

持ち物は、鍼灸道具一式に加え、電気式の遠赤外線マット、電気式の温灸器（施設によって灸が禁止されている場合があるため）、予約表、施術録、領収書などになります（写真2）。

症例

ここでは、女性患者さんへの往療事例として、要介護2の状態で、認知症も抱えた1症例を紹介したいと思います。

【患者】

Ｙさん、女性、80歳、無職（63歳まで中華料理店を経営、調理師）。

【主訴】

右坐骨神経痛、下腿のだるさ。

【既往歴】

高血圧があり、数年前から降圧剤を服用。また膀胱下垂による手術歴あり（以降、リングペッサリーを装着）。

【往療の経緯】

当初、Ｙさんの夫への施術で訪問していた。Ｙさんはその夫との二人暮らしで、夫の介護を一人で行っていた。半年ほど経った頃、自身の手による介護が難しくなり、夫が施設に入居するかもしれないと報告を受ける。その不安も手伝ってか、Ｙさんの物忘れが目立つようになった。ほどなくして夫は入居し、Ｙさん自身も弟宅へ引っ越しとなったが、その間にＹさんの認知症の症状が悪化し、久しぶりにお会いしたときには、要介護2の状態であった。ここからＹさんへの施術が開始となった。

【初回の身体所見】

坐骨神経痛は、2年ほど前から徐々に出現し、前月頃から痛みが強くなったとのこと。右腰殿部の痛み、右足底部の知覚鈍麻あり。Numerical Rating Scale（NRS）による痛みの評価は9。要介護度は2。ラセーグ徴候陰性、Ｋボンネットテスト陽性（右）。脈診では、肝腎の虚、胃の実、脾の虚、沈、数。

【初回の治療】

陰谷、曲泉に補法。太白、陰陵泉も補法。内

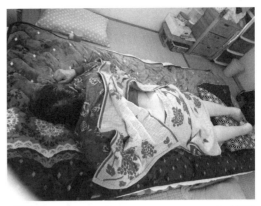

写真3 患者宅での治療。場合によっては生活環境のアセスメントも求められる

庭を瀉法。ほか、胆経の邪を瀉し、中脘、関元、百会、膈兪、肝兪、脾兪、腎兪、仙骨部周辺、殿部圧痛点（梨状筋）、後頚部の散鍼を行い1回目の治療は終了。治療後のNRSは3くらいとのこと。

【経過】

初回の治療後、かかりつけの整形外科にて同意書を取得してもらい、およそ週に1回、往療を行うようになった（写真3）。以降、3年経つが、NRSによる痛みの評価は2〜5程度で落ち着いている。治療を始めた頃は、外出することがなく、お金の計算も苦手な状態で、夜に電話がかかってきて泣かれてしまうこともしばしばであった。

現在はデイサービスに行くようになり、出会った頃のように明るく話せるようになっている。生活指導としては、食事内容の改善、1日の水分摂取量を増やすこと、安全な筋力トレーニングについてアドバイスしている。

往療のやりがいとは

治療院での施術と比べ、往療における施術は、患者さんとの関係が深くなりやすいと思います。特に患者さんの自宅にうかがう場合、生活その

ものにかかわることになるため、施術とは関係のないことでも、日頃の悩みや困りごとを何とか解決していくことになります。

また、健康保険を利用した往療の場合、圧倒的に高齢者が多く、高齢者の病は完全に治癒するといったことが少ないため、必然的に一人の患者さんとの付き合いが長く続くことになります。ともすれば、お亡くなりになるその寸前まで治療を行う場合もあり、一人の人間の、人生の最期の時間をご一緒させていただくことに、畏敬の念を抱きます。そして、施術期間が長くなればなるほど、関係は親密になり、治療にも心がこもり、使命感と喜びが生まれます。

高齢者は、人生の大先輩です。若輩な私が学ぶことはとても多く、実にさまざまなことを教えていただききます。治療をさせていただきながら、私自身が助けられているように感じることも少なくありません。ありがたく、感謝の気持ちでいっぱいです。

ご縁があって知り合いになり、週に一度、お顔を拝見して施術しながら、いかにQOLを上げるかを考え、患者さんの生活に一歩踏み込ませていただく。その結果、患者さんを取り巻く状況が少しずつでも改善されていくと、心から喜びを感じます。

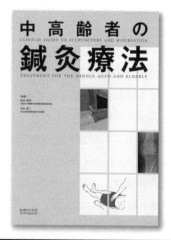

福島県南相馬市における往療

よね くら りょう へい
米倉良平　よね治療院

福島県南相馬市で生まれ育つ。2003年、千葉大学卒業。卒業後、福島県に戻り、中学校の教員として3年間勤務。2006年、赤門鍼灸柔整専門学校に入学し、2009年、国家資格を取得。その後、郡山市の在宅マッサージ会社に勤務。2011年、東北大震災で被災を経験。県外に一時避難したあと、同年6月、南相馬に「よね治療院」を開業。現在、南相馬で往療を中心に活動しながら、地元の陸上競技団体のトレーナーも務めている。鍼灸マッサージ師。

訪問主体の治療院経営

福島県南相馬市で鍼灸マッサージ治療院「よね治療院」をやっております。31歳のときに訪問専門というかたちで個人開業し、8年経ちました。現在は、治療院の建物も構えて（賃貸のテナント）、訪問と外来を行っております。

本稿では、特にこれから訪問治療で独立を考えている方、あるいは学生に参考になればと思い、私の取り組みを紹介させていただきます。

現在の業務は、保険を適用した訪問マッサージが中心で、鍼灸を使用しての実費診療も行っています。患者さんの割合は、保険適用の訪問マッサージが8割、実費診療が2割程度です。

スタッフは私一人のため、治療の空き時間に支給申請書の作成、経理業務、病院への同意書依頼、利用者さんの報告書作成、担当のケアマネジャーへの連絡、ホームページ管理、治療院通信の作成などをすべて行っています。また、地元の陸上競技の団体で、指導やトレーナー活動も行っています。

保険適用のマッサージを主業務とした理由としては、まずは何といっても収入の安定です。保険適用の患者さん（利用者さん）の家には、週1回ないし2回、定期的に訪問します。訪問の利用者数で、だいたい決まった収入が見込めます。いつ来るか分からない患者さんを待つだけではないので、生活への不安は少ないです。そのうえで、その都度の自由診療に対応しています。

開業当初から保険適用のマッサージを主業務にすることを考えていたため、経済的な面、精神的な面の負担が少なく、あまりストレスなく開業できました。開業時は治療院を持たずに訪問のみだったため、自分の生活費分を稼げるだけの訪問先を、蓄えが底をつくまでに獲得することができれば、という思いでした。

車がないと何もできない地域なので、病気や高齢のため、車を運転できなくなった方にとっては、自宅で治療を受けられ、しかも保険適用で少ない負担でできる訪問マッサージは魅力だ

と思います。

福島県南相馬市の現況

　当院のある南相馬市は、福島県の太平洋沿いにある人口5万人程度の市です。東日本大震災の原発事故の際は、多くの人が避難して街から離れました（私自身も、県外への一時避難を余儀なくされました）。特に若い世代が多く離れてしまいましたが、現在は安定して、問題なく、皆さんこの土地に暮らしているのではないかと思っています。もともと少子高齢化が進んでいたのが、原発事故を機に、一気に加速しました。

　市内には、総合病院4つ、整形外科クリニックが2つあります。医療現場では、医療スタッフの確保に苦労していて、医療機関はどこも混んでいるようです。訪問リハビリテーションの事業所は市内に1つだけ。そこもスタッフの確保に苦労しています。

　私と同じように、保険適用の訪問マッサージを行っている治療院は、市内に片手で数えられる程度です。仕事を取り合うといったライバルは多くありません。また、市の規模からして、全国展開しているような大手の訪問マッサージ会社も、マッサージ師の確保が難しく、この地域への進出は難しいのではないかと思います。

　地方はどこもそうかと思いますが、前述したように、車がないとどこにも行けず、何もできません。500メートル先のコンビニに行くのにも車を使う、そんな地域です。

訪問と治療の内容

　訪問マッサージにおける治療内容は、基本的に整形外科的なアプローチを行っています。そ

の患者さんの状態に合わせて、血液循環改善、筋緊張緩和、組織の柔軟性向上を目的としたマッサージがベースとなります。そのうえで、関節の可動域低下がみられる人には関節可動域訓練を、また、筋力の維持改善を目指す人には自動運動を組み入れます。医師の同意書はマッサージに対してもらっているので、原則ここまでとなります。

　定期的に通っている方に、急性的な症状が出た場合、例えば腰が痛くなった、肩が痛くなった、などというときは円皮鍼を使うこともあります。このようなケースは治療時間の追加も、料金の追加もなく、サービスというかたちで取り入れています。

　治療院では50分くらいの施術になりますが、訪問では30分で行っています。治療院の場合とは環境は違いますが、ベッドでなく、下に布団を敷いて施術を行うことが多いというくらいで、施術内容は大きくは変わりません。治療院の場合は、そこに鍼や灸などをプラスするという感じです。訪問は、利用者さんのご自宅にお邪魔することになるので、その家のルールや雰囲気に従うようにしています。

　医師に書いてもらう同意書は、初回だけ患者さんに受診の際に発行をお願いしてもらいます。同意書の用紙、同意書発行の依頼文書、それを治療院の名刺を付けたファイルに挟んで、そのまま持って行ってもらいます。初回以降の再同意については、私のほうで病院に赴き、依頼します。再同意の際、また、施術を開始したとき、終了したとき、何かあったときに、施術報告書を医師に提出しています。

長い時間をかけて信頼を築く

　訪問は、治療院の外に出て、一般社会のなか

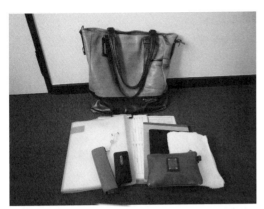

写真1 訪問バッグと持ち物。タオル、携帯電話、予定表や施術録などの書類関係

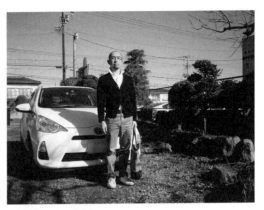

写真2 訪問時の筆者と訪問に使用する車。治療院の庭先で撮影

特集

で動くことになります。一般社会の常識に従って行動する、それが当たり前のことですが大切になります。利用者さんとは毎週定期的に顔を合わせ、身体を触れ、それが続きます。人と人との信頼関係、これが施術の内容より、何よりも大切かと思います。

年長者を敬う言葉遣いや対応、しっかり時間を守ること。もし時間に遅れるならば電話で遅れる旨を伝えること。予約というのは人との約束ですので、予約を休むことのないように、しっかりした体調管理も求められます。患者さんだけでなく、紹介をしてくださったケアマネジャー、同意書を書いていただく医師らとの信頼関係も重要です。しっかりした報告や電話応対が大切です。

社会人として当たり前のことを当たり前にやって、それを継続する、それしかないと思っています。そして、1年、2年、5年、10年と続けることで信頼を深めていく。時間をかけないとできないものもあります。逆に、一つ何か失敗してしまうと一気に信頼は失われます。地道にコツコツと、長い時間をかけること、そして長い時間がかかることを覚悟することが重要だと思います。

訪問の持ち物

移動手段は車を利用しています。私の場合、持ち物はそれほど多くありません。バッグには、タオル、携帯電話（治療院の電話から転送で予約を受けられるようにしています）、仕事の予定表、各利用者の施術録といったものを入れています（**写真1**）。月初時は、集金関係、レセプトの書類関係が増えます。車の中にはもともと、鍼灸の道具とトレーナーバッグを積んでいます。

私の仕事スタイルは、チノパンに白のポロシャツです（**写真2**）。寒くなったら上にカーディガンを羽織っています。介護事業所や医療機関、買い物でお店に入ったりもするため、このスタイルが自分にとっては一番無難です。

症例

訪問で定期的にマッサージを受けている方の疾患・症状としては、脳血管障害の後遺症による片麻痺、脊柱管狭窄症など腰椎変形からくる腰下肢痛、膝関節の変形や腰痛を原因とした筋力低下が大部分となります。そのほか、パーキ

ンソン病、頚椎損傷による四肢麻痺、脊髄小脳変性症、後縦靱帯骨化症などもみられます。

本稿では、リハビリに意欲的な脳血管障害による片麻痺の症例と、普段はマッサージのみですが、急性腰痛に対して鍼も使用した症例を紹介します。

1. 脳血管障害による片麻痺の男性患者

【患者】
男性、60代、妻と子どもの3人暮らし。

【主訴】
脳幹出血後遺症による右片麻痺。

【現病歴】
8カ月前に発症。1カ月市内の病院に入院。その後、他県のリハビリを主とした病院へ転院。6カ月の入院を経て退院、自宅に戻る。

【症状】
右側運動障害（右上肢は自動運動ほぼ不可、右下肢は若干の運動可、自力歩行可）、右側感覚障害（触覚は若干感じる程度、しびれ、痛覚はほぼなし）、右側関節の拘縮はなし、若干の言語障害。

【治療内容】
右上肢と右下肢、および背腰部へのマッサージを行い、その後、右上肢と右下肢の関節の他動運動と自動運動を加える。自動運動の内容は下記のとおり。
側臥位：右膝関節屈曲、股関節外転それぞれ10回。
背臥位：右側股関節屈曲、足関節背屈、抵抗を加えた状態で下肢の伸展、肩関節内転、腹筋運動、それぞれ10回。
端座位：膝関節伸展運動を左右各10回（左膝は徒手で抵抗を加えて実施）。
立位：肩甲帯挙上10回、内転10回、左下肢で片足立ち20秒、右下肢と手で支えての片足立ち20秒、左下肢つま先立ち10回、スクワット10回。

【経過】
施術を開始した時点で、麻痺の状態を含めて症状は安定していた。当院のマッサージ以外にもデイサービスでの運動や、言語聴覚士の訪問リハビリ、利用者自身による運動をしっかり行っている。当院での週1回の施術も4年ほど経過するが、症状の安定を維持している。

2. 急性腰痛の女性患者

【患者】
女性、80代、夫と子どもの3人暮らし。

【主訴】
腰痛。

【既往歴】
視覚障害、慢性腰痛、肩こり。

【現病歴】
数日前に転倒して腰の辺りが痛くなる。本人は転倒時にどこをぶつけたかを覚えていない。病院の診察で骨折なし。打撲の跡もみられない。

【症状】
L4の高さあたりに動作時に強い痛みが出る。押し車や、支えがあれば歩くことは可能だが、痛みが強いため、一日ベッドで横になっている状態。強い圧痛や叩打痛、椎間関節付近の痛みはない。筋緊張は異常に強い。

【治療内容】
転倒による腰痛だが、打撲や、骨の損傷の所見はみられない。筋の異常緊張がみられる。転倒の物理的な損傷でなく、転倒をきっかけに、その衝撃、痛みで筋の異常緊張が出たと判断。筋緊張を緩める施術を行う。側臥位で腰を中心に、下肢から肩背部までマッサージ。その後、円皮鍼0.9mmを腎兪、大腸兪、腰腿点、太衝に貼付。

【経過】
4日後に再訪問。痛みは取れてきて、トイレに行くなどの動きも自力で行うことができるようになったとのこと。施術に軽いストレッチを入れ

る。背臥位で股関節屈曲、膝関節屈曲の状態から膝を左右に倒す、膝を抱える動きを取り入れる。

7日後、昼間2時間くらいベッドから出て起きていられるようになるまで回復。11日後、外出できるくらいになり、デイサービス再開。3週間で元と同じような状態に回復した。

まとめ

おかげさまで、開業して間もなく9年になりますが、この業界で食べていくことができています。長くやることで得た実績や信頼も、少しずつ増えてきたのではないかと思います。現時点では、大きくスタイルを変えたり、新しいことを加えたりすることはそれほど考えておらず、今の方法を地道にやっていこうと思っています。強いていえば、自宅兼治療院となる建物を構え

ることが目標です。今の治療院の物件は賃貸で、自宅も賃貸に住んでいます。1歳と0歳の小さな子どもがいるので、自宅兼治療院となれば、できるだけ傍にいることができるのではないかと考えています。

今後、団塊の世代の方たちが後期高齢者（75歳以上）となり、さらに地域における高齢者の割合は増えていきます。この訪問の仕事も、ますます必要とされてくると思います。そういった地域の方たちの生活を、少しでもよいものにできるようにかかわり、また、私を頼って治療院に来てくださる方にも、自分ができるなりの治療はしていきたいと考えています。

鍼灸マッサージの仕事を通して、そして自分の子どもを育て、またスポーツでかかわっている若者たちの成長を応援しながら、地域とともに進んでいきたいです。

特集
在宅における
鍼灸マッサージ
04

東京在宅サービスにおける
訪問マッサージ

こくぼともひろ
小久保智弘　株式会社東京在宅サービス

1968年、東京都生まれ。1992年、東京医療福祉専門学校卒業。その後、整骨院や治療院などで研鑽を積み、院長としての経験も重ね、のべ6万人の施術に携わる。2013年、株式会社東京在宅サービスに入社。現在は同社で臨床に従事しつつ、主任・インストラクターとして初任者研修や施術者研修、勉強会などでの指導・企画も担当。外部セミナーの講師も行っている。あん摩マッサージ指圧師。

東京在宅サービスの概要

　東京在宅サービスでは、あん摩マッサージ指圧師、鍼灸師が、患者さん（利用者さん）の自宅、あるいは入居している介護施設などにうかがい、国家資格者として施術（機能訓練マッサージ、鍼灸）を行っています。

　訪問マッサージ、訪問鍼灸を通して、患者さんに笑顔と悦びをお届けすることが当社の理念です。筆者はあん摩マッサージ指圧師として、患者さんの症状の改善やQOLの維持向上によって、患者さん、家族に「悦び」を感じていただけるように、さまざまな医療職と連携しながら活動を行っています。患者さんと家族の「笑顔」と「悦び」が原動力となっています。

　当社の訪問マッサージは、保険診療（医療保険）の機能訓練マッサージを主としています。対象となる方は、脳血管障害の後遺症などで、身体に麻痺や拘縮がある方、寝たきりの方や歩行困難な方、変形性膝関節症・変形性腰椎症・変形性脊椎症などで通院の難しい方、そのほかADLの低下が著しい方や障害者（年齢不問）の方が主になります。

　当社は、東京都、埼玉県、千葉県に5つの事業所を展開し、施術者は191人在籍しています。社全体の利用者数は約3,000人で、筆者は現在、社内でインストラクターを務めており、若干名の患者さんと代診を受け持っていますが、インストラクター以前は一日平均9人の訪問を行っていました。

訪問の基本的な流れとポイント

　当社の施術者が訪問した際の、基本的な流れは次のようになります。

　訪問→施術者手洗い、うがい、手指消毒、マスク着用など→バイタル測定、数値を書類に記入→フィジカルアセスメント（問診、視診、触

診など）→施術説明・確認→施術→現状復帰（布団、車いす、リモコンなどを所定の場所に戻す）→施術記録に施術者・患者さんの署名または押印→次回の訪問日時の連絡→退室。

以下、バイタルチェックや施術など、いくつかの項目のポイントについて紹介したいと思います。

1. バイタルチェック

外来通院型の鍼灸院やマッサージ院における治療と、在宅における治療で異なる点の一つは、バイタルチェックの実施だと思います。

当社の訪問マッサージでは、施術を実施する際に、主に次の2つを目的としてバイタルチェックを行います。

①客観的なデータをもとにしたアセスメントから、全身状態の変化や異常の徴候を早めに発見し、患者さんに安全で適切な施術を実施する。アセスメントで異常がみられる場合は、報告・連絡を速やかに行うことで、患者さんの重篤化を防ぐ。

②施術者のリスク管理。急変が起きた際に、施術前後には問題がなかったことを確認・記録する。基準値に準じて施術を行っていたことを確認・記録し、関係者と情報を共有する。

2. 施術

施術は、オーソドックスで基本に則ったあん摩マッサージ指圧（鍼灸）で、患者さんの要望や、症状・状態に合わせて行います。

患者さん自身で寝返り動作や車いすに移乗できない場合は、施術者がお手伝い（トランスファー）を行うのも、治療院ではあまりみられない在宅の特徴だと思います。動作が困難な方には、ADLの向上や自立を目指し、「基本動作の機能訓練」も施術時間内に実施しています。

3. 接遇マナー

「接遇マナーは医療スキルの1つ」ととらえています。施術者が患者さんに対し、安心して施術を受けられる環境を提供することは、信頼関係構築だけではなく、施術効果にも影響を与えると考えています。

また、接遇マナーは患者さんのみならず、その家族（キーパーソン）、連携を行う多職種など、かかわるすべての方に対しても意識することが大切です。接遇マナーだけでなく、訪問全体に及ぶことですが、現場で生じたクレーム、ヒヤリハット、よい事例などは施術者を含めた全体ミーティングや勉強会で共有し、他人事を我が事としてとらえ、現場に浸透させています。

この接遇マナーについては、後述します。

訪問エリアの地域性

筆者の訪問エリアは、主に東京都の新宿区周辺です。山手線や都営新宿線を始め、小田急線や京王線など複数の路線が乗り入れ、「新宿エリア」の利用者数は1日平均約360万人で、日本一といわれています。交通網が発達しているため、筆者の移動手段も電車もしくは徒歩です。

新宿区にも多くの高齢者が住んでいます。利用者さんは80歳以上の高齢者が全体の大部分を占め、近年の傾向では90歳以上の割合も増えてきています。また、商業エリアのイメージが強いですが、新宿御苑や新宿中央公園、戸山公園など、緑豊かな場所も少なくありません。最近では、マンションの分譲が活発になり、人口増加率が高くなってきているようです。海外からの観光客も年々増えている印象です。

新宿区の行政における基本政策として、「暮らしやすさ1番の新宿」のなかに「個別施策2 住

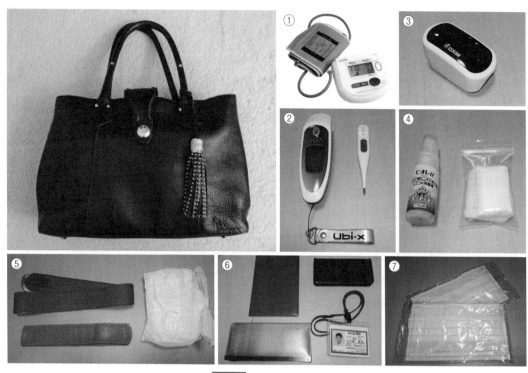

写真1　訪問の持ち物

み慣れた地域で暮らし続けられる地域包括ケアシステムの構築」が掲げられています。

充実した保健・医療・介護や看取りの体制が整備され、誰もが住み慣れた地域で安心して療養ができ、本人の意思を尊重したその人らしい最期を迎えることができる街づくりを目指しているようです。

地域においても、医療と介護の垣根を越えて、多職種勉強会や交流会が盛んに行われており、筆者も情報共有や連携の向上などを目的に、積極的に参加するようにしています。

訪問の持ち物

筆者が愛用している訪問カバンは、黒い手提げのタイプ（写真1）です。

基本的な持ち物は、次のとおりです（以下、

括弧内の数字は写真中の番号）。上腕式自動血圧計（①）、非接触式体温計・脇下式電子体温計（②）、パルスオキシメーター（③）、消毒液・綿花（④）、マジックバンド・温罨法で使用するタオルの入ったビニール袋（⑤）、手帳・スマートフォン・財布・IDカード（⑥）、使い捨てマスク（⑦）。

訪問で気をつけていること

筆者が訪問時に気をつけていることについて、接遇マナーの観点から、いくつかのキーワードをもとに整理してみたいと思います。

まず「コミュニケーション」です。施術や書類に関する患者さんと家族への説明時や、医療介護連携における報告・連絡・相談（ホウレンソウ）などでは、常に先を考えたコミュニケーションを意識しています。

続いて「モラル」。訪問予定時間は厳守です。雨で濡れたカバン、靴下などの対処（濡れてしまった場合はしっかりと拭いたり乾かしたりする）、身だしなみのチェックなど、社会人として、道義的・倫理的な観点から行動します。

「マナー」も重要です。患者さんの自宅・自室内で移動した布団やリモコンなどの現状復帰、言葉遣い、話すときの目線の高さなど、心配り、声がけの行動を積み重ね、信頼構築を目指しています。

そして「サービス」。バイタル測定から始まり、患者さんの要望・症状・状態を把握した適切な施術、円滑な医療介護連携など、安心で満足できる施術サービスの提供を心がけています。

最後に「ホスピタリティ」です。患者さんは、高齢や病気のため、日によって気分や体調が変わることがあり、またそれが通常のことだと思います。相手の気持ちに寄り添い、傾聴し、今自分ができることは何かを考え、行動に移すようにしています。

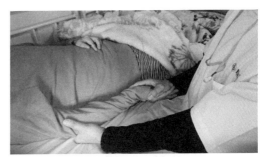

写真2　右関節拘縮に対する関節可動域訓練。肘関節屈曲伸展の他動運動・ストレッチなど。肘関節伸展改善を目的として実施

症例

ここでは、脳出血後遺症による片麻痺の患者さんで、マッサージと運動療法で関節拘縮に改善がみられた症例を報告します。

【患者】

女性、82歳、新宿区在住（長男・長女と3人暮らし）。

【主訴】

脳出血後遺症による右片麻痺・嚥下障害。右肘関節、左右足関節の拘縮。

【現病歴】

X−16年に脳出血を起こして入院。その後、リハビリテーションを主目的とした入退院を繰り返す。X−2年には、左脛骨近位部不全骨折でほぼ寝たきりの状態。X年から当社の訪問を開始。

【治療内容】

手指から上肢の各関節に、血流促進のマッサージと関節可動域訓練（ROMエクササイズ）を実施（**写真2**）。

【経過】

X年の初回治療以降、約20分の訪問マッサージを週1、2回継続。施術開始時は、右肘関節の屈曲90〜145度（屈曲90度で伸展制限）だったのが、2年後には屈曲25〜145度（屈曲25度で伸展制限）まで改善した。

患者自身が実感したADLの変化として、屈曲25度まで改善できたことで、衣服の着替えが楽に行えるようになった。また、右上肢、右下肢の触覚（マッサージを受けているという感覚）が感じられるようになった。

家族からは、「本人の気分が明るくなった。施術を受けていると本人はとてもリラックスできるようだ」と感謝された。

本症例は現在も訪問を継続している。

まとめ

訪問マッサージや訪問鍼灸の歴史を振り返ってみると、介護保険制度が始まった頃は、比較

的症状の軽度な方が多く見受けられたと記憶しています。

当時は、疼痛緩和やリラクセーションを目的とした施術対応がほとんどでした。ところが近年は、独歩での通院ができない重篤な方が増えてきました。比例して、寝返り、端坐位の保持、自立などができない方に対し、トランスファーや機能訓練を行うことも多いです。これらの知識と技術には、鍼灸マッサージの領域だけでなく、「理学療法学」の側面も求められます。さらに、高齢者の施術には今まで以上にフィジカルアセスメントが重要になってきます。

多職種連携では、医師や看護師、理学療法士を始め、各職種がどのように臨床現場で役割を果たしているか、常に学んでいく必要があり、毎日が勉強です。

そのような面では、日々の研鑽が求められる仕事ですが、訪問で何よりのやりがいは、緩和や改善がみられた患者さんから、心からの「ありがとう」「あなたが来てくれてよかった」という感謝の言葉をかけられたときです。

これからの訪問マッサージが医療としてあり続けるには、時代の変化やニーズに対して、的確かつ柔軟に対応していくことが必要です。そのためには、施術者一人ひとりが「社会人」「医療人」としての自覚を持つことが大切です。

そして訪問マッサージ、訪問鍼灸を業とする企業や治療院は、施術者の質向上を目指し、育成に力を入れていくことも重要であると考えます。

今後の医療の発展とともに、訪問マッサージ、訪問鍼灸のニーズがあり続けるよう、心から願い、それに応える努力を惜しまず精進を重ねていく所存です。

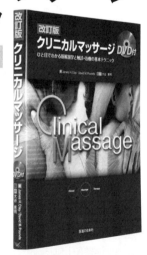

編集部おすすめバックナンバー

https://www.idononippon.com/magazine/backnumber/

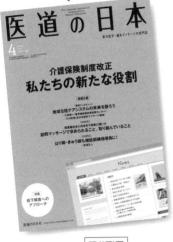

2018年4月号

check!

▌変わりゆく高齢者医療の最前線

高齢者の暮らしと、それを支える医療・介護はどう変わるのか。巻頭インタビューではリハビリテーション医学の専門家に、地域住民と医療・介護に携わる多職種が主体的につくり上げていくこれからの地域包括ケアシステムのあり方を聞いた。高齢者医療の最前線ともいえる訪問マッサージ現場からの声に加えて、はり師・きゅう師が携われることになった機能訓練指導員の業務に関する話題も掲載。特集では、主に高齢者のQOLに大きくかかわる嚥下について、さまざまな分野の専門家による解説と症例を紹介している。

【巻頭企画】介護保険制度改正　私たちの新たな役割
- 巻頭インタビュー 地域包括ケアシステムの未来を語ろう／大渕修一・小川眞悟
- VOICE 超高齢社会に向き合う現場に聞いた
- 訪問マッサージで求められること、取り組んでいること
- TOPIC はり師・きゅう師も機能訓練指導員に！／松浦正人

【特集】嚥下障害へのアプローチ
- 嚥下障害への鍼治療によるアプローチ
- 嚥下トレーニング器具を用いた高齢者の口腔機能の改善と全身機能への影響
- 脳幹出血後遺症患者の嚥下困難に対するYNSA（山元式新頭鍼療法）
- 嚥下をよくするポールエクササイズ

▌地域包括ケアシステムでの鍼灸マッサージ師の役割とは

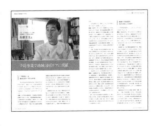

国民の医療や介護のニーズがさらに高まることが見込まれるなか、できるだけ住み慣れた地域で高齢者が自分らしい暮らしを最期まで続けられるように、厚生労働省が2025年までに目指しているのが、「地域包括ケアシステム」の構築だ。医療・介護・住まい・予防・生活支援の一体的な提供を行う地域包括ケアシステムのなかで、鍼灸マッサージ師はどのように活躍することができるのか。

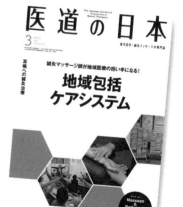

2015年3月号

check!

【巻頭企画】地域包括ケアシステム
- 超高齢社会の危機的な現状と地域における医療従事者の役割／大島伸一
- 鍼灸師は地域包括ケアシステムの5段階のすべてにかかわれる／髙田常雄
- 地域包括支援センターに行ってきました！／中野地域包括支援センター
- 予防事業で地域包括ケアに貢献／長嶺芳文
- 「地域健康つくり指導者研修会」のシンポジウム
- 認知症対策における「擦過鍼の活用」／奥本憲司・吉村春生
- 評判の介護予防教室に学ぶ 教室の開き方／榎本恭子
- 多職種とのチーム医療連携で鍼灸師に求められること／粕谷大智

原稿をお待ちしています！

2020 年 6 月号の企画
テーマは「ツボの選び方の向こう側」（仮）

　小誌 2020 年 1 月号、2 月号の連動企画「ツボの選び方」では、計 42 の研究会が一つの症例に挑みました。各研究会の多種多様な理論や方法が明らかになるとともに、各研究会の手の内がさらされた本企画に対して、読者から大きな反響が寄せられました。

　この企画を題材に、研究会でディスカッションをしたり、「いろいろと活用しているよ」「自分も書きたい」といったお声が届いています。

　実は本企画は、1 年後に続編を予定していましたが、小誌が 2020 年 7 月号をもって月刊を休止することから、休止前の 6 月号に、本企画に対するご意見・ご感想とともに、続編を掲載することになりました。「ツボの選び方」をさらに深く掘り下げ、活発な議論が展開されるようお手伝いをしたいと考えております。原稿をお待ちします。

【執筆内容】（次の①②のどちらかをお選びください）
①2020 年 1 月号、2 月号連動企画「ツボの選び方」への意見・感想、改善点
　文字数は 1000 字以内
②2020 年 1 月号、2 月号連動企画「ツボの選び方」への意見・感想、改善点（必須）と
　提示症例への、自身のツボの選び方（課題は 1 月号 p50、2 月号 p.40 と同様）
　文字数は 4000 字以内

【原稿締切】
2020 年 4 月 23 日（木）必着

【原稿送信先アドレス】
kotoba@idojapan.co.jp

医道の日本社編集部

学会・イベントレポート
REPORT OF CONGRESS & EVENTS

REPORT 01 （日本良導絡自律神経学会　阿部和哉氏・報）

第71回日本良導絡自律神経学会学術大会が開催

第71回日本良導絡自律神経学会学術大会が2月9日、東京医療専門学校代々木校舎（東京都渋谷区）で開催された。大会テーマは「ストレスと良導絡―現代社会が求める心と身体の調整療法」で、国内外から医師や鍼灸師など約100人が参加した。本大会は当初2019年10月の開催予定であったが、台風19号の影響で延期となり、会期が1日間に短縮された。しかしながら内容はほぼ当初の予定通りで、中身の濃い大会であった。

大会は、当学会会長の伊藤樹史氏（東京医科大学名誉教授）の基調講演「生体侵襲のストレスと良導絡自律神経調整療法の関わり～特に生体自律神経反応を中心に」で開幕。伊藤氏は、ストレッサーと健康への影響、内因性鎮痛メカニズムから良導絡自律神経療法における自律神経系の調整アプローチ法について解説した。

続いて、学術大会会長の大瀬戸清茂氏（東京医科大学麻酔科学分野特任教授）が、「ペインクリニックの痛みの神経ブロック治療―良導絡治療を参考にして」と題し、ペインクリニックの手法などについて論説した。

午後からは特別講演が2本行われた。鈴木郁子氏（日本保健医療大学教授）は「生きることと自律神経・内分泌系―母性行動とストレスを中心に」のなかで、ストレス反応やオキシトシンについて述べ、人と人のかかわりにおけるオキシトシンの重要性を再認識した。

阿部聖孝氏（エーブ美容外科クリニック院長）による「美容医療と良導絡―自律神経機能障害に対するアプローチ」では、眼瞼下垂と自律神経障害について詳説された。美容鍼灸を施術するには、美容医療で行われている手技を知ることも大切であると感じる内容であった。

良導絡の実技では、基礎実技、臨床実技、測定体験などが行われた。中部支部長の山田隆文氏による「陰部神経刺鍼」では、モデル患者の立てないほどひどかった生理痛がすっかり治るなど、臨床的な内容が実演された。

また、国際部長の内田輝和氏による「仙腸関節の反応良導点アプローチ」では、仙腸関節付近への少ない刺鍼で股関節の可動域が拡大し、腰の柔軟性が増加するなど、実用的な内容が発表された。

上記に加えて、良導絡に関する一般口演が11題発表され、いずれも活発に質疑応答が交わされた。

次回学術大会は、2021年10月17日、18日に大阪で開催される予定。

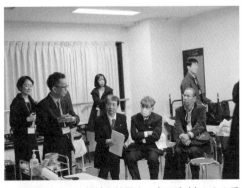

仙腸関節付近への刺鍼を披露する内田氏（左から2番目、写真提供：永田樹里氏）

「森秀太郎先生 生誕101周年記念 小豆島イベント」を開催

去る2019年12月7日～8日、香川県小豆郡小豆島町福田において「森秀太郎先生 生誕101周年記念小豆島イベント」が、小豆島町、学校法人森ノ宮医療学園、学校法人大麻学園四国医療専門学校、京都大学人文科学研究所「日本鍼灸医術の形成」研究班、一般社団法人香川県鍼灸師会、一般社団法人香川県鍼灸マッサージ師会、株式会社山正、森ノ宮医療学園校友会の後援のもと開催された。長野仁、松木宣嘉、安徳信二、井上悦子の各氏と杉原朝香が実行委員となり、長野氏が実行委員長を、杉原が代表を務めた。

　昭和の名鍼灸師、森秀太郎先生（学校法人森ノ宮医療学園創設者代表）は、2005年8月12日に85歳11カ月で逝去。生涯を鍼灸一筋に精力的に活動し、今日の鍼灸の教育、臨床、研究、普及、業団に多大なる影響を与えた。ベストセラーとなった『はり入門』や『小児針法』（共著）、『解剖経穴図』など、医道の日本社から著書も多く出版されている。

　本イベントは、秀太郎先生から多くの薫陶・恩誼を受けた鍼灸師が、その遺徳を偲び、感謝の意を表すために企画され、全国から25人が参加。1日目は、福田港前のちぐさ旅館で、秀太郎先生の経歴を「森秀太郎の生涯」と題して井上悦子氏（秀太郎先生息女）が紹介。続いて、眼下に瀬戸内の美しい景色を見る小豆島霊場第84番真言宗雲海寺に参加者全員で移動し、雲海寺如意輪殿で住職山本智璋和上の供養の読経のあと、秀太郎先生が眠る森家の墓前に参加者それぞれの想いでお参りをした。

　その後、ちぐさ旅館に戻り、新進気鋭の松木宣嘉氏（鍼灸治療院簡松堂院長・四国医療専門学校非常勤講師ほか）が、岡山大学大学院での自身の研究課題である「鍼灸のEBM」についての講演を行った。続いて、長野仁氏（森ノ宮医療大学大学院教授・鍼灸鴻仁院長）が、日本鍼灸の現状を歴史から分析。最近発見した『針薬方』という史料を紹介しながら明智光秀が名医だったことなどを、ユーモアを交えて講演した。参加者の鍼灸に対する興味をますますかき立てる中身の濃い講演会となった。講演会終了後は、隣村の吉田温泉で旅の疲れを癒し、懇親会ではちぐさ旅館の料理に舌鼓を打ちながら、鍼灸談義に花を咲かせた。

　翌日の8日は、秀太郎先生が生まれ育った小豆島への恩返しイベントとして、住民の方々

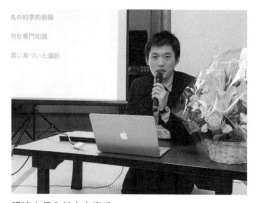
講演を行う松木宣嘉氏

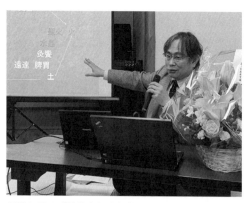
長野仁氏は『針薬方』を紹介

に「無料お灸教室」と鍼灸治療を行った。会場は秀太郎先生の生家のあった福田の自治会館「岡クラブ」。小豆島各地から30数人が来場した。早くから住民が集まり、広くはない会場は一時混乱状態になったが、受付担当の菊池暁子氏（祝園鍼灸院院長）、杉原安子氏（スギハラ鍼灸院中須治療室室長）、そして急遽、会場係を買ってくださった大麻陽子氏（四国医療専門学校副学校長）のマネジメントで、スムーズにそして和やかにイベントを進めることができた。

「お灸教室」のプレゼンは、このたびのイベント実行委員会代表の杉原朝香（広島県鍼灸師会副会長）が行い、セルフ灸の指導は、学生時代の下宿「森荘」出身の坂出市の國重昌博氏(国重鍼灸院院長)と倉敷市の篠原清氏（篠原鍼灸整骨院院長）、東京から参加した浅倉

歌子氏（灸法臨床研究会事務局長）、中西慶氏（香川県鍼灸師会理事）、福岡県糸島市の安徳信二氏（安徳鍼灸院院長）らベテランの鍼灸師が行った。そして、体験治療は長野氏、松木氏、大阪府堺市の長谷川宗輔氏（長谷川鍼灸院院長）という豪華な顔ぶれによって2時間で30人近くに本格的な治療が行われた。

会場にもう一つ設けられた備前百会灸コーナーでは、岡山市の石部春氏（備前百会灸の会代表）と入江歩美氏、そして、津山市の鳥越朋子氏が担当。焙烙を頭にかぶった参加者は口々に「気持ちいい」と感想をもらした。来場した住民から「このようなイベントを開催してくれてうれしい」と一様に喜びの声を聞くことができ、実行委員一同、2日間のイベントの所期の目的を達成できたと胸をなでおろした。

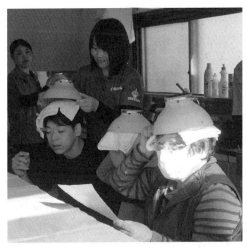

備前百会灸を体験する住民たちと学生ボランティア

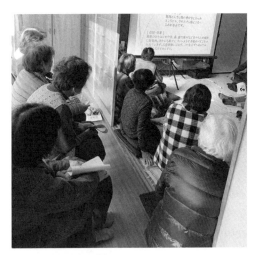

「無料お灸教室」の様子

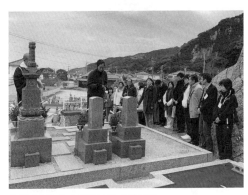

森秀太郎先生の墓前に並ぶ参加者

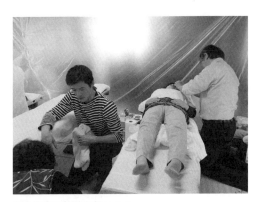

鍼灸治療の体験も行われた

JLOMがICD-11への伝統医学分類の収載に関する
取材会見ならびに記念講演会を開催

日本東洋医学サミット会議（The Japan Liaison of Oriental Medicine: JLOM）は2月20日、世界保健機関（WHO）が公表した国際疾病分類第11版（ICD-11）の第26章に伝統医学分類（漢方・鍼灸）が収載されたことを記念し、取材会見と記念講演会を開催した。なお、当初予定されていた記念招宴については、新型コロナウイルスの影響を鑑み中止となった。

　取材会見ではJLOM議長の伊藤隆氏（一般社団法人日本東洋医学会会長）ならびに副議長の若山育郎氏（公益社団法人全日本鍼灸学会副会長）が登壇。今回の改訂で伝統医学分類が収載された背景について、伊藤氏は「伝統医学が世界の国々、特に開発途上国などで自国の医療として根差している現実があり、また先進国においても西洋医学の限界に直面し伝統医学へのニーズが高まっているという世界の流れがある」と語った。日本国内における今後の展望については、「厚生労働省は公的統計などにおいてICD-11を導入すると明言しており、今後何らかの形で伝統医学が正式に医療へ関与していくことが期待されるが、実際にどのように関与していくかについては、まだ議論が始まったばかりだ」とした。

　続く記念講演会では、鍼灸分野や漢方分野、診療情報分野の専門家、さらに国内外の有識者が登壇。それぞれの分野におけるICD-11の影響などについて講演を行った。鍼灸分野の演者を務めた斉藤宗則氏（明治国際医療大学）は、伝統医学分類の収載について「WHOが伝統医学の治療効果を認めたわけではなく、あくまで補足の扱いである」「西洋医学と伝統医学のダブルコーディングを行うことで、伝統医学の実態を明らかにしようとしている」と言及。

鍼灸領域への活用となる点として「西洋医学と東洋医学の病名の相互理解が進む」「鍼灸治療の研究が進みやすくなる」などを挙げた。

　漢方分野では星野卓之氏（北里大学）が登壇した。星野氏はICD-11の収載内容が確認できるWebサイトを紹介したほか、伝統医学章の国内適用に関する今後のスケジュールを提示。6月に開催予定の第71回日本東洋医学会学術総会にて、伝統医学章について日本が提案する和訳の発表が予定されていること、日本では2019年から行われていたICD-11への移行作業は、今後3〜4年をかけて行う見通しであることを伝えた。

　国内の有識者としては参議院議員でWHOのユニバーサルヘルスカバレッジ（UHC）親善大使である武見敬三氏が、「東洋医学の過去・現在・未来」と題して講演を行った。大学医学部などにおける漢方医学の教育や漢方製剤の薬価収載の歴史を振り返ったほか、自身の父で生前に世界医師会会長を務めた武見太郎氏が、漢方医学の大家である大塚敬節氏と親交があり、武見太郎氏もまた東洋医学の重要性を説いていたことなどが紹介された。武見氏は「伝統医学分類の収載はエビデンス確立のための基盤となる。今後、サイエンスに基づく医療として伝統医療を確立する努力が必要である」と述べた。

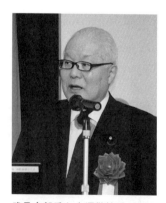

武見太郎氏と大塚敬節氏がどのような経緯で親交を結んだかを語る武見敬三氏

NEWS 業界ニュース

報告・機構改革・訃報・人事

■ あマ指師養成施設の新設非認定取消裁判
大阪地裁も原告の訴えを棄却

――――――――――――■ 報告

2月25日、大阪地方裁判所にて、学校法人平成医療学園ら（以下、原告）が国（以下、被告）に対し、あん摩マッサージ指圧師養成施設の新設非認定処分の取り消しを求めている裁判について、原告の訴えを棄却する判決が下された。昨年12月16日に判決を下した東京地方裁判所と同じく、大阪地方裁判所も「あん摩マッサージ指圧師、はり師、きゅう師等に関する法律」の第19条は合憲であり、新設は認めないという判断がなされたことになる。

仙台地裁の判決は4月27日に下される予定。

■ 第69回全日本鍼灸学会学術大会
京都大会が9月に延期が決定

――――――――――――■ 報告

5月29日〜31日に予定されていた第69回（公社）全日本鍼灸学会学術大会京都大会（大会会頭：北小路博司氏、実行委員長：角谷英治氏）の開催が、新型コロナウイルス感染症の拡散防止対策のため、9月11日〜13日へと延期されることが決まった。なお、開催場所は国立京都国際会館から変更はない。

そのほか、3月20日から22日に開催予定だった、第62回経絡治療学会夏期大学もすでに中止を決定。今後の学会、セミナーへの影響も懸念

されている。

■ 呉竹指圧の少人数研修会を都内にて開催

――――――――――――■ 報告

2月16日〜18日の3日間、計18時間にわたって、フランス人理学療法士ら7人を対象とした呉竹指圧の少人数制研修会をメルパルク東京（東京都港区）にて開催した。

主催はロホン・トレス氏で、講師は『よくわかる指圧テクニック』（医道の日本社）の著者である岡本雅典、助手を坂口みどり氏と須﨑裕子氏、通訳をダニエル・メニニ氏が担った。

研修会ではまず「疲れない指圧を行うための5か条」の説明、押手の矯正（甘手・辛手の矯正を含む）に始まり、①筋筋膜性腰痛、椎間関節性腰痛、坐骨神経痛へのアプローチの違い、②頚性めまい（後頭下筋群）、③後頭神経痛（頭半棘筋）への指圧法を披露した。

岡本は8月と10月にも渡仏して呉竹指圧研修

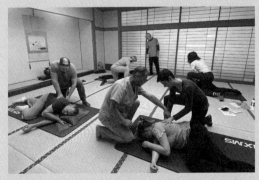

側臥位での母指圧における押手の矯正を行っている岡本氏（手前左から3番目、写真・資料提供：岡本雅典氏）

会の講師を担当する予定である。

（治療室ホスピターレ院長　元東京医療専門学校講師　岡本雅典氏・報）

■HI-GOLD滋林美療研究所
フランチャイズ発足

━━━━━━━━━━━━━━━━━●報告

HI-GOLD滋林美療研究所（株式会社GINZA JIRIN代表：裴晙映氏（ハイジュンヨン））はフランチャイズ事業を開始するに当たり、その公開記念式を2月15日、東京都・リーガロイヤルホテル東京で開催した。

同研究所の具体的なフランチャイズ事業としては、裴晙映氏のオリジナルゴールド鍼メソッド、未病鍼灸、美容鍼灸、韓方手技、グッズの開発などを共有し、FC加盟院にそのオリジナルメソッドをマスターしてもらい、集客力・収益力のあるグループを立ち上げる方針である。また、開業前後のサポートから人材サポート、ブランディング、マーケティングなどについても手厚く支援していくという。

公開記念式では、24Kオリジナルゴールド鍼を共同開発している日進医療器株式会社の上島一夫氏（同社顧問）をはじめ、日本鍼灸師会前顧問で東京日韓親善協会連合会会長である保坂三蔵氏（元参議院議員）、槇尾幸雄氏（奈良県橿原市市議会議長）、勝木尚氏（アルフレッサヘルスケア株式会社代表取締役社長）、金子仁久氏（東

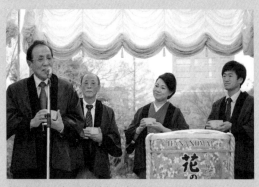

（写真左から）日本鍼灸師会前顧問の保坂三蔵氏、日進医療器株式会社顧問の上島一夫氏、裴晙映氏、東京大学医学部の金子仁久氏らによる鏡開き（写真提供：唐享氏）

京大学医学部医学系研究科）らが祝いの言葉を贈った。

また、現在、有田焼の老舗である香蘭社がFC事業の一つとして鍼入れや鍼台を制作中であり、今後もコラボしていくことや、健康測定機器の販売会社である株式会社ウエルアップとも共同で医療機器を製作していくことなども発表された。

■AcuPOPJが鍼灸師卒後臨床研修
（アキュポップジェイ）
医療人研修講座を実施

━━━━━━━━━━━━━━━━━●報告

鍼灸関連4団体で構成する「国民のための鍼灸医療推進機構」（AcuPOPJ）による、令和元年度鍼灸師卒後臨床研修医療人研修講座が開催された。

●東京会場（2019年10月20日）

会場となったのは、東京医療専門学校代々木校舎。約30人の受講生が、必修科目4コマとなる「頚椎肩腕痛（頚椎捻挫後遺症を含む）の鑑別と治療法」「膝痛の鑑別と治療法」「患者情報提供書と症例報告の書き方」「リスク管理」を学んだ。

1限目の「頚椎肩腕痛（頚椎捻挫後遺症を含む）の鑑別と治療法」の講師を務めたのは、渡邉茂隆氏（東京医療専門学校）。医療過誤を起こさないように、病院を併院している内科疾患の患者に対して、鍼灸院でも必ず徒手検査を行うよう伝えた。評価法の講義では、症状を絞り込むために必要となるさまざまな触診や神経学所見について解説。実技供覧では、姿勢全体のアライメントの確認方法や局所部位への取穴以外の追加取穴などを示したのち、刺鍼もレクチャーした。

渡邉氏は、続く2限目の「膝痛の鑑別と治療法」も担当。膝関節痛の発症リスクを助長させる要因と統計を説明し、鑑別方法や重症度の判断を中心に、評価法について講義した。特に、予後良好な病態から鍼灸治療では難治性となる病態に関しては、具体的に例を挙げながら解説。実

技供覧では、足三里やアナトミートレインを用いた遠隔部位での刺鍼を披露し、刺入深度や取穴の決め方などを教授した。受講生からは、「予後の穿刺回数が多いほど予後が悪いのはなぜか？」と質問があり、渡邉氏は、「難治である膝関節症は、水腫の再発を繰り返す。結果的に穿刺回数が増えており、予後の悪いケースとなる。穿刺回数を決めている医師もいる」と返答した。

3限目「患者情報提供書と症例報告の書き方」は、森岡裕貴氏（湘南医療福祉専門学校）が講義を受け持った。「患者情報提供書」では、医療機関に紹介することの意味、紹介状を必要とするとき、良い紹介状の書き方、診療情報書（紹介状）の項目について解説。特に紹介状の書き方では、東洋医学的見解を西洋医学的内容で説明すること、また、図示を用いることで多職種に理解してもらうことが重要であると語った。「症例報告の書き方」では、症例報告の意義、レポートの書き方、症例報告の内容、症例報告と予診報告の違いについて解説した。

4限目も続いて森岡氏が登壇し、受講生は「リスク管理」をテーマに、医療事故や医療過誤、賠償責任保険、鍼灸治療などでのリスクおよびリスクマネジメントを学んだ。森岡氏は、施術前に患者への聴取をしっかり行い、説明の提供と同意を取得することがリスクマネジメントの基本

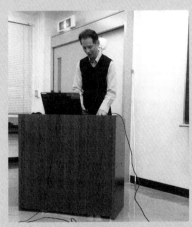

頚肩腕痛（頚椎捻挫後遺症を含む）の鑑別と治療法」と「膝痛の鑑別と治療法」の講師の渡邉茂隆氏

であると強調。医療事故の講義では、気胸や施灸中に起こった火傷の事例を踏まえながら対策を説明した。

（東京医療専門学校　飯田双海氏・報）

●東京会場（2019年11月17日）

約40人が東京医療専門学校代々木校舎に集い、選択科目「咳・痰」「膠原病」「論文の書き方（統計を含む）」「論文検索」の4コマを受講した。

1限目の「咳・痰」は、光澤弘氏（日本鍼灸理療専門学校）が講義を担当。咳（痰）の基礎知識のほか、咳の分類、痰（喀痰）の基礎知識、痰の分類について述べた。特に咳・痰の基礎知識では、模型やその他を使用しながら、咳などによる気道内圧ほかの体内変化に関する解説を行った。

2限目は吉川信氏（日本鍼灸理療専門学校）が受け持ち、「膠原病」を中心に講義を進行。受講生は、膠原病の総論や、膠原病の6つの特徴のほか、膠原病を疑う臨床症状・所見、膠原病の関節痛、関節リウマチの診療ガイドライン、膠原病患者の治療について学んだ。関節リウマチの診療ガイドラインでは、リウマチ専門医に紹介する症状の目安や、膠原病患者が服用している薬剤の副作用などに関して、知識を深めた。その後、受講生から関節リウマチなどの治療穴について質問が挙がり、吉川氏は、「経穴を意識して施灸するよりも、温かみを感じられる部位を治療穴として行っている」と答えた。

3限目「論文の書き方（統計を含む）」の講師は、山村聡氏（東京医療専門学校）。山村氏は、論文からもたされる有益（医学の発展）について述べた。その後、「医学論文を読めるようになる」をテーマに、医学論文の種類、科学論文の歴史、医学論文のフォームについて講義した。特に、医学論文の構成（症例報告）では、抄録や序文などの意味や目的を説明。講義後半の「統計」では、基礎知識として統計量や標準偏差値の意義、仮説、P値の解説を行い、統計の用語、意

味合いを知ることが論文を理解するために重要であると伝えた。

山村氏は続いて、4限目「論文検索」の講義も受け持ち、インターネットによる論文検索や、Google Scholarの使用方法、検索された文献の見方を教示した。受講生は、実際にPCやスマートフォンを使用しながら、各自興味のある医療文献の検索を行った。

（呉竹医療専門学校　中野正平氏・報）

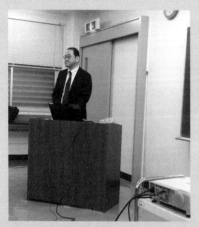
「咳・痰」の講師を務めた光澤弘氏

●東京会場（2019年12月8日）

10月、11月と同じく、東京医療専門学校代々木校舎で開催され、約25人の受講生が、「健康保険（療養費払い）取扱法」「神経痛の鑑別と治療法」「関節リウマチの鑑別と治療法」「五十肩の鑑別と治療法（症例と実技供覧）」の必修科目4コマに出席した。

1限目の「健康保険（療養費払い）取扱法」は、西村博志氏（全鍼師会）が講師を務めた。健康保険と関連法規、償還払いと受領委任払い、受領委任払いの地方厚生支局への申請方法、施術録の整備、その他の保険について解説した。また、医師の同意に関する講義では、手順や医師へのお礼状の書き方などを説明。近年増加傾向にある、往療料の支給についての条件を、往療距離や介護施設ほかを含めた住居要件などの具体例を挙げながら伝えた。

2限目の講師は、田山盛二氏（神奈川衛生学園）。「神経痛の鑑別と治療法」をテーマに、神経痛の定義・概念、疫学、鑑別対象、評価方法、神経痛に対する鍼灸治療の有効性・治効原理の講義を行った。鑑別対象では、自然気胸を疑う患者に対して深呼吸の検査法を実施すると症状が悪化するため、検査の使用について検討するよう呼びかけた。また、否定型顔面痛と三叉神経痛の疼痛特徴・原因・疼痛部位などの違いも説明し、神経痛と決めつけをしないように注意を促した。

3限目の「関節リウマチの鑑別と治療法」も、引き続き田山氏が講義を受け持ち、リウマチ膠原病の特徴、リウマチ膠原病の分類、リウマチ膠原病の臨床症状、鑑別ポイント、治療指針を述べた。講義後半では、現在は膠原病に含まれていない線維性筋痛症の病態や症状の説明も加えた。

4限目は「五十肩の鑑別と治療法（症例と実技供覧）」を中心に、植松秀彰氏（東京医療専門学校）が講義を展開。五十肩の鑑別と評価法の講義では、各肩痛を生じる疾患の病態や原因、症状、重症度の判断について解説した。また、養生法として、関節可動域の改善を図る運動療法や、夜間痛対策としての就寝ポジショニングの取り方も教示した。後半の実技閲覧では、肩痛の鍼灸治療を実施。中医学の理論による肩痛の特徴や、配穴（主穴や副穴）、刺入方向の決め方な

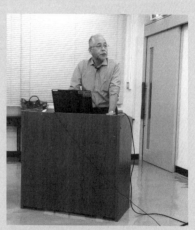
「五十肩の鑑別と治療法（症例と実技供覧）」の講義を行う植松秀彰氏

ど、説明を加えながら刺鍼を行った。

（AcuPOPJ事務担当・報）

財団法人博慈会老人病研究所 「未病と抗老化」研究論文

■ 報告

財団法人博慈会老人病研究所は、未発表の邦文論文を募集している。採用された論文は、未病専門雑誌「未病と抗老化」（Vol.29. 2020）に掲載される。要項は次の通り。

・研究論文テーマ

①未病の早期診断および治療に関する自然科学的研究

②イノベーションとしての未病ケア産業について

③2035年に向けた超高齢社会における医療システムの持続に関する研究（社会保障、医療経済、ICT活用など、超高齢社会システムの構築提案も募集）

・応募方法：下記の「応募先」にお問い合わせください。

・応募締切日：7月31日（当日消印有効）

・選考結果発表通知：9月下旬

・応募先

〒123-0864 東京都足立区鹿浜5-11-1

一般財団法人 博慈会 老人病研究所〈未病と抗老化〉編集係

TEL：03-3857-7911　FAX：03-5825-4888

E-mail：r-kenkyusho@ninus.ocn.ne.jp

URL：http//www.hakujikai.or.jp

訃報

森 和氏
（もり かず）

2020年3月5日、誤嚥性肺炎によって死去。享年83歳。医学博士（東京大学）。

1936年、香川県生まれ。1976年、東京教育大学教育学部助教授。1978年、筑波大学心身障害学系助教授。1983年、明治鍼灸大学教授。1991年、明治鍼灸大学大学院教授。1992年、中国上海中医学院（現・上海中医薬大学）客員教授。1993年、北京針灸骨傷学院名誉教授。中国遼寧中医学院（現・遼寧中医薬大学）名誉教授。1997年、明治鍼灸大学名誉教授。国際伝統医学理論研究所所長。2003年、埼玉東洋医療専門学校校長。2004年、鈴鹿医療科学大学鍼灸学部教授学部長。2005年、中国天津中医学院（現・天津中医薬大学）客員教授。中国伝統医学理論教授交流協会名誉会長、世界中医薬学会連合会最高顧問、中国中華中医薬学会中医美容分会顧問など、数多くの要職を務めた。

（鈴鹿医療科学大学保健衛生学部鍼灸サイエンス学科准教授　鈴木聡氏・報）

※矢野忠氏による追悼文をp.76に掲載

森 和先生と出会って

明治国際医療大学 学長

矢野 忠

まるで森塾の門下生だった

弥生3月はまだ寒さが残る季節ですが、例年になく暖かい日が続いています。すでに春の到来を告げるように梅花は咲き誇り、草木も芽吹き、桜の開花すら待たれる頃、恩師の森和先生がご逝去されたとの電話を受けました。3月5日の昼過ぎのことでした。

私が森先生に初めてお会いしたのは、1968（昭和43）年1月頃だったと記憶しています。教員養成施設（現・筑波大学理療科教員養成施設）があった東京教育大学雑司ヶ谷分校で行われた入学試験の実技試験のときでした。確か頚腕症候群に対する牽引療法などの物理療法に関する実技試験だったと記憶しています。

森先生と言葉を交わすようになったのは、教員養成施設2年生のときです。実験計画の立て方、データ処理の仕方、論文の書き方など卒論へのご指導を通して森先生を知るようになりました。しかし、その頃はまだ指導教員と学生の関係でした。本格的に森先生を師事するようになったのは、1970（昭和45）年3月の卒業後、臨床専攻生を経て、芹澤研究室に残ったときからです。

教員養成施設の学生の頃の私は、鍼灸医学にそれほど興味や関心を持てませんでした。陰陽論や五行論、気血思想などの東洋思想を基盤とした非科学的な伝統医療としてとらえていたからです。しかし、そうした考えは、森先生に出会ってから一変しました。薮内清や山田慶児らの古代中国科学の思考様式やケストラーのホロン学説、ベルタランフィーの一般システム理論など、全く知らなかった魅力的な学問の世界を教えていただきました。

さらに異分野の学問についても分かりやすくお話をしてくださいました。そのことにより鍼灸医学の世界は最先端の科学的思考に満ち、学際科学であることに目を開かされました（詳細は「医道の日本」2018年10月号の創刊80周年記念特集「技の原点、学びの原点」を参照）。

森先生の訃報に接し、思い出すことはたくさんあり、語り尽くせませんが、今も心に残っていることは、池袋や新宿の喫茶店でサイフォンコーヒを飲みながら上記のお話を聞いたことです。よく吉川惠士先生（元・筑波大学理療科教員養成施設長）と一緒に話を聞き、ディスカッションもしました。今から思えば、まるで森塾の門下生のようでした。もし森先生に出会わなければ、鍼灸医学がこれほど魅力的で、かつ創造的な学問であることを今も知り得なかったであろうと思います。

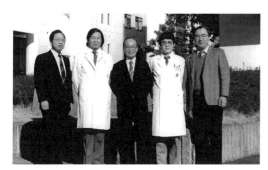

芹澤研究生一門（左から松本勅、森和、芹澤勝助、筆者、尾崎昭弘の各氏）

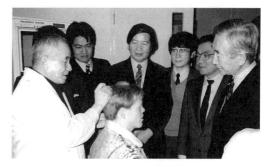

閻氏の閻三針による脱毛症の鍼治療の見学。北京で1987年に開催された第1回WFASに参加したとき。写真中央に森氏で、その右が筆者

「教育」「臨床」「研究」と壮大だった森構想

このようにして森先生にすばらしい世界へ導かれたことは、私にとって大変幸運なことでした。さらに幸運なことは、1983（昭和58）年4月、森先生と一緒に明治鍼灸大学（現・明治国際医療大学）に赴任したことです。明治鍼灸大学でも先生の指導を受けながら鍼灸研究に従事し、充実した日々を過ごすことができました。

森先生は鍼灸医学の埋もれた可能性を掘り起こすために、教育分野から臨床分野、研究分野までにわたる壮大な構想を描いておられました。例えば、教育分野では、鍼灸解剖学や鍼灸生理学などの鍼灸基礎医学と内科鍼灸学をはじめ、各科鍼灸学などの鍼灸臨床医学による体系的な鍼灸教育の構築を、臨床分野では未病治から各診療科における専門性の構築と臨床研究を推進され、その一端は附属病院において展開されました。

さらにスポーツ鍼灸、美容鍼灸、産業鍼灸などの応用分野の確立を指向され、研究分野においては古典鍼灸学の検証と鍼灸診断学の科学化、鍼灸臨床疫学をはじめ、身体心理学的手法による鍼灸臨床研究などを推進されました。いずれの分野においても鍼灸医学の特性を基調とした学際的な構想でした。

しかしながら、森先生の構想は、当時の鍼灸界に必ずしも受け入れられたわけではありませんでした。それでも、先生の思いは講義を聴講した志高い優秀な鍼灸大学の学生に受け留められ、その人たちによって森構想の芽が吹き、花をつけようとしています。

自分の研究より鍼灸医学の基盤を

鍼灸大学の教員として森先生とともに歩んだ私には、時に時代感覚を持って何をすべきかを語られました。それは「鍼灸大学の教員として選ばれたことの自覚を持て」ということです。当時、日本唯一の鍼灸大学教員として、次に続く若き研究者が自由な研究課題に取り組めるような世界を創るために、自分の研究よりは鍼灸医学の基盤を創る基本的な研究に従事せよということでした。

森先生は享年83歳で生涯を閉じられました。残された私たちは、森先生の遺言ともいえる森構想を受け継ぎ、その実現に向けて精励しなければと改めて思いを強くしているところです。

ここに森和先生の鍼灸医学の体系化への多大な貢献を称え、ご冥福を衷心よりお祈り申し上げます。

（森和氏の略歴については p.75 を参照）

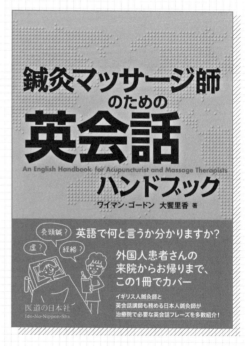
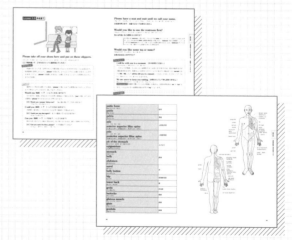

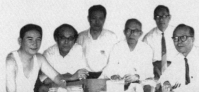

あはき臨床 私の学び方 伝え方

第11回 「最初に、学ぶ気持ちを持つ」

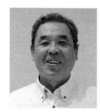

学校法人行岡保健衛生学園　大阪行岡医療専門学校長柄校鍼灸科
森田恭弘（もりた・やすひろ）

1984年、関西大学社会学部卒業。明治鍼灸柔道整復専門学校（現・明治東洋医学院専門学校）柔整科卒業。1987年、仏眼厚生学校（現・京都仏眼鍼灸理療専門学校）本科卒業。2001年、明治東洋医学院専門学校教員養成学科卒業。行岡鍼灸専門学校（現・大阪行岡医療専門学校長柄校鍼灸科）に専任教員として入職。

治療家としての天賦の才

　個人的な見解であるが、はり灸あん摩マッサージ指圧などの治療において、程度の差はあれども病を治癒させるように導いたり、患者さんの調子の悪いところを感じることができる才能を持つ人が存在すると私は思っている。研ぎ澄まされた能力は努力によるものか、天性のものかは定かでないが、兼ね備わった人は確実にいる。しかし、私も含めて大半の治療家は、そのような才能を持ち合わせてはいないか、気づいてはいない。才能のない場合、自らが東洋医学と西洋医学を学ぶことと多くの経験を積んで自分の治療スタイルを持つ以外に治せる治療家になる道はない。

　はり灸治療の方法には、多彩なアプローチがあり、100人の治療家がいれば、100通りの施術があると学生には伝えている。できるだけ多くの先達に出会い、たくさんの刺激を受け、さまざまな知識を身につけ、数多くの経験を積むことは自分の治療スタイルを完成させるのに必要不可欠なことであるとも伝えている。

　臨床の現場で、治療の重要な要素の一つは、患者さんの状態を正確に把握することである。この診方を誤れば、見当違いの治療になってしまい、主訴を抱えて治療所へ来た患者さんに対して治療を受けてよかったという満足を決して持ってもらえない。今まで多くの先生方にご教授、ご示唆を頂戴したが、診方がユニークな発想で大変感銘を受け、かつ今の治療スタイルに多大な影響を与えてくださったお二人の先生を紹介する。

「気診」の井上末男先生、「カラー治療」の加島春来先

　お一人目は、井上末男先生である。間中喜雄先生が京都で開催された針灸トポロジー学部会で講師をされていた方である。井上先生の治療方法は「気診」という方法を用い、オリジナルの用紙で、反応する経絡、反応する経穴を導き出して、その経穴に治療をするというシンプルな方法であった。

小郡駅前（現・新岩国駅）で開催された生体気診研究会の講習会で、モデルになった先生に向かって、井上先生が「どうも肝経に反応が出るから、検査してもらいなさい」と言われた。後日、検査すると血管腫が見つかった。このような診方ができる点がシステムとして大変優れている。ただ、私を含めた講習会参加者の多くが悩んだのが「気診」の習得であった。井上先生は根性と練習量で会得できるとおっしゃっていたが、これは明らかに気を感じる能力・才能があるか、ないかということになる。気診ができなければ、途方にくれてしまうことになる。

　一方、講習会の内容は分かりやすく、よく理解できるものであった。興味深い東洋医学的診断項目に「気力」がある。「気力」が数値化されており、例えば、数値が1桁であれば、極度に身体が消耗している状態にあることを示す。数値が高いと気力が充実し、元気あふれる状態である。また、東洋医学の基本的な考え方に「五行」がある。「五行」では気は動かないと先生は言われる。「日」と「月」を加えた「七行」であれば、気は回り出すとのこと、このことをとっても独創的な診方と治療法であることが分かる。

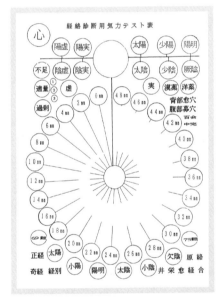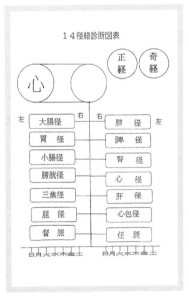

井上先生の「経絡診断用気力テスト表」と「14経絡診断図表」
気力テスト表、経絡診断図表の上部の〇の部分にお腹の中からハーッと無音で息をかけてもらうと、息をかけた人の反応が文字の部分に出るので気診で診立てる。リセットは〇の部分に手で大きく×の動作をする。
「生体気診研究会」において発表された研究は、西洋の解剖・生理・病理に基づく現代医学とは異なり、現代医学の科学常識では到底理解困難な古来中国より伝わってきた東洋医学のなかの「気」に関する内容である。「気」を井上先生独自の多彩な診方で導き出し、「気」の動きを感じ取ることによって、治療へつなげる方法である。そのなかでも「気診」をマスターすることが重要な要素となる。「気診」は母指と示指で輪をつくり、手関節を背屈させる。このとき、身体の変調などがあれば、背屈ができなくなるという井上先生方式のオリジナルテスト法である（『気の認識と手法の実際』〈生体気診研究会〉より転載）

　お二人目は、加島春来（はるき）先生である。加島先生は国際色彩診断治療研究会を起ち上げて、多様な色彩（カラー）で、治療を実施されている。カラー治療については、私自身も頭髪部に尋常性乾癬ができて困っていたときに愛媛県松山市の先生の治療所へお伺いして、治していただいた経験がある。腰

痛、膝痛など痛みにも効果がみられる。皮膚には光を受容するたんぱく質が存在することが最近の研究で明らかにされてきている[1)2)]。皮膚自体が光と波長を感受し、光駆動たんぱく質を使ってホルモン分泌を調整したり、神経伝達物質を調整したり、自律神経のバランスに作用したりする、というものである[1)2)]。カラーの種類は現在では14,000種類以上あり、多様な疾病や症状に対応できるように日々研究し、カラーの数は増加する一方である。興味深いのは、カラーの種類が病気や症状に対するものだけでなく、細胞や細胞質レベルのカラーまでが揃っていることである。治療方法は、カラーの入った探索棒で状態に合ったカラーを加島式パワーテストで選び、手足の経穴部や局所に貼付するという誰でもできる簡単な方法である。

お二人の先生に共通しているのは、常に研究熱心で新しい独創的なアイデアが豊富で、治療の解説が始まると持ち前のゆるぎのない自信と説得力で聞いている者を圧倒してしまうという点である。「足らざるものは補い、余れるものは瀉す。もって気血を整えるを真理とす」という治療方針が井上先生の理念であり、私も基本理念として受け継いでいる。加島先生には私や家族も治療していただき、今も治療に研修会にお世話になっている。

■「不思議」への敬意

私は当初、明治東洋医学院専門学校の柔整科に入学し、卒業後、現在の京都仏眼鍼灸理療専門学校へ入学、はり灸の世界へ入った。先に西洋医学を学ぶと東洋医学的な考えが定着しにくく、どうしても東洋医学に対して根拠がないと考えてしまいがちであった。はり灸師免許取得後は、母の元ではり灸治療をしていたが、硬い筋肉を緩めることにほぼ没頭する日々を過ごしていた。そのなかでお会いした井上先生や加島先生の存在は、不思議な力を持った、畏敬の念を寄せられる人であった。お二人からさまざまなアプローチがあることを学んだ。卓越した才能を持った人には素直な気持ちになって敬意を持って講習会に参加することができた。母はすでに井上先生や加島先生に師事しており、難病を治すという目標から、さまざまな挑戦をしていた。その治療内容を見たり、講習会での話を聞いたりして、漠然とではあるが、はり灸の治療効果は自律神経が影響しているのではないかと考えるようになった。現在では裏付けされる研究報告や臨床データの蓄積もあり、確証となっている。

私は「はりきゅう理論」などの科目を受け持っているが、学生には西洋医学、東洋医学の区別をつけずに素直にすべてを無条件で受け入れるようにと話している。自律神経を中心に、臨床で経験したことや効果も交え、自分自身の苦い経験も踏まえて、はり灸や東洋医学を学ぶ人の才能が開花し、治療スタイルが完成することを願って学生と接している。

凝縮の川柳 ‖ 目指す道　門をたたけば　開かれる

【参考文献】
1) 傳田光洋. 第三の脳 皮膚から考える命、こころ、世界. 朝日出版社, 2007.
2) 傳田光洋. 皮膚は考える. 岩波書店, 2005.

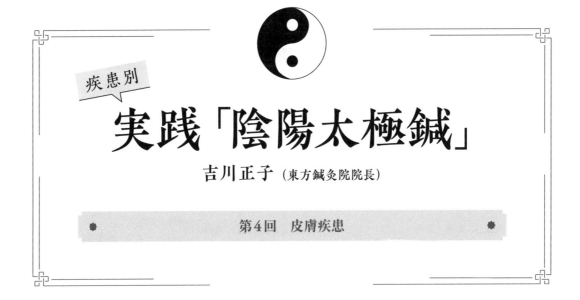

疾患別

実践「陰陽太極鍼」

吉川正子（東方鍼灸院院長）

第4回　皮膚疾患

1. 皮膚疾患の治療

　第4回は皮膚疾患の治療を取り上げる。一言で皮膚疾患といっても、その病態は極めて多様である。虫刺されや薬物によるもの、細菌やウイルスによるもの、内臓疾患に起因するもの、免疫や自律神経の異常によるものなど、原因が明らかになっているものからそうでないものまで、数え上げればきりがない。それをひとまとめに語ろうというのはいささか乱暴に思えるかもしれないが、それらに対する陰陽太極鍼の基本的なアプローチは同じであることを強調しておきたい。もちろん、アプローチは変わらずとも結果として導かれる治療内容はさまざまである。

2. 東洋医学は皮膚疾患を
　どうとらえるのか

　東洋医学では「肺は宣散粛降を主り、皮毛に合す」といわれ、皮膚を診るときには肺との関係が最も重視される。肺の機能が低下すると水液代謝が異常となり、皮膚乾燥、かさつき、ひ

び割れ、紅斑、湿疹、かゆみ、痛みなど、さまざまな症状が現れると考える。私の臨床経験では、皮膚疾患の場合、肺経のほかに大腸経、脾経、腎経などに反応が現れることが多い。

　さらに、外気と接する肌は外邪（風・熱・湿・燥・寒）の影響を受けやすく、そのために臓腑、気血の機能失調が引き起こされ発病すると考えられる。このことは、逆に、臓腑に問題があれば外邪を受けやすく発病しやすい、ということでもある。

　このように、皮膚に現れた疾患ではあるが、臓腑、経絡との関係を観察し、全身の陰陽のバランスを整えることで症状の改善を図ることが大切である。参考までに、外邪による皮膚疾患の弁証分型を表1にまとめた。

3. 治療の手順

　皮膚に現れる疾患は視覚的に強いインパクトがあるだけでなく、現代に生きる我々はそうした症状についていろいろな知識や情報を前もってインプットされている。しかし、陰陽太極鍼でそれらの疾患を治療するときには、鉄則とも

表1　外邪による皮膚疾患の弁証分型

病因	特徴的な症状	舌診	主たる治療経絡・経穴や治療法
風	呼吸器系の症状がある 症状が変化移動する 症状が上半身に多い 痒みがある 肝と相応する	苔白	肝経、肺経、大腸経、督脈 大椎、曲池、合谷、風池、風門、風市、血海、太淵、経渠、行間、期門、肝兪
熱	皮膚の発赤、紅斑、出血、灼熱感、口渇、心煩、不眠、便秘、喜冷 心と相応する	紅、尖紅、紅絳、苔黄	督脈、肺経、大腸経、腎経、心経 大椎、曲池、合谷、魚際、心兪、神門、然谷
湿	滲出液、水泡 食欲低下、軟便、下痢 尿少 脾と相応する	胖、歯痕、苔厚、滑膩	脾経、胃経 太白、三陰交、陰陵泉、足三里、中脘、下脘
燥	皮膚の乾燥、口渇、咽乾、大便乾燥、鼻乾、目渋、から咳、尿少、血痰、痩せ 肺と相応する	少苔、無苔	肺経、腎経 列欠、魚際、尺沢、太渓、復溜、陰谷、腎兪、肺兪
寒	寒がり、冷え、下痢、痛み、鼻水、頻尿、多尿、浮腫、喜暖 激しい瘙痒 腎と相応する	舌紫、淡白、苔白	大椎、身柱、風門、関元、命門、腎兪 （寒では灸が効果的である）
痰飲	痰を伴う咳、喘鳴 胃内停水、腸鳴、悪心、嘔吐	膩苔	豊隆、天突、足三里、中脘

いうべき「身体・精神の不調は身体の陰陽のアンバランスによるもの」という考えに立ち返ることが大切である。まずはどの臓腑・経絡にそのアンバランスがあるのかを探る。皮膚の異常が現れている部位がどの経絡上にあるかを確認することも、ほかの疾患の治療と同様である。

問診、舌診に続き、背臥位で首周六合診、募穴診、腓腹筋診を行って異常のある経絡・臓腑を絞り込んでいく。背臥位での治療が一通り終わったら、続いて腹臥位での背部兪穴診と治療を行う（手順は2020年1月号p.193参照）。

冒頭で述べたように、多様な皮膚疾患に対応するためには、上記の陰陽太極鍼治療に加えて、温灸、ローラー鍼、瘀血を取り除く治療などを適宜選択する必要がある。また、皮膚疾患では痒みを訴えること多いため、その場合、当院では奇穴の「止痒」を用いている。名前の通り痒

みを抑える奇穴で、腋窩と肘窩（曲池）の距離を9寸として、曲池の直上2寸の所に取穴する（図1参照）。

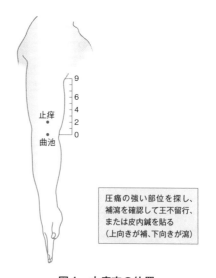

圧痛の強い部位を探し、補瀉を確認して王不留行、または皮内鍼を貼る（上向きが補、下向きが瀉）

図1　止痒穴の位置

次に、実際の症例を紹介する。

なお、症例中、経穴名のみの表示は補の鍼（王不留行の貼付）を、経穴名に（－）の表示は瀉の鍼（流注の逆方向に皮内鍼を貼付）を、またL、Rはそれぞれ左、右を表す。

☯ 4. 症例

（1）アトピー性皮膚炎の症例
【患者】

4歳、女児。

【主訴】

アトピー性皮膚炎。殿部から膝裏にかけてと肘が特に重症。

発症は1歳からで、当時は顔（頬）、耳切れがあり、ステロイドなどの薬物治療を行っている。

【既往歴】

なし。

【問診時の特記事項】

体質：多飲、多汗。

服薬：皮膚科や小児科などの複数医院よりステロイドなどの塗薬を数種類。そのほか、副交感神経抑制や胃腸症状緩和のための内服薬を数種類処方されている。

【初診（1月21日）】

〈診察〉

舌診：淡紅舌、舌尖紅（紫）、舌下静脈怒張。

臓腑経絡弁証：肝、肺、胃。

〈治療〉

・背臥位

RL中渚、RL解渓、RL足三里、RL曲泉、RL尺沢、RL少海（－）。また、左右の前腕と下腿に、経絡の流れる方向に沿ってローラー鍼。R日月に温灸。

・腹臥位

RL委中。また、R肝兪に温灸。

そのほか、湿疹が出ている部位、背部兪穴、両手足に経絡の流れる方向にローラー鍼を施し、肌がなめらかになった。

【第2診（初診から1週間後）】

〈診察〉

「首の周囲が最も痒い」とのこと。

舌診：舌下静脈怒張。

背部兪穴診：R肝兪、R肺兪に押圧痛。

〈治療〉

・背臥位

首の周囲にローラー鍼、手足と背中にローラー鍼。R曲泉、L曲泉（－）、R中封、L中封（－）、RL曲沢、RL尺沢、RL曲池。また、前腕、下腿に補のローラー鍼。

・腹臥位

R委陽（－）。また、身柱に温灸。

【第4診（第2診から2週間後）】

〈診察〉

中脘、関元に押圧痛。RL小野寺殿部圧痛点に押圧痛。「肘が一番痒く、胸、殿部も痒い」とのこと。

首周六合診：RL人迎に圧痛。

腓腹筋診：右足下（肝）に圧痛。

〈治療〉

・背臥位

R尺沢（－）、L尺沢、RL湧泉、R曲池（－）。

・腹臥位

RL承山。また、身柱に温灸。また、RL委陽に瀉のローラー鍼。

【第6診（第4診から3週間後）】

〈診察〉

肌がだいぶきれいになっているが、胸上部、腋の下位、殿部下側、膝窩にまだ残っている。

〈治療〉

・背臥位

RL太衝、RL曲沢。また、手足の経絡に沿って補のローラー鍼。

・腹臥位

身柱に温灸。背中の左右に補のローラー鍼。

【第10診（第6診から7週間後）】

〈診察〉

かなりよいが、右肘外側と殿部に残っている。よく動く。

〈治療〉

・背臥位

R尺沢、L曲沢、L曲泉、RL曲池（－）

・腹臥位

L陰谷。また、身柱に温灸。また、背中の左右の膀胱経にローラー鍼（右背の胃兪付近から上側は瀉の向き、下側は補の向き。左背は補の向き）と、R飛揚に補の方向にローラー鍼。

【考察】

本症例では毎回ローラー鍼を行っているが、皮膚疾患では患部や関係経絡へのローラー鍼や散鍼が効果的でよく用いている。また、この患者には肩甲間部の大椎付近に細絡があったので、その部位に瘀血処理をしたところ、大幅な改善がみられた。

（2）蕁麻疹の症例（図2）

【患者】

60代、女性。

【主訴】

15～16年前から蕁麻疹の薬を飲み続けているが、今年5月から腕、足に赤いぶつぶつが出始めた。患部を温めたときや、暑い日に出る。また、ストレスを感じると出ることが多い。時間帯は、13時～14時頃に出る。

【既往歴】

喘息、子宮脱、盲腸（12歳）、右肩の五十肩（1年前）、アレルギー（日光）。

【問診時の特記事項】

体質：ストレスを感じやすい、寒がり。

服薬：降圧剤、コレステロールの薬、蕁麻疹の薬。

検査異常：コレステロール、高血圧。

【初診】

〈診察〉

舌診：舌尖紅、白苔。

首周六合診：RL扶突、RL天窓の押圧痛。

腓腹筋診：左右とも中（腎）に押圧痛。

募穴診：右季肋部に押圧痛。

背部兪穴診：R肝兪、L心兪、L胃兪。

〈治療〉

・背臥位

RL支正、R外関、L四瀆、RL中都、R外丘（－）、L足竅陰、L王穴（－）、RL湧泉。また、左耳の風渓に王不留行を貼付。そのほか、R足竅陰と左耳垂の圧痛点に瘀血処理をした。

・腹臥位

L肝兪（－）、R心兪、R胃兪（－）。

【第2診（初診の4日後）】

〈診察〉

毎日昼頃に蕁麻疹が出ていたが、前回の治療の日を含め3日間は出なかった。4日目にまた出た。右肩（五十肩の既往）が痛いときに蕁麻疹が出る。

舌診：舌尖紅、白苔。

首周六合診：RL天窓、RL天柱に押圧痛。

腓腹筋診：左中（腎）、右下（肝）に圧痛。

背部兪穴診：RL三焦兪、RL腎兪。

〈治療〉

・背臥位

RL湧泉（－）、RL中都（－）、R築賓、L王穴（－）、L外関（－）、RL丘墟、R上支正、R四瀆、R光明（－）。また、右耳の風渓に王不留行を貼付。そのほか、RL大敦、L関衝に瘀血処理をした。

・腹臥位

RL三焦兪（－）、RL腎兪（－）。

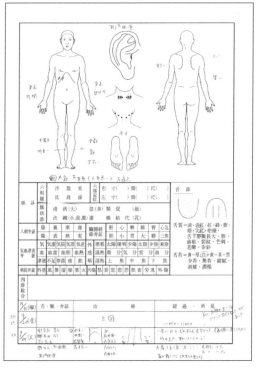

図2　蕁麻疹の症例のカルテ

【第3診（第2診の4日後）】

〈診察〉

　第3診前日に病院へ行ったら緊張で蕁麻疹が出た。病院では蕁麻疹の原因は分からなかった。病院に行くまでは14時半頃に蕁麻疹が出ていたが、今までよりは状態がよかった。右肩（五十肩の既往）に症状がある。

舌診：舌尖紅、白苔。

首周六合診：RL扶突、RL風池に押圧痛。

腓腹筋診：左上（脾）、左中（腎）、右下（肝）に圧痛。

募穴診：中脘に押圧痛。

背部兪穴診：R厥陰兪、RL胆兪、RL腎兪。

〈治療〉

・背臥位

　R中都（−）、L王穴（−）、L上巨虚、R外丘、L支正、L四瀆、R陽池。また、R大敦、R足竅陰、

RL関衝、RL商陽に瘀血処理をした。

・腹臥位

　L厥陰兪（−）、RL胆兪（−）、L腎兪、R腎兪（−）。

【第4診（第3診の38日後）】

〈診察〉

　ずっと蕁麻疹が出なかったが、3日前からまた出だし、この日は朝10時半頃に出た。右肩の痛みはだいぶよくなってきていて、朝だけ痛む。

舌診：舌尖紅、白苔。

首周六合診：RL翳風に押圧痛。

腓腹筋診：左下（肝）、右下（肝）に圧痛。

募穴診：中脘と下脘に押圧痛。

背部兪穴診：R三焦兪、L肺兪。

〈治療〉

・背臥位

　R中都、L下巨虚、L外丘、R商丘、R外関（−）。

また、右耳の風渓に王不留行を貼付。そのほか、L足竅陰、R関衝に瘀血処理をした。

・腹臥位

L三焦兪（−）、R肺兪。

【考察】

蕁麻疹は食べ物が原因で出ることが多いが、肝気鬱血のストレスから出ることも多い。この患者の場合も、肩の痛みや病院受診に対する緊張といったストレスを感じたときに蕁麻疹が出ることが多かった。

（3）帯状疱疹の症例

【患者】

60代、女性。

【主訴】

3日前より左腹部に熱感と痛み、湿疹が発現し、病院で帯状疱疹との診断を受け、抗ウイルス薬を処方され服用中。

【既往歴】

糖尿病、喘息、慢性膀胱炎。

【問診時の特記事項】

15年前にも帯状疱疹を発症したが、湿疹がなかったため内科医院で痛み止めのみ処方された。

【初診】

〈診察〉

首周六合診：L翳風、RL風池に押圧痛。

腓腹筋診：左右とも中（腎）、下（肝）。

募穴診：右季肋部に押圧痛。

〈治療〉

・背臥位

R行間（−）、RL足臨泣（−）、RL地五会（−）、R内庭、R第2厲兌、L至陰、R足通谷、R足竅陰、R申脈、R丘墟。これらのうち、RL足臨泣が最も過敏な反応を示していたので最初に施術をした。

また、左季肋部に3つ、右腰部に1つの王不留

行を貼付。巨刺の観点から痛む部位の反対側に貼ったもの。さらに、RL足竅陰、R厲兌、RL第2厲兌に瘀血処理をした。この足竅陰への施術で痛みが大幅に改善した。

・腹臥位

R心兪。

【第2診（初診の翌日）】

〈診察〉

服用中の抗ウイルス薬より、当院の鍼治療のほうが効果が出ていると感じるとのこと（患者談）。

首周六合診：R人迎、R扶突、R翳風、R風池に押圧痛。

腓腹筋診：左中（腎）、左下（肝）、右中（腎）。

募穴診：右季肋部に押圧痛。

〈治療〉

・背臥位

L丘墟、R内庭、RL陰白、L大都、L行間、L太衝、R内足竅陰、R申脈、R足竅陰、R膝陽関、R至陰、L下陽輔（外果の直上）。また、L足竅陰に瘀血処理をした。

・腹臥位

治療なし。

【第3診（第2診の翌日）】

〈診察〉

帯状疱疹はだいぶよくなったが、まだ少し痛みがある。ピクピクすることはなくなった。やや、便秘気味。

舌診：瘀斑。

首周六合診：R扶突。

腓腹筋診：左右の中（腎）と下（肝）に押圧痛。

募穴診：右季肋部に押圧痛。

〈治療〉

・背臥位

湧泉、R水泉（−）、R曲沢、RL光明、L通谷、L支正（−）、R四瀆（−）、大横。局所に瘀血処理をした。また、R足竅陰、L大敦、R厲兌、R

至陰に瘀血処理をした。

・腹臥位

治療なし。

【第4診（第3診の2日後）】

〈診察〉

帯状疱疹の痛みは3割ほど残っている。ピクピクすることについてはだいぶよい。耳が痒く、便秘気味。

舌診：瘀斑。

腓腹筋診：左右の中（腎）とト（肝）に押圧痛。

募穴診：膻中、RL京門、中極に押圧痛。

〈治療〉

・背臥位

R水泉（－）、R行間（－）、L尺沢、R下少海、R郄門（－）、天突（－）、RL光明、RL通谷、RL申脈、L章門（圧痛部）。また、R大敦、L陰谷、RL厲兌、L足竅陰に瘀血処理をした。

・腹臥位

治療なし。

【第5診（第4診の4日後）】

〈診察〉

右季肋部がピクピクすることはない（肝が改善したことによる）。帯状疱疹は少し残っているが、前回、局所に瘀血処理をした部分はよい。

舌診：瘀斑。

首周六合診：R人迎、R扶突、R天窓、RL翳風に押圧痛。

募穴診：膻中、右季肋部、巨闕、下脘、関元、R肓兪に押圧痛。

〈治療〉

・背臥位

R水泉（－）、R下少海、R曲沢、RL申脈、L光明、R下巨虚、RL通谷、RL至陰、RL大横、R養老、R足竅陰。また、R足竅陰、R隠白、L厲兌、R耳尖に瘀血処理。右側腹部の局所に瘀血処理。そのほか、右耳の胆に王不留行を貼付。

・腹臥位

治療なし。

【考察】

この患者は、長期にわたって健康維持の目的で当院を受療しており、その時々に発症した体調トラブルの治療を受けてきている。今回は、年末の忙しさや海外旅行の疲労から帯状疱疹を発症したケースで、この症例はその帯状疱疹の部分を抜粋している。ただ、帯状疱疹の発症以前から眼の治療をしていたので、施術内容に眼の治療も含まれている。光明への治療は明らかに眼の治療である。

帯状疱疹は血瘀血熱の病証なので、瘀血処理が適応で即効性がある。当院の患者からも帯状疱疹の痛みが和らぐといった声がよく聞かれる。瘀血処理以外では、瀉のローラー鍼など瀉法の治療が適していて、温熱治療は適当でない。

経穴の主治を生かせる
池田政一の臨床

第34回

腰痛の治療

漢方池田塾主宰
池田政一（いけだ・まさかず）

1. はじめに

　新型コロナウイルスが流行している。新聞やテレビのニュースで、どのような病症が現れるのか注意していると、おおよそ次のようなものである。

　初期には37.5℃くらいの発熱があり、咽喉痛（ただし、医師の診察では咽喉は赤くない）、倦怠感などが現れる。3日ほど経過すると、咳、痰、頭痛などが出てくる。これらの症状が最初から出ている人がいるかもしれない。しかし、頭痛、咳、37.5℃あまりの発熱だと通常の風邪と変わりがないという。そうして、そのまま回復するか、肺炎を発症するのが、新型コロナウイルスの特徴らしい（2020年2月8日付朝日新聞・国立国際医療研究センター・大曲貴夫医師の談話より）。

　これを東洋医学でどのように治療するか。

　流行の初期の頃に関節痛と悪寒、発熱があると記されていたので、それなら麻黄湯の証ではないかと思った。しかし、大曲医師の談話だと倦怠感がある。倦怠感があると、麻黄湯は使いにくい。裏の虚（脾虚陰虚証と同意）があるからだ。それなら先に小建中湯や黄耆建中湯を服用させて、そののちに麻黄湯を用いるという方法もある。しかし、脈が分からないので、処方の断定はできない。自覚的には悪寒が主で検温して発熱があるのか。これも分からない。

　悪寒、発熱がし、脈が浮、数、緊で、汗が出ていなくて、倦怠感、食欲不振、下痢、腹痛などがなければ、確実に麻黄湯証や葛根湯証である。ただし、葛根湯証にはときに下痢がある。

　もし脈が沈、数なら、決して麻黄湯や葛根湯を用いてはならない。多くは附子の証である。それなら咽喉痛と咳もあるから、処方としては、麻黄附子甘草湯や麻黄附子細辛湯が考えられる。もし、食欲不振、下痢、小便不利、悪寒などがあり、脈が弱なら、真武湯、または、真武湯の咳加減を用いるとよい。

　まさかとは思うが、もし悪寒がないのであれば、咽喉痛や咳から考えて、前号まで

に記した温病の可能性がある。それなら銀翹散や桑菊飲の処方が考えられる。

鍼灸治療だと、麻黄湯証なら肺虚太陽経実熱証、葛根湯なら肺虚陽明経実熱証で治療する。麻黄附子細辛湯証や麻黄附子甘草湯証なら腎虚陽虚寒証で治療すればよい。真武湯証なら脾虚腎虚寒証である。温病なら肝虚脾実証である。

民間療法なら少し高価だが牛黄（牛の胆石）が肺炎に効く。大青葉や板藍根（藍の葉や根茎の粉末＝食品として販売）が肺炎やウイルスに効く。また肺炎には地竜（山ミミズを乾燥したもの）もよい。私の兄が子どもの頃に肺炎になって助からないといわれていたとき（1943年頃の話）、祖母がミミズを捕ってきて煎じて飲ませたら治ったという。

いずれにしても、新型コロナウイルスには、漢方薬または鍼灸治療、そうした民間療法でも対処できると思っている。要するに免疫力を高めるのである。睡眠をよく取り、バランスのよい食事を摂り、無理をせず、常日頃から東洋医学の治療を受けていれば免疫力が高くなり、発症しにくいだろうし、発症しても軽い症状で経過すると思う。

私の生まれた地方は灸が盛んだったので、常に身柱に施灸されていた。いわゆるカンムシが強かったのだが、身柱に施灸していると、インフルエンザにもロタウイルスにも罹患しにくい。私は子どもの頃から現在に至るまで発熱したのは4回ほどで、麻疹とインフルエンザだけである。一度だけリレンザを用いたが、あとは漢方薬や鍼灸などで治った。麻疹は伊勢エビの殻と金柑を煎じて服用しただけである。

令和の現在、「子どもの身柱に施灸してくれ」という親などいない。それに飽食だから血糖値、血圧、尿酸値などすべて高くなっ

ている人が多い。そのうえ不眠、不安、気鬱などで精神神経系の薬を多用している。だから簡単にウイルスにやられてしまうのだと思う。

長くなってしまったが、世間に鍼灸のよさをもっと知ってもらえるように、お互いに努力したいものである。ただし、鍼灸も漢方薬も証に合わなければ全く効かないので、結局は勉強し、治療技術を高めることが先である。

2. 腰痛の治療

今回と次回は腰痛について述べる。腰痛の患者は多い。これを確実に治せるようになるだけでも患者は多くなる。

①原因の確認

急性の腰痛は、重い物を持ち上げようとして、痛みが出ていることがある。俗にキヤリ腰、ぎっくり腰などという。重い物を持ち上げていないけど、長く座って事務仕事をしていて、立ち上がったときに痛めたとか、咳やクシャミをした途端に痛めたなどという例もある。

もちろん慢性的な痛みもあるが、これも最初は肉体労働などによって痛めたものが多い。そのときに整形外科などに行って痛み止めの注射や薬で寛解させ、それで治ったと錯覚して仕事を続けていて、また痛めても痛み止めで誤魔化して仕事を続けていて慢性化した人が多い。そのような人のなかには、坐骨神経痛を発症している人もいる。

②痛み方の確認

痛み方はさまざまで、全く動けない人か

ら、少しは動ける人、朝は特に痛くて徐々に楽になる人、立ち上がることはできるがそれまでが苦しいとか、ゆっくり動かないと筋肉が痙攣状態になって動けなくなる、という人もいる。朝に腰が痛いという人は、必ず腎経および腎兪を治療する。腰の筋肉が痙攣状態になる場合は、間違いなく胆経の異常である。そうして、風市とその上下に圧痛が出ている。これを治療すると即座に治ることがある。もちろん、必ず肝経を治療する。外関と足臨泣に浅く置鍼しておくのもよい。

また、動くと痛いが、動かないと痛まない人が大部分だが、ときに自発痛が出ていることがある。このときは原因を聞いて尿管結石ではないことを確認する。尿管結石の腰痛は息を詰めておかないと我慢できないほどの痛みである。石が大きいと血尿が出ている。また最初は鼠径部の少し上あたりが痛んで、のちに腰が痛む。

発熱して腰が痛い場合は腎盂炎の可能性がある。

殿部から脚のほうまで痛むときは坐骨神経痛になっていると考える。

③痛む部位の確認

通常は腎兪から下、大腸兪から仙骨部分あたりの痛みだが、ときに腸骨稜に沿って痛むことがある。これは帯脈と胆経の腰痛である。

痛む部位はできるだけ触診して確認する。

④患部の治療

通常は腹臥位で痛む部位に切皮程度（2mmまでの刺鍼・寸3の0番を使用）で置鍼する。その上に知熱灸を施す。写真1は、かつてモグサ製造会社が販売していた（セラミック灸＝現在は販売中止）ものに切りモグサを乗せて熱している。ショウガを平たく切ってモグサを乗せて温めてもよい。モグサを使いたくない（臭いを患者が嫌うらしい）場合は、遠赤外線でもよい。いずれにしても温める。

◎自発痛がある場合

圧痛点がはっきりしているときは、その圧痛点に透熱灸（写真2）を歳の数ほど施灸する。それで治ってしまう。鍼で治す場合は極めて浅く刺す。あるいは接触鍼でよい。刺激が過剰になると必ず悪化する。

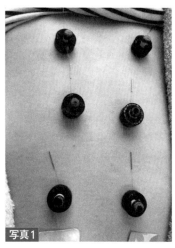

写真1
セラミック灸に切りモグサを乗せて熱する

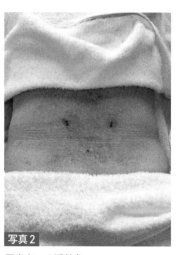

写真2
圧痛点への透熱灸

◎自発痛がなく運動痛のみの場合

　急に痛くなったものほど刺激を軽くする。押す、揉む、通電などの治療は必ず悪化する。冷やす湿布薬も使ってはいけない。

　置鍼時間は15分〜20分くらい。抜鍼したあと、痛む部位を確認するが、このとき、軽くなでるようにし、ついで少し押して筋肉の硬くなっているところを見つける。そうして硬くなっている部分が見つかれば、その部位に鍼先を接触させ、筋が緩むまで押手で固定する。このとき押手を皮膚に密着させ、少し筋肉を押すように力を入れて、ゆっくり呼吸してもらうと緊張が緩む。そうすれば治っている。

　それでも治らない部分が残っていれば、痛む部位に鍼を少しだけ刺して、押手で固定したまま動いてもらう。要するに運動鍼である。これで治る場合がある。

◎腎兪から大腸兪の内側（腰椎の傍）の筋に緊張がある場合

　痛みがある側の腰に鉛筆ほどの大きさの硬結が縦に伸びている。長さは2〜5cmくらいである。これが取れれば治るのだが、このような硬結がある人は慢性の腰痛がある。これは急には取れないが、長くて20回、早ければ7回くらいの治療で治る場合がある。

　腎兪あたりの筋肉は軟らかいが、大腸兪や小腸兪が硬くなっていることがある。このときは足先に向けて鍼を少し深く刺し、素早く雀啄を繰り返すと治ることがある。

　腰が全く動かない状態になり、足にも力が入らないという人が来た。腹臥位になってもらい、小腸兪に中国鍼（20番くらいの大きさ）を2cmほど刺して雀啄したら即座に治ったことがあった。基本は浅い鍼だが、臨機応変である。

◎高齢者で30年以上前から腰痛がある場合

　少しくらい鍼治療をしても治らない。このようなときは透熱灸を根気よく行う。腎兪、志室、大腸兪あたりである。患部が痩せていなければ、灸頭鍼を用いるのもよい。

◎脊椎間狭窄症がある場合

　督脈上を探って、圧痛のある部位に透熱灸5壮。圧痛が見つからない場合は腰陽関に透熱灸5壮。この腰陽関の灸は急性でも効くことがあり、高血圧や頭痛にも効果がある。

◎鍼を刺すと痛がる場合

　痩せ型で腎兪から大腸兪あたりまで筋肉がピーンと張っている人がいる。このようなときは鍼を刺すと痛がる。だから、その張っている筋肉の外側に置鍼したりするが、なかなか治らない。結局は側臥位にして置鍼するが、治りにくいタイプではある。

---

3. まとめ

　患部の治療で簡単に治る人もいるが、本治法の証を間違うと、翌日には元に戻っていることがある。故に正しい本治法（手足の要穴の補瀉）を行うことが大切である。これについては次号で詳しく述べる。

　腰痛の患者には先にも述べたような、揉む、叩く、押すなどは厳禁。通電もあん摩器もよくない。入浴も酒も禁止する。あとで冷えるからである。弾力のあるベッドも禁止するとよい。マットレスをやめて畳を敷き、布団で寝始めてから治ったという人もいる。

〔 古 典 の 新 解 釈 ！ 〕
松本岐子 の 鍼灸臨床

松本岐子　協力：清藤直人

第2回｜腎治療

はじめに

　高齢になると、複数の持病を持つ人が増えてくる。そして、病気の数だけ処方される薬も多くなる。70歳以上の高齢者では、6つ以上の薬を服用していることも珍しくない（図1）。私の住むアメリカでは、10～17種類、イングランドでは平均9種類にもおよぶ薬が処方されているという。

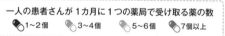

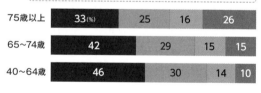

図1 ▌ 年齢層別の薬の数 1)

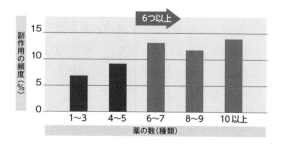

図2 ▌ 薬の数と副作用が起こる頻度との関係 1)

　高齢者では、処方される薬が6つ以上になると、副作用を起こす人が増えるといわれている（図2）。口から飲んだ薬は胃や小腸で吸収され、血液にのって全身に運ばれ、目的の組織に到達することで効果を発揮する。そして、薬は徐々に肝臓で分解され、腎臓から排泄することで、効果がなくなってくる。

　ところが、肝臓や腎臓の機能が低下すると、代謝や排泄までの時間がかかるようになることで、薬が効きすぎてしまう。よって、多くの薬を使うと副作用が起こりやすいだけでなく、重症化することになる。その結果、ドミノ倒しのように、ほかの臓器が次から次へとやられてしまう。現病で亡くなるのは、全体の2割といわれている。そのほとんどは、何種類もの薬を服用しており、薬漬けになっていた。

　慢性疾患で薬を飲み続けている人は、いい換えれば、腎臓をぶん殴っているようなものだ。私は鍼灸によって、何とかしてこの薬を減らしたいという思いにかられ、腎臓について現代医学と東洋医学の両方の視点から考えた。

現代医学から考える腎

　不健康な腎臓は、過剰なミネラルを排出することができない。その結果、以下のパターンが考えられる。

1）血中のリンが過剰になると……

・骨と心臓に変調を来す。長時間続くと、骨が弱くなる。

・血中Caが減る。これにより副甲状腺機能亢進症、骨からCaを奪う。

・組織に石灰化を起こす。心臓、動脈、関節、皮膚、そして肺、これらは痛みを伴うことがあり、深刻な健康障害を引き起こす。

・骨の痛み、関節の痛み、関節の可動障害。

・痒み。

2）高カリウム血症になると……

・Naとともにむくみ出現。

・手や足のしびれ、ニューロパチーの悪化。

・不整脈。心臓の拍動は、K、Ca、Na、Mgのバランスによって行われる。これらのバランスが崩れると、不整脈や心臓の拍動に異常を来してしまう。

余談だが、父からこんな話を聞いた。

日本が徴兵制だった頃、身体検査の前日に、若者たちは醤油を飲んで兵役を免れたという。多量の塩分が血液中の電解質濃度を狂わせ、血圧が上昇したり、心臓の拍動に異常を起こしたりするからだ。その代償は大きく、亡くなった人や、1〜2週間寝込んだ人もいると聞いた。

腎はそれくらい身体に影響を与えるということだ。

3）高窒素血症（老廃物増加、タンパク摂取過剰）を起こすと……

・糸球体のろ過機能が低下することにより、血液中の尿素窒素（BUN）、クレアチニン（CR）、尿酸などが上昇する。

・最も多く認められるサインは、食欲不振、悪心、嘔吐、下痢、口内炎。

4）末梢神経症状を起こすと……

・左右対称の知覚障害。麻痺、刺痛、むずむず脚症候群、足のほてり。

・皮膚、粘膜の色素沈着、かゆみ、痛風（尿酸過剰は痛風を起こす）。

・目の症状、赤目症候群、網膜症、網膜剥離。

よく引き起こされる末梢神経症症状の一つに「こむら返り」がある。医学的には「筋痙攣」といい、下腿三頭筋などが神経の命令とは無関係に収縮し、痛みを伴い、痙攣を起こす状態をいう。筋肉は神経伝達物質によって、KやMg、Caといった電解質を調節することで伸縮している。筋痙攣する原因で多いのは、血液中の電解質濃度の異常である。利尿剤を使用したり、運動後に脱水症状になったりすると、起きやすくなる。慢性腎臓病、糖尿病、人工透析をしている人、妊婦、高齢者に多く認める。

5）薬剤性腎障害を起こすことも……

・関係する薬剤は、鎮痛剤、抗炎症剤、降圧剤、抗生物質（非ステロイド系抗炎症薬）、抗癌剤（リウマチの薬も含まれる）、造影CT、血管造影など造影剤など。

・ビタミン、ミネラル剤の摂り過ぎ、プロテインドリンクの摂り過ぎなどにも注意。

そのほか、肉（特に牛と豚肉。魚貝類の内臓）の摂り過ぎにも注意しなくてはならない。日本食は、塩分の摂り過ぎを注意すれば健康的と思われる。

6）慢性腎臓病（CKD）になると…

腎不全などの慢性腎臓病（Chronic Kidney Disease: CKD）を発症すると、透析（1回4時間、週3回）もしくは腎移植と免疫抑制剤といった治療をすることになる。そのなかでも、80歳を

過ぎた透析患者は、透析困難症を発症しやすい。透析困難症とは、透析中に発生する一過性の透析合併症であり、血圧低下、悪心嘔気、筋痙攣などを来し、透析の継続が困難となる病態のこと。

また透析を始めると、9割以上で認知症を出現、もしくは悪化する傾向にある。さらに、9割以上で人工心肺装置を行うも意識回復せず、といった状態がみられる。

これらの病気は、腎臓の働きが低下、悪化すると発症する。まさに、あの張介賓の図が示している通りではないか（図3）。腎が脊髄に食い込んで脳に通ずる図の意味がますます現実味を帯びてくる。さらに、CKDが進行し透析に至ると、骨折しやすくなることにも注意しなければならない。

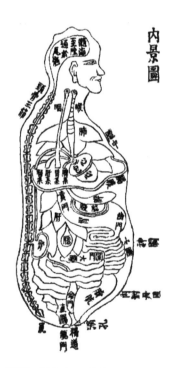

図3 張介賓の『類経図翼』

東洋医学から考える腎

ここで著者が強調したいことは、天癸、そして腎との関係である。『黄帝内経素問』上古天真論篇一では、以下のようにある。

「女子七歳腎気盛　二七而天癸至（月事（月経）下る）」
「三七腎気平均　……　七七天癸竭く」（月経が停止する）メノポーズ
「男子八歳腎気盛　二八天癸至　……　三八腎気平均　七八天癸竭、腎蔵衰
……　八八天癸尽矣」

天癸は思春期に至り、そして中年で竭き、老年期で尽きる、ということを述べている。女性の場合、天癸至ることにより、月事（月経）時を以って下るとある。月経が28日周期であるのは、下垂体の設計図が成せる故、天癸とは、下垂体も含まれるといえる。続く原文は、以下となる。

「八八則歯髪去。腎者主水、受五蔵六府之精而蔵之。故五蔵盛乃能写。今五蔵皆衰、筋骨解墮、天癸尽矣。故髪鬢白、身体重、行歩不正、而無子耳」

ここで書かれていることは、次のようなことだ。

人生はここで終わってはいない。天癸が竭き、そして、男女とも八八（64歳）、腎は水を主る。五臓六腑の精を受け、これを蔵す。今、五臓皆衰え、天癸尽きる。

天癸が竭くのは女49歳、男56歳である。ところで五臓六腑のエッセンス（精）は、水の臓である腎が蔵している。腎気が衰えると、五臓皆衰える。つまり、腎が不全になってくるとドミノ倒しのように全臓器に徐々に不全が起こってくる。これにより天癸は尽きる。つまり、設

計図の終わりを意味している。

天癸とは、何か。天癸至り（思春期始まり）、天癸竭き（女性は閉経）、天癸尽きる（老年期）。「癸」は「みずのと」、十干の10番目、水の陰を意する。「癸」は甲骨文字では、✳︎と表現される。この表す意味は、コンパス、まわる、まわす、そして、もとに戻る。殷王朝は、10日に1回、必ず占う。その日は癸の日といわれる。十干も五行も循環はここから始まる。天癸とは、天が決めた一生の設計図と思われる。

『難経』八難

次に、『難経』の八難を見ていくと、「十二経脈では、皆生気の原に係る。生気の原とは、十二経の根本をいうなり。腎間の動気をいうなり。此れ五臓六腑の本、十二経の根呼吸の門。三焦の原也」と書かれている。

老いることとは、『素問』上古天真論篇では、「天癸竭き、そして尽きる」と表現されている。『難経』八難では、生気の原、腎間の動気、十二経の根、この根絶するときは茎葉枯れる。現代医学でいうところの、腎不全により多臓器不全を引き起こす、ということである（図4）。

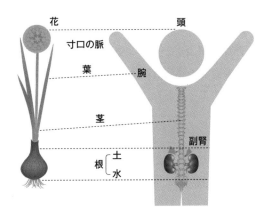

図4┃『難経』八難のイメージ

再び『黄帝内経素問』上古天真論篇一

上古天真論篇一について再び考えてみる。

「八八（64歳）腎は水を主る。五臓六腑の精を受け、而してこれを蔵す」

天からの癸・水の陰が竭れ、そして尽きる。五臓六腑の精を蔵しているので、腎が衰える。つまり五臓六腑の精も衰え、それにより五臓皆衰える。いわゆるドミノ倒し、腎不全による多臓器不全である。

では、ここでいう精とは何か。Cell（細胞）でいえば、核は腎にあるが、細胞はそれぞれの臓器にある。車でいえばエンジンは腎に、車体はそれぞれの臓器に。蜂でたとえると、腎が女王蜂、他は働き蜂。アメフトでたとえると、クオーターバックが腎、ほかが選手。ほかには、IPS細胞が腎とか……みなさんの意見も聞いてみたい。

天癸の癸は元々コンパスを表す。一回りする✳︎（コンパス）のこと。五行相生は、癸から時計回りに動いていく。つまり、癸が竭れ、動かなくなると、木・火・土・金と順に相生することはできなくなる。ではなぜ、水が枢軸なのか。なぜ、ほかの四蔵の上に立ちコントロールできているのか。

次回は、それについて説明する。

【参考文献】
1）一般社団法人日本老年医学会ウェブサイト https://www.jpn-geriat-soc.or.jp/
2）波多野琢. こむら返りと電解質の関係. 2019年1月30日付朝日新聞

第26回 **はり師よ、上工を目指せ
『霊枢』九鍼十二原篇②**

日本内経医学会会長／鶯谷書院主宰
宮川浩也（みやかわ・こうや）

今回のポイント

❶ 鍼治療は、治療に適した好機を見つける能力（機）が必要である

❷ 判断したと同時に、すぐ刺鍼できる行動性も必要である

❸ 病証には、順調に治る順証と、手こずる逆証がある

2. 機をみよ（前回の続き）

「機」は、物事をするのに適したころあいのこと。時機、好機、臨機応変の機でもあります。

> | 原文 | 刺之微、在速遅。粗守関、上守機。 |
> | 和訓 | 刺の微は速遅に在り。粗は関を守り、上は機を守る。 |
> | 意訳 | 刺鍼の微妙な加減は素早さにある。粗工はそれを「関」とみなし、拘（こだわ）り守る。上工はそれを「機」とみなし、固く守る。 |

「速遅」は、偏義複詞（片方の漢字に意味がある熟語）で、ここでは「速」（素早さ）に意味があります。判断の素早さ、判断から実行に移る速やかさをいいます。

「関」は、いろいろな意味に解釈できますが、「機」を治療、例えば弓矢の発射のタイミングとすれば、「関」は「弯」に通じ、弓を引いて構えることと解釈できます。つまり、粗工は九鍼の使い方にこだわるが、上工は九鍼を使うタイミングにこだわるのです。

野球の解説者が「○○選手のこの盗塁が、今日の試合の勝利を決めました」と、試合を振り返ることがあります。サッカーでも、試合後のインタビューで「あのパスで、試合が決まりました」ということがあります。これらは勝機の機ですが、こうしてみると、過去に運動選手だった治療家は、「機をみる」ことに長じているかもしれません。

> **原文** 知機之道者、不可掛以髪。不知機道、叩之不発。
>
> **和訓** 機の道を知る者は、掛くるに髪を以てすべからず。機の道を知らざる者は、之を叩えて発せず。
>
> **意訳** 機の道を知っている上工は、間髪入れずに治療し、好機を逃さない。機の道を知らない粗工は、足踏みしてしまって、好機を逃してしまう。

　治療のタイミングがわかることを「機の道を知る」といいます。「掛くる」とは、「今だ」「ここだ」とピーンとくるように、心に触れること。

　「髪を以てすべからず」とは、好機とみなせば、間髪をいれず、実行に移すことをいいます。これができるのが「機の道を知る」上工なのです。

　沢庵宗彭『不動智神妙録』には「間髪を容れないこころの状態」に、「(間、髪を容れずとは) 物を二つ重ね合わせた間に、髪一筋も入る隙間もないということで」「禅の問答でも、間髪を容れない心の状態を大切にします。仏法では心が何かにひっかかって、物に心の残ることを嫌います。それで、心の止まることを煩悩というのです」とあります。

　この記述からすると、上工の「髪を以てすべからず」というのは、心が止まっていない、煩悩がないことだと分かります。つまり、前回の『鍼道秘訣集』と『霊枢』九鍼十二原篇は同じことをいっているのです。「機の道を知らざる」粗工は、治療に好機があることを知らないだけでなく、いざ治療をしようと思っても躊躇してしまい、好機を失ってしまうのです。

　「叩え」は「控え」に通じ、やめること。好機なのに躊躇してやめて、「発せず」、つまり実行できないのです。心が止まって、迷っているのです。

　患者さんを見たら、むやみやたらに治療するのではなく、治りやすい好機を見はからって治療することを「機を守る」というのです。好機に治療するだけでなく、手を出してはいけないときは手を出さないということも「機を守る」といえます。これは病気の鑑別診断にもつながり、レッドフラッグ・イエローフラッグに留意し、慎重になることも、「機を見る」に相当するでしょう。

- - -

3. 往来を知れ

> **原文** 知其往来、要与之期。粗之闇乎、妙哉工独有之。往者為逆、来者為順。
>
> **和訓** 其の往来を知ること、要ず之を期と与せ。粗の闇きかな。妙なる工、独り之を有す。往なる者は逆と為し、来なる者は順と為す。
>
> **意訳** 往来を知ることを、必ず原則とする。粗工は往来を理解していない (闇)。上工は他からぬきんでて (独) 往来の知識を備えている。病勢が去りつつある時期 (往) は逆証で、病勢が盛んになりつつある時期 (来) は順証である。

　「往来」には3つの意味があります。
　①寒熱の往来 (反復すること)
　②経脈の往来 (行き来すること)
　③病勢の往来 (去ること・来ること)
　ここでは、③の意味で、病勢が盛んになり始める時期を「来」といい、病勢が衰え始め

る時期を「往」といっています。

「往なる者は逆と為し、来なる者は順と為す」の「順」とは、調子よく進むさま、スラスラはかどるさま。来期に治療すれば、調子よく治癒するということ。「逆」とは調子よく進まないさま。往期に治療するのは、正気が衰えている時期なので、順調には治癒しないし、ぶり返したりして意外とてこずるのです。

この往来逆順の道理を分かっていない（闇）のが粗工で、他に抜きんでて（独）治めている（有）のが巧妙なる上工です。

こうした文脈からして、「要与之期」は「要（かなら）ず之を期と与（な）せ」を和訓としました。「期」とは約束、ルール。病気の逆順を理解すべきと義務づけているわけです。「与」は「為」に通じます。

例えば、逆証は、『霊枢』玉版篇に次のようにあります。

腹が張り、発熱しているのに、脈が大きいのは、一逆である。

腹が鳴り、煩悶し、手足が冷え、下痢をしているのに、脈が大きいのは、二逆である。

鼻血が止まらないのに、脈が大きいのは、三逆である。

咳が出て、尿血があり、やせつつあるのに、脈が小さくて強いのは、四逆である。

咳が出て、やせつつあり、発熱しているのに、脈が小さくて速いのは、五逆である。

このような逆証は15日以内に死亡する。

問診情報と脈診情報が理論的に合わない場合を、逆証とみなしているようです。このほかに『霊枢』五禁篇にも逆証の記載があります。

● ● ●

まとめ

素朴な臨床の時代から、豊富な臨床の時代に突入していることが予想されます。それに伴い、より高度な臨床能力が求められてきたのでしょう。その延長線上に、九鍼十二原篇の上工の能力があるのだと思います。上工の3つの能力とは下記のことです。

神をみる：発症以前に病気の兆候をキャッチし、早期に対処すること。

機をみる：疾病には4期あることを知り、いつ治療するかを判断すること。

逆順往来を知る：実際には発症後に治療することが多いが、その場合、来期（未盛期）が順証で、往期（已衰期）が逆であることをよく理解すること。

● ● ●

治未病について

今回引用した『素問』刺熱篇と『霊枢』逆順篇に「治未病」が見られ、さらに『素問』四気調神大論篇と『難経』七十七難にも「治未病」が見られます。それぞれ意味が違うようなので、整理しておきましょう。

①熱病の潜伏期間に兆候を見つけて治療する

『素問』刺熱篇に次のようにあります。

原文 **肝熱病者、左頬先赤。心熱病者、顔先赤。脾熱病者、鼻先赤。肺熱病者、**

原文 右頬先赤。腎熱病者、頤先赤。病雖未発、見赤色者刺之。名曰治未病。

和訓 肝熱病は左頬まず赤し。心熱病は顔（ひたい）まず赤し。脾熱病は鼻まず赤し。肺熱病は右頬まず赤し。腎熱病は頤（あご）まず赤し。病未だ発せずと雖も、赤色を見て之を刺す。名づけて未病に治すと曰う。

意訳 肝熱病は、症状が出る前に（先に）左頬が赤くなる。心熱病は額が赤くなり、脾熱病は鼻先が赤くなり、肺熱病は右頬が赤くなり、腎熱病はあごが赤くなる。このように、症状が出ない（未発）が、顔面の赤みを見つけて治療することを、未病に治療するという。

『霊枢』逆順篇に次のようにあります。

原文 上工刺其未生者也。…故曰、上工治未病。

和訓 上工は其の未生を刺す…。故に、上工は未病を治すと曰う。

意訳 上工は症状が出る前に治療する…。このことを上工は未病に治療するという。

この2つの文章から、未病というのは熱病の潜伏期間で症状が出ていないことを意味し、次の②「養生の未病」とは別物であることが分かります。

②養生的な意味で病気を予防する

『素問』四気調神大論篇に次のようにあります。

原文 従陰陽則生。逆之則死。従之則治。逆之則乱。反順為逆、是謂内格。是故聖人不治已病、治未病、不治已乱、治未乱、此之謂也。

和訓 陰陽に従えば則ち生く。之に逆らえば則ち死す。之に従えば則ち治まる。之に逆らえば則ち乱る。順に反くを逆と為す、是れを内格と謂う。是の故に聖人は已病に治さず未病に治し、已乱に治さず、未乱に治す、此れ之を謂うなり。

意訳 陰陽に従えば生き、従わなければ死を招く。陰陽に従えば健康であり、従わなければ病気を引き起こす。順に背くことを逆といい、内格ともいう。このように、聖人は已病ではなく未病で調え、混乱してからではなく混乱しないうちに治めるというのは、このことを指すのである。

ここでは、自然界の陰陽に従った（順）生活をすれば長寿と健康を獲得でき、従わなければ（逆）、病気と死が待っていると述べられています。この生活のことを「已病に治さず、未病に治す」というのですから、この場合の未病は、養生的な意味を持ち、病気以前の段階を指します。

③五蔵病の伝変を予防する

『難経』七十七難に次のようにあります。類似の内容は『金匱要略』の冒頭（臓腑経絡先後病脈証篇第一）にも書かれています。

原文	所謂治未病者、見肝之病、則知肝当伝之与脾、故先実其脾気、無令得受肝之邪。
和訓	所謂る未病に治すというものは、肝の病を見て則ち肝の当に脾に伝うべきを知り、故に先ず脾気を実して肝の邪を受くるを得しむること無からしむ。
意訳	世間で謂う未病に治すとは、肝の病気をみれば、肝から脾に伝わりやすいことを知っているので、あらかじめ脾気を充実させておいて、肝の邪に侵されないようにすることである。

原文	為之於未有、治之於未乱。合抱之木、生於毫末、九層之台、起於累土、千里之行、始於足下。
和訓	之を未だ有らざるに為し、之を未だ乱れざるに治む。合抱の木は、毫末より生じ、九層の台は累土に起こり、千里の行は、足下に始まる。
意訳	まだ形の現れないうちに処置し、まだ混乱しないうちに統治するのがよい。例えば、一抱えの大木も毛先ほどの萌芽から生じ、九層の高台もスコップ一杯の土の積み重ねから始まり、千里の歩みも第一歩から始まるように。

　養生でもなく、潜伏期間でもなく、すでに相当な病気になっています。他蔵への転移を防止することを目的とした治療を「未病を治す」といっています。すでに病んでいるのに、いまだ病まずというのは、強引かもしれません。

　「所謂」（世間で謂う）というように、「治未病」はよく使われていた言葉のようです。それを養生家や治療家が自説を裏付けるように引用しているのです。そのルーツは『素問』四気調神大論に「治未乱」とあることからすると『老子』（六十四章）ではないかと思われます。

　つまり、「治未病」は『老子』が基点となり、『素問』四気調神大論篇で養生的に解釈され、『霊枢』逆順篇で熱病の潜伏期の治療と解釈され、『難経』に至って五蔵病の伝変を阻止するという解釈になったと考えられます。

　『新版 東洋医学概論』（医道の日本社）では「東洋医学の特徴として『治未病』という言葉がよく用いられる。重要な概念である」といい、半ページぐらい言及していますが、重要な概念の割には軽い扱いです。千里の道も足下からというように、構成をいったん見直してはどうでしょうか？

　次回は、唐代の『千金方』大医精誠篇を取り上げます。

参考文献
池田論訳. 沢庵 不動智神妙録（タチバナ教養文庫）. タチバナ出版, 2011.

改訂版 鍼灸臨床における 医療面接

編著：**丹澤 章八**
定価：本体2,100円＋税
A5判　212ページ

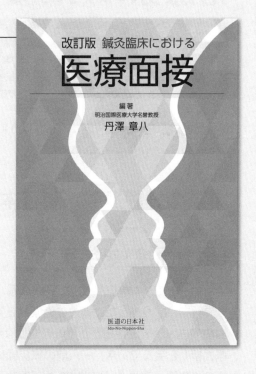

初版1万5,000部の 名著が新装改訂！

　「医療面接は問診とどう違うの？」「患者さんと信頼関係を築く秘訣は？」「特定の患者さんの対応が苦手…」これら鍼灸臨床の疑問を解決してきた不朽の名著が、装いを新たに生まれ変わりました。初版は1万5,000部以上を記録し、今もなお多くの鍼灸師に読み継がれている医療面接のバイブル。改訂版では、図表を増やしてイラスト刷新、新たな用語・理論についても加筆しました。鍼灸師を目指す学生はもちろん、新人・ベテラン鍼灸師まで、よりよい臨床を行うために必携の書です。

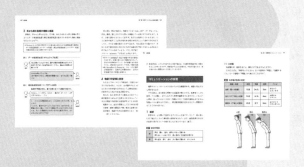

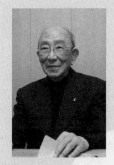

丹澤 章八（たんざわ しょうはち）
1929年、東京生まれ。1951年、信州大学松本医学専門学校卒業。1957年、医学博士（京都府立医科大学）。1959年、厚生技官を経て以後13年間実業家に転身。1972年、医師復帰　神奈川県綜合リハビリテーション・センター七沢病院勤務、リハビリテーション部長、東洋医学科部長。1976年、上海中医学院留学。1987年、東海大学医学部非常勤教授。1991年、明治鍼灸大学（現・明治国際医療大学）大学院教授。2002年、同大学名誉教授。2003年〜2009年、東洋鍼灸専門学校校長。この間、厚生省審議会委員や全日本鍼灸学会会長などを歴任。2009年〜、卒後研修塾「丹塾」塾頭。

主な内容

実践編

1章　医療面接とは／2章　鍼灸臨床における医療面接の実際／3章　面接に必要な態度と技法／4章　四診の活用

解説編

1章　鍼灸師の姿勢と医療面接とを古典に探る／2章　医療面接の目的と構造／3章　医療面接とコミュニケーション／4章　質問法／5章　医療面接に求められる態度／6章　患者の解釈モデルを聴く／7章　解釈モデルを支える認知機能／8章　患者への説明と教育／9章　患者の特性に応じた医療面接

学習編

1章　自分で学ぶ／2章　グループで学ぶ

医道の日本社　フリーダイヤル **0120-2161-02**　Tel.046-865-2161　ご注文FAX.046-865-2707
1回のご注文 1万円（税込）以上で梱包送料無料〈1万円未満：梱包送料880円（税込）〉

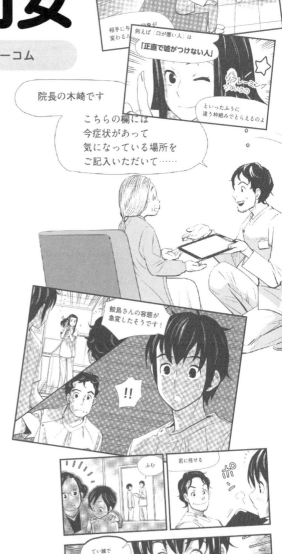

マンガで身につく！

治療家のための 医療面接

監修：奈良雅之／画：カネダ工房／制作：ビーコム

A5判　約210ページ　定価：本体1600円＋税

好評発売中

本誌の好評連載が単行本化！
主人公と一緒に
「医療面接」を学ぼう！

本誌2019年3月号で完結した好評連載が、早くも単行本になりました。偉大な治療家を父に持つ悩める主人公・西谷亮が、悪戦苦闘しながら「医療面接」を学んでいき、一人前の鍼灸師に成長していく物語。身につけておきたい「医療面接」や「心理学」の知識が、マンガでサクサクわかる内容です。本書では、連載の全23話に加え、単行本オリジナルの書き下ろしを2話収録。あわせてコラムも追加しました。「医療面接」の入門書として、最適の1冊です！

主な内容

- 医療面接とは何か
- 質問技法
- 傾聴と共感
- 解釈モデル
- ステレオタイプ
- リフレーミング
- 患者家族の支援
他

監修

奈良 雅之（なら まさゆき）

目白大学大学院心理学研究科教授／鍼灸師／専門健康心理士
日本大学文理学部卒業後、同大学院修了。早稲田医療専門学校を卒業して鍼灸師に。東洋はり医学会出版部副部長、あはき心理学研究会顧問。

医道の日本社　　フリーダイヤル 0120-2161-02　　Tel.046-865-2161　　ご注文 FAX.046-865-2707
1回のご注文1万円（税込）以上で梱包送料無料〈1万円未満：梱包送料880円（税込）〉

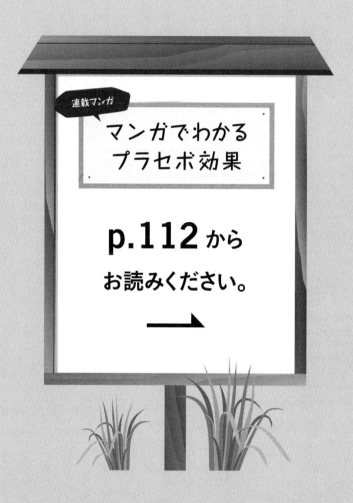

連載マンガ

マンガでわかる
プラセボ効果

p.112から

お読みください。

➡

ものを1日1回「服薬」させています。

2週間後、主要評価項目である疼痛スケール（無痛1〜最悪10）は両群ともいくらか軽減していましたが、群間に統計学的な有意差はありませんでした。その後のランダム割り付けでも偽の治療を受けた群の比較では、徐々に偽鍼群の治療効果のほうが偽薬群よりも高くなるのですが、ここではその詳細は省略します。興味深いのは被験者たちが訴えた副作用です。偽鍼群では15%が施術中の痛み、10%が「抜鍼」後（実際は刺してない）の痛み増強、3%が発赤または腫脹、12%がその他の副作用を訴えました。一方、偽薬群では20%が眠気、19%が口渇、7%が不穏、5%がめまい、4%が頭痛、4%が頻尿、3%が不安、3%が悪夢、3%が嘔気、2%が皮疹を訴えました。

つまり、どちらの群も本当の治療を受けていないのに、偽鍼群は本物の鍼の副作用、偽薬群は実薬（本物の薬）の副作用として知られている症状が、ほぼ事前に告げられたとおりに発現したのです[4]。このような現象は片頭痛治療薬についても確認されています[6]。RCT論文を一定の基準に従って取捨選択して検証（システマティック・レビュー）した結果によれば、すべての薬物療法（実薬を含む）で一貫してそのような傾向があるわけではないですが、例えば勃起機能不全に関しては投薬開始前に可能性が告げられたほうが有意に多く発現します[7]。

ここで偽鍼について少し補足します。「抜鍼」後の疼痛悪化は事前に告げられたことによるノセボ効果と思われますが、実際に偽鍼を「刺した」部位は結構チクチクと刺激感がありますから、施術中の痛みと発赤・腫脹はそのために生じた本物の副作用の可能性があります。多くのタイプの偽鍼は皮膚に対する刺激感がゼロではなく、その意味では野瀬坊が行った鍼管を叩くだけの手法も完全なプラセボではありません（「管散術」という鍼を使わない伝統的な手技の一つです）。そんなわけで、いわゆる偽鍼によって生じる「副作用」のすべてがノセボ効果ではない可能性はありますが、重要なのは、ある治療を受ける前の患者に副作用情報が伝えられると、それに関連した症状の発現頻度が高くなる場合があるということであり、これは臨床現場における大きな課題の一つです。

ところで、ノセボ効果はどのような人に生じやすいのでしょうか。今までに分かっているのは、不安傾向が強い人、暗示にかかりやすい人、うつ症状のある人、強い心理的苦痛を抱えている人などです[8][9]。野瀬坊は、時にあこぎな商売もやっているようですが、実は繊細で不安傾向が強い人なのかもしれませんね。

◆ 参考文献

1. ラモセトロン塩酸塩. 治療薬マニュアル2019. 今日の診療プレミアム Vol.29. 医学書院, 2019.
2. Yamashita H, et al. Incidence of adverse reactions associated with acupuncture. J Altern Complement Med 2000; 6: 345-50.
3. 山下仁, 他. 鍼灸の臨床試験. 医学のあゆみ 2002; 203: 503-7.
4. Kaptchuk TJ, et al. Sham device v inert pill: randomised controlled trial of two placebo treatments. BMJ 2006; 332: 391-7.
5. Streitberger K, et al. Introducing a placebo needle into acupuncture research. Lancet 1998; 352: 364-5.
6. Amanzio M, et al. A systematic review of adverse events in placebo groups of anti-migraine clinical trials. Pain 2009; 146: 261-9.
7. Jose J, et al. Potential negative impact of informing patients about medication side effects: a systematic review. Int J Clin Pharm 2018; 40: 806-22.
8. Manaï M, et al. How to prevent, minimize, or extinguish nocebo effects in pain: a narrative review on mechanisms, predictors, and interventions. Pain Rep 2019; 4: e699.
9. Colloca L, et al. Placebo and nocebo effects. N Engl J Med 2020; 382: 554-61.

副作用の情報が与えられると
ノセボ効果によって同じような
症状が現われやすくなる

変雀和尚

野瀬坊は彩古露寺鍼灸院をしばしば出入りしていますが、鍼灸師ではありません。寺の修行をサボってブラブラしているだけです。だから、医療のことも鍼灸のことも決して詳しくはありません。そんな野瀬坊が過敏性腸症候群（IBS）に対して受けた薬物療法と鍼治療で副作用を訴えたようです。確かに下痢型IBSに処方される薬剤の副作用情報には便秘、腹部膨満感、腹痛、悪心、口渇などが記載されています[1]、鍼治療の主な副作用には疲労感、眠気、一時的な症状悪化などがあります[2]。しかし、野瀬坊は本物の薬ではなく偽薬を

服用しており、鍼も実際には刺してなくて、鍼の臨床試験で偽鍼として用いられる手法の一つ[3]を受けただけです。つまり、野瀬坊の訴えた「副作用」はノセボ効果によるものです。ノセボ効果による「副作用」の特徴を明らかにした代表的なランダム化比較試験（RCT）[4]を紹介しましょう。

ハーバード大学医学部で、過度使用または長期間固定肢位によって生じた前腕痛を訴える270人が試験対象となり、ランダムに偽鍼群133人と偽薬群133人に割り付けられました（4人は基準に合わないことが判明したため除外）。どちらも偽

の治療に割り付けられていますが、これは2週間の導入期間であり、その後に偽鍼群は偽鍼と本物の鍼治療の群に、偽薬群は偽薬とアミトリプチリン（末梢性神経障害性疼痛に対して用いられる抗うつ薬）投与の群にランダム割り付けされるのです。しかし実はこの研究の本当の目的は、導入期間に行った偽鍼と偽薬の効果の比較でした。ですからここでは導入期間におけるニセの治療とその結果に焦点を当てます。

インフォームドコンセントの際に、試験期間中に本物の治療が受けられるチャンスは50％であることが被験者に説明され、さらに、最も頻繁に発生する副作用として鍼治療では一時的な疼痛悪化、アミトリプチリンでは眠気、口渇、めまい、不穏が生じることが明確に告げられました。

偽鍼は、鍼先が丸めてあって皮膚に押し付けると刺さらないで鍼体（鍼の軸の部分）が鍼柄（持ち手）の中に引っ込みます[5]。演劇で使う、刺さっているように見える短剣のような仕組みです。偽鍼による「治療」は週2回、上肢5～10カ所と足部1カ所に行われました。一方、偽薬は、アミトリプチリンと見た目が同じカプセルにコーンスターチ（つまり薬効のない物質）を入れた

05

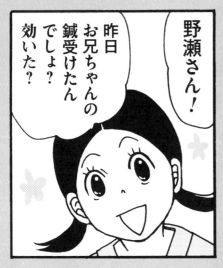

初めて鍼灸治療を受ける方へ

1. ・・・・・・・・・・・
2. ・・・・・・・・・・・
3. 副作用として次のような
症状が起きる場合がありますが
一過性です。
眠気、だるさ、鍼を刺した部位の
鈍痛、内出血、…

——翌日——

野瀬さん！

昨日お兄ちゃんの鍼受けたんでしょ？効いた？

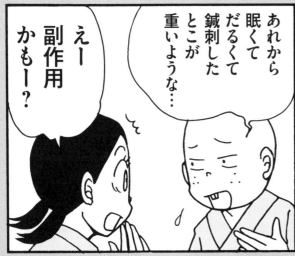

えー副作用かもー？

あれから眠くてだるくて鍼刺したとこが重いような…

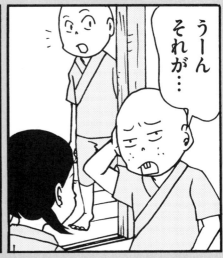

うーんそれが…

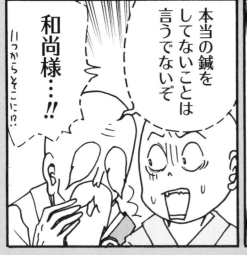

和尚様…!!

っからそこに!?

本当の鍼をしてないことは言うでないぞ

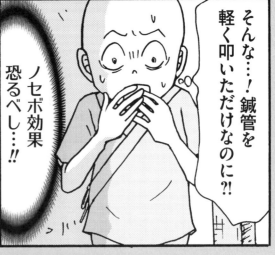

ノセボ効果恐るべし…!!

そんな…！鍼管を軽く叩いただけなのに?!

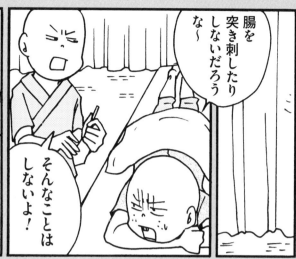

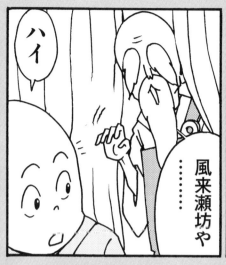

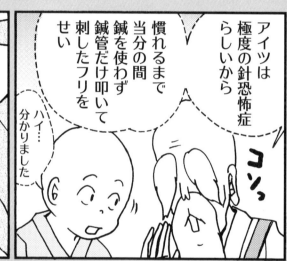

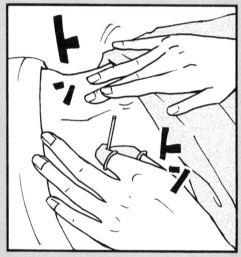

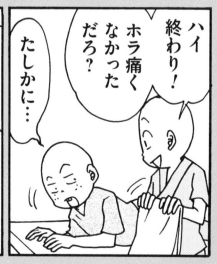

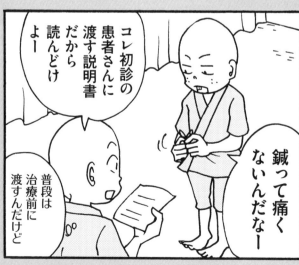

03

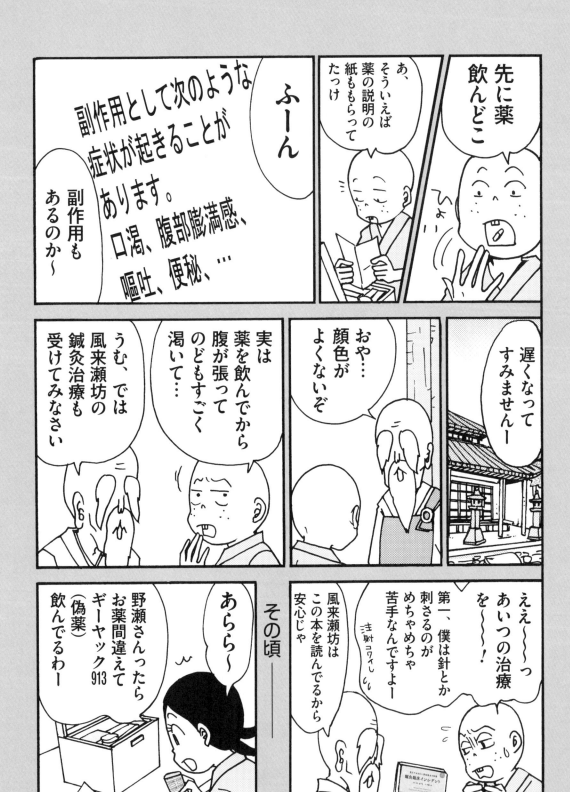

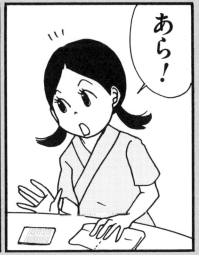

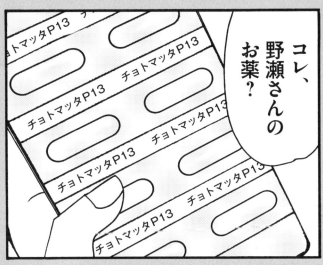

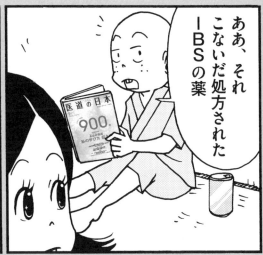

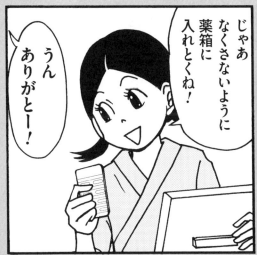

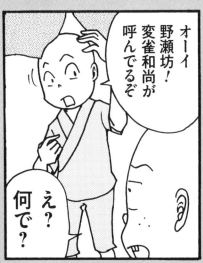

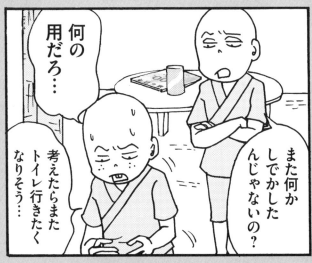

01

連載マンガ

マンガでわかる プラセボ効果

さまざまな場面で生じる「プラセボ効果」。
新たな知見とともにそのイメージや可能性も変わってきました。
本連載でプラセボ効果を正しく理解しましょう。

第13回

ニセ治療で 副作用!?

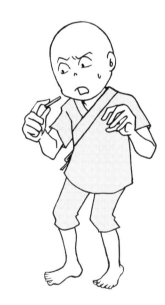

監修・解説：山下仁
絵：犬養ヒロ

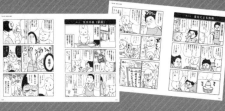
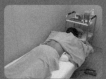

鍼灸字源探検
しん きゅう じ げん たん けん

― 白川静の漢字世界と中国医学の知 ―

◆ ◆ ◆

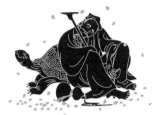

久保裕之
く ほ ひろゆき

（立命館大学白川静記念東洋文字文化研究所）

イラスト：金子都美絵
かねこ つ み え

第14回 「木」の系統②

　今回は「木」の系統の漢字の続きとして、「③木でつくったもの」「④木を使った抽象概念」「⑤もとは木が要素として入っていたが形が変わったもの、あるいは木とは関係ないのに今は『木』の形をとっているもの」についてお話しします。

　まず「③木でつくったもの」です。木にはある程度の耐久性があり加工もしやすいので、古来からさまざまな用途がありました。「案（案）」とはもともと脚のついたテーブルのことで、神社でも神饌（供え物）を置いています。また、その上に書物などを置いて考えごとをしたり文章を書いたりすることから、「考案」など「かんがえ」を表すようになりました。「概（概）」は「とかき」という、穀物のかさを量るときに枡の上を平らにならす棒状の道具のことで、「あらまし」「おおよそ」の意味を表します。

　「機」の旁である「幾（幾）」は、金文から確認でき、「𢆶＋戈」の構造です。「𢆶」はまじないの糸飾りで、「戈」は武器の矛。これで邪悪なものを探り祓ったのだと思われます。

そこから「しかけのある物」の意味に使われました。代表的なものが布を織る「はた」です。また、「械」の旁である「戒」は甲骨文「戒」にすでに見られ、矛を両手で持って警戒しているさまです。刑具の「かせ」、そして「からくり」の意味に使われます。合わせると「機械」という言葉となり、すでに中国の戦国時代（紀元前3〜5世紀）に著された『韓非子』には「舟車機械之利、用力少致功大」とあり、「しかけ、からくり」の意味で用いられています。

　「構」の旁「冓（冓）」は甲骨文からあり、上下の組み紐をつなぎ合わせる形です。「くみあわせる」という意味となり、「構（かまえ）」「溝（みぞ）」「講（〈筋を組み立てて〉はなす）」などの系統をつくります。「棋」の旁の「其（其）」は「箕（ちりとり）」のことで「四角いもの」を表し、ほかにも「旗」などの要素となります。四角い盤の上で木製の駒を用いるのが「将棋」で、石を用いるのが「囲碁」です。「札」の旁の「乚」は木を薄く削った形で、「きのふだ」という意味です。「束（束）」は薪を束にした形で、束ねた薪を棒で叩いて「ととのえる」の

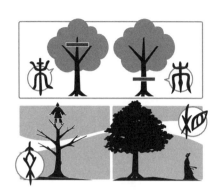

図1 「④木を使った抽象概念」の字のなかでも、「末」(図左上)と「本」(図右上)は木に足した横棒の位置でその意味を表し、「乗」(図左下)も木の上に人が乗っている様子からなるなど、一見して意味が通じるものがある。一方で、「相」(図右下)のように木を見るという行為が連想的に「たすける」「たがいに」という意味を得た字もある

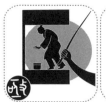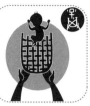

図2 狭いところに人を手で押し込めてまじないの器を置き、折檻し、死に至らしめる場所を表した「極」(図左)や、子どもを棄てているさまを表した「棄」(図右)など、本来の「木」とはかけ離れた恐ろしい意味を持つ字もある

が「勅(𥛱〈敕〉)」で音符の「正」をつけたのが「整」です。

「④木を使った抽象概念」としては、「末・未・本・相・析・乗・困・極」などが挙げられます。「末(朱)」と「本(朮)」は一対で、「木」の先の部分に「一(「いち」ではなく棒線)」をつけて「すえ」、下の部分に「一」をつけて「もと」を表しています。また、「未(𣎳)」は若芽が伸びているさまで、「いまだ」という意味に用いるのは仮借の用法です。

「乗(乗)」の甲骨文は「𠆥」であり、木の上に人が乗っているさまです。木に限らずすべての「のる、のぼる」動作を表します。「相(𣏓)」は甲骨文から確認できます。木を目で見て、樹木の盛んな生命力を見る者に映すことだと考え、そこから「たすける」という意味が生まれました。それにより木と人との間に関係が生まれたので「たがいに」という意味に使われるようになりました。「析(𣂠)」は木を斤(斧)で割くことから「とく、ときほぐす」ことを表します。「困(𣏾)」も甲骨文から確認でき、「囗」形の門のなかに木をはめて門を

閉ざすことから、出入りできなくて「こまる」ことです。「極」は恐ろしい字です。旁の「亟」は「𠄣」(甲骨文)「𢀇」(金文)から見ると、狭いところ(二)に人を手で(又)押し込めてまじないの器を置き、折檻し、死に至らしめているところです。まさに究極の状況です。「極」はもともとそのような場所の意味です。

「⑤もとは木が要素として入っていたが形が変わったもの、あるいは木とは関係ないのに今は『木』の形をとっているもの」ですが、「制」が挙げられます。「制(𥝲)」の偏の部分はもともと「未」で、木を刀(刂)で切って形を整えることから、「制作(つくる)」や「制度(さだめる)」意味に用いられるようになりました。また、「折」も甲骨文「𣂑」を見ると、もともとは草木を斧で切断する形でしたが、切断された草木の形が篆文の段階で形の似ている「てへん」に姿を変えています。「棄」も「木」がついていますが、甲骨文「𠔉」では木の姿を全く見ることができません。今の「木」の形に相当するのは「廾(両手の形)」で、上部の「𠫓」は「子」がひっくり返った形と先ほどお話しした「箕」。つまりこれは子どもを棄てているさまなのです。儀礼的なものなのかもしれませんが、これも怖いですね。

次回は「土」に関連する漢字についてお話しします。

鍼灸徒然草

─ふと臨床篇─ その17

首藤傳明

「名→姓」は気持ち悪い

今年から、日本人の名前をローマ字で書く際は「姓→名」の順になったそうです。政府は昨年から官公庁や報道機関などに通知を出して呼びかけていますが、まだ行き渡らず、混乱しているようです。ですが、私が英語を習い始めたとき、「名→姓」で書くように教わって、不思議な感じがしました。傳明首藤。なんとも気分よくない。

30年ほど前、私の最初の著書『経絡治療のすすめ』(医道の日本社)が海外で英訳されたとき、Shudou Denmei(戸籍上はシュトウ〔Shutou〕ですが、鍼灸業界ではいつの間にか「シュドウ」と呼ばれていました)と表記するように要請しました。その後、ドイツ語訳、ポルトガル語訳、イタリア語訳もそれに従っています。

請われて出かけた欧米でのセミナー開催時も、講師紹介では「姓→名」の順にしてもらいました。誠に座り心地がいい。私の場合は、それが当然のようになっています。だから「名→姓」を多くの人が踏襲しているのをみて、不思議に思っていました。今

回の政府の考え、賛成です。

現防衛大臣・河野太郎氏は「姓→名」で通してきたが、一人だけでは面白くないという。そういえば国際間では、中国の習近平国家主席、韓国の文在寅大統領。昨年、日本の安倍晋三首相も、一時「姓→名」表記にしたという(そのあと「名→姓」に戻したが)。日本サッカー協会も同じ(2012年4月以降は「姓→名」)というから、昔から私ひとりではなかったのです。皆さんの名前も「名→性」の順に呼んでみてください。習近平と近平習、耳障りはどちらがいいか。

なぜ日本は「名→姓」だったのでしょう。諸外国の例に従うといいますが、日本独自のやり方があってもいいでしょう。大きくいえば日本独自の文化です。

余談ですが、もう一つ、私の名前「傳明」の「傳」。たまに伝明と表記される。「傳」が当用漢字から外れたせいなのか、理由は不明ですが、新聞に載るとき、なんとも居心地が悪い。今回はいいたい放題の番外編です。

日々雑記とローヒールのすすめ

「ホーホケキョウ」。力強いうぐいすの鳴き声がします。1カ月前までは、ケキョケキョと子どものような泣き声でした。口笛で泣き声をまねしますと、すぐに返事が返ってきます。機嫌がいいと、さえずりです。

やがて曇ってくると、雨蛙の鳴き声が喧しい。街から来院した人は、大勢の鳴き声にびっくりします。あの小さな身体から、こんな大きな声が出るのかと驚きます。のどかな田舎の風情ですが、話は一転して、番外編ついでにもう一つ。

一度、ハイヒールに文句をつけておきたい。男性がハイヒールというのは見たことがありませんが（もっとも、履いたら足をくじいたという記事はありました）、なぜか、特に若い女性はかかとの高いものをはいています。西洋の方式を見習っているのでしょうが、これもまた日本の在り方を考えたらどうでしょう。第一、健康に悪い。つま先立って歩くようなものです。ただし、バレエを常としている人にはよいかもしれません。接客を業とする女性に対して、会社が強制するところもあるらしい。廃止賛成の声が結構あがっているようで、厚労大臣まで登場して可否を論じています。

ハイヒールで伸びあがっても、背を10cm高くするのは至難の業でしょう。ローヒールにしましょう。うちのかあちゃん（妻）の靴は、どれも低い＜影の声：肥満だから転倒注意らしい＞。

もう一つ、気に障ること。ハイヒールのかかとの底に金属板を付けてあるのか、歩くたびにカチカチと大きな音が聞こえることがあります。特に、病院やホテルでは音がひびいて、気分が悪くなる。なぜ、わざわざ音を立てる。注目を浴びたいという心理でもあるのでしょうか。他人のことを考えない人がいる会社に、明るい未来はない！＜影の声：結論までが短い＞

全身悪い、ふたたび

このテーマ、前にもありましたね。どこがどう違うのか見てみましょう。一つはパーキンソン病の疑い、もう一つは線維筋痛症でした。今回は、全身のしびれを訴えます。上肢や下肢のしびれを訴える患者は多いですが、全身というのはめずらしい。1年前からの症状です。40歳男性。

睡眠はあまりよくない。食欲もよくなかったが、最近は普通、とはいうものの肥満体です。胆のうを摘出しています。しびれの原因を強いて探れば、仕事の内容が変わったためか。現在は営業です。

脈は肺虚証です。理学テスト上、半身異常なし。左SLR陽性、左パトリックテスト陽性ですが、しびれとは無関係のようです。左陰簾に単刺、太淵、太白、足三里に超旋刺。これで下肢がすっと挙がり、痛みがない。おうと驚いています。

腹診では左梁門に擦痛、圧痛、硬結が強い。右滑肉門、右不容にも擦痛。かなりストレスを感じている様子です。左梁門が気になります。

「アルコールは？」
「いまは少しですが、以前は大酒です」
「糖尿病は？」

「HbA1-Cは6.6です（NGSP値で6.5％以上は糖尿病型とされる）」
とすまなさそうですが、なに、私に遠慮することはありません。油ものとアルコールを少し控えれば、体調がよくなります。がっちりした体格のわりには、繊細な心の持ち主でしょう。
「抑うつ状態は？」
「うつ病のくすりを服用しています。病院に通っています」
　腹部の擦痛箇所に超旋刺、左梁門には5mm刺入雀啄、皮内鍼貼付です。頭部、頚部、肩背腰部の反応のある経穴に超旋刺を軽く。
終わって曰く
「しびれがなくなった、うそみたい」
＜影の声：うそです。いや、ほんとです＞
　今回は抑うつ状態を察して超旋刺主体で治療をしましたが、鍉鍼でもよかったでしょう。体格と笑顔にだまされないことです。糖尿病は気にかかるところですが、また症状が出たときに来院をと、強くはいいませんでした。みなさん人生の苦労を味わっているのですね＜影の声：お前もだ！＞。

・━━━━━━・　　　　・━━━━━━・

気至る、のとらえ方

　太白に刺鍼していると、ぐーっと音がして胃がすいてくる。さらに深く刺入して回旋してみると、何の感覚もない。少し引き上げて回旋すると、またみぞおちに感じるものがある。さらに、浅く引き上げて、回旋するが、これもなんの感覚もない。
　これで分かるのは、「気至る」の感覚を得るには、決まった深さがあるということです。さよう、三題噺。ツボ、深さ、命中

です。自身の身体でその感覚を覚えると、患者さんに刺鍼して気至った感覚はこうなんだと納得がいきます。ぜひ、会得してください。

首藤門下の「徒然なるままに」

　鍼灸師・村田守宏氏が、首藤氏の治療をベッドの下方や首藤氏の向かい側で眺めつつ、いろいろと書き留めました。臨床と人生のヒントが、ここにも。

感想
　今回の見学では、「治す」ということを学ばせていただきました。言葉ではうまく表現できませんが、「雰囲気」といったものでしょうか。ただそれは、もっと強く積極的な、患者さんへ向かう「気合」みたいなものです。
　先月から今月にかけて、首藤先生のお身体の変化に伴い、今回は特に強くそれを感じました。いまの私にとっては、先生から発せられるこうした「目に見えないオーラ」がとてもありがたく、患者さんへのプレゼントにもなります。首藤流の威力発現に向けて、学びを深めます。

臨床メモ
◉頚肩のこり：委中への鍼灸
◉胸痛の鑑別：①心臓（聴診）、②ヘルペス、③胸鎖関節の問題
◉耳の触診⇒心の病の鑑別
◉刺入鍼の仕方
　硬結に当たったら少し入れる⇒回旋、雀啄⇒すっと柔らかくなったらOK

首藤先生のことば
◉首藤流で、心が明るくなる。
◉眠りと食欲。この2つがよければ身体はいい。

⦿食べるときは、よく噛むといい。私は、噛む回数を数える。普段は50回ぐらい。調子が悪いときは100回噛む。噛むと頭を刺激して、認知症の予防にもなる。胃腸の負担も少なくなる。

⦿顎関節の治療が、認知症の予防にもなる。

⦿今日は、頚肩こりが多い。季節性の病。

⦿鍼灸は、血管が若くなる。鍼灸は、死ぬまでできる。

⦿病気のところは、血の流れが悪いところ。

⦿敏感な人に鍼はよく効く。やり過ぎはだめ。悪くてもよくても、よく効く。こういう人は、ある意味治療しがいがある。

⦿東洋医学では、心は内臓（蔵）にありという。肺、肝、胃、腎臓、ここがよくなると頭がよくなる。これは誰もいっていない。私がいいだした。「精神五蔵論」という。

⦿笑うのはいいですね。おかしくなくても笑うといい。身体にいいのよ。

⦿鍼灸の評価を上げるには、鍼灸師みんなのレベルが上がらないと。1人や2人ではダメ。それは名人だから、で終わってしまう。

⦿いまの人は、眼に見えないものを信じない。見えるものばかり追う。血はわかるが、気は見ないんじゃ。

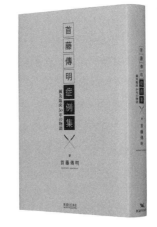

産科の灸治療

至陰、三陰交への施灸による症状の改善

田川健一
（たがわけんいち）

田川鍼灸治療院

Ⅰ. はじめに

1994年から産婦人科医院と自宅治療院において妊産婦の治療にかかわり、施灸による逆子治療は7,254症例（2020年3月14日現在）を超えた。逆子治療をしていると、「お腹の張りが取れ、胎児がよく動くようになってきた」「腰痛が治った」「股関節の痛みがなくなった」「便秘がよくなった」「足がつらなくなった」など逆子以外のマイナートラブル※1も同時に改善されることが多くある。逆子治療と同じ方法で妊娠中のほかの症状も改善されることが分かるようになった。

そのため妊婦の治療は、つわり以外の諸症状に対して逆子治療と同じ至陰と三陰交の施灸を中心に行っている。症状の改善が難しい症例に対しては、ほかの手技手法も加えているが、基本は至陰と三陰交の施灸である。至陰と三陰交は、妊婦自身による自宅施灸も促している。毎日の自宅施灸が症状の改善、再発予防にとって重要な役割を果たしている。今回、妊婦中によくある症状に対する治療について私見とともに報告する。

Ⅱ. よくある症状と治療方法

1. 逆子

私が妊婦の治療として最も多くかかわっているのが逆子治療である。逆子に関しては、1987年の林田の先行研究[1]以降、数多くの報告があり、2009年の形井の著書[2]により研究報告がまとめられている。

医療機関で逆子と診断された妊婦は、診断前から腹部が張りやすく、腰痛や便秘などほかの症状も併発しやすい特徴がある。逆子治療を行うと腹部が柔らかくなり、胎児がよく動くようになる。そして、腹部の張りが取れると逆子が治りやすくなり、同時にほかの症状も改善される。また、腹部が張りやすい妊婦は、逆子矯正後も再び逆子になりやすく、ほかの症状の再発も起こりやすいので、自宅施灸を続け逆子予防とほかの症状の再発予防を行っている。

逆子になった妊婦の関心は、まず治るかどうか、次に妊娠何週までなら治るか、治るまでにどのくらいの日時がかかるかという具体的な予後に関しての答えである。その答えは、「医道の日本」2018年5月号に「施灸による骨盤位矯正の臨床報告　骨盤位1,000症例　クリニックと治療院における矯正率の違い」[3]として報告した。

今回は、その報告内の200例の逆子を簡潔にまとめた。治療開始妊娠週数、逆子診断から

※1　マイナートラブル　妊娠に伴って生じる不快症状。

■表1　骨盤位診断200例の妊娠週数、診断から治療までの期間における矯正・不矯正の詳細

妊娠月	7カ月				8カ月				9カ月				10カ月		症例数	矯正率%
妊娠週数	24週	25週	26週	27週	28週	29週	30週	31週	32週	33週	34週	35週	36週	37週		
1週以内	○3	○14	○16 ●1	○13	○9	○19	○5	○11 ●1		○1	○4	○1	○1	○1	○98 ●2	98
2週			○7	○1	○2	○1	○3	○2	○5		●2				○21 ●2	91.3
3週				○7 ●1		○2	○1	○1	○1		○2 ●1		○1		○15 ●2	88.2
4週					○3 ●1	○2 ●1			●4	●2	○1 ●3				○6 ●11	35.3
5週						○4 ●1				○2 ●1	●1	●1			○6 ●4	60
6週							○1		●1		●1	○1			○2 ●2	50
7週								○2 ●3			●1	●2			○2 ●6	25
8週								○1	○2 ●3			●1			○3 ●4	42.9
9週										○1 ●3					○1 ●3	25
10週											○1 ●2				○1 ●2	33.3
11週										○1	●1	●3			○1 ●4	20
不明						●1				○1					●1 ○1	50
症例数	○3	○14	○23 ●1	○21 ●1	○14 ●1	○28 ●3	○10	○17 ●4	○8 ●8	○6 ●6	○8 ●12	○2 ●7	○2	○1	○157 ●43	78.5
矯正率%	100	100	95.8	95.5	93.3	90.3	100	81	50	50	40	22.2	100	100	78.5	

○…矯正数　●…矯正不可数　■…矯正率が低い範囲

治療開始までの期間ごとの矯正の可否を**表1**に示す。

（1）矯正率の特徴

・妊娠32週以降矯正率は50％以下になるが、逆子になって1週以内に治療を開始した場合は32週以降でも矯正されている。

・逆子診断後1週以内に治療開始の場合の100例中98例（98％）、診断後3週までは高い矯正率であり、妊娠週数にかかわらず逆子診断後すみやかに治療を開始した場合の矯正率は高い。

・逆子診断後4週以上経過して治療開始の場合の58例中22例（平均37.9％）。

・逆子診断後4週以上経過し32週を過ぎて治療を開始した場合の39例中9例（23.1％、表1内の■部分）。

（2）治療しても治りにくい逆子の特徴

・逆子診断後逆子のまま4週以上経過したあとに治療を始めた場合。

・特に逆子診断後4週間以上経過して32週を過ぎたあとに治療を始めた場合。

　上記の特徴を参考に、治療開始前に予後の説明を行っている。逆子診断後すみやかに治療を開始した場合はよく改善し、逆子診断後来院までの日数が経過している場合は改善しにくいことを治療前に説明している。治療開始から治る

までの期間は、逆子診断後すぐに治療を開始した場合は、平均1.6週[3]で矯正されているが、治療開始が遅れた場合は、予測できない。

逆子治療において治療開始妊娠週数や治療方法が注目されがちだが、それ以前に逆子診断後すみやかに治療を開始することが、逆子治療成功の最も重要な要因と考えている。しかし、器質的な問題もなく、診断後すぐに治療を始めても治らなかった症例も少数あり、今後の課題となっている。

【治療方法】

基本は、至陰（主）と三陰交（従）の施灸である。特に至陰の施灸位置と刺激量が重要である。至陰の刺激量を増やすために自宅施灸も促す。自宅施灸の際の施灸位置と施灸のタイミング、刺激量によって効果の是非が左右されると思われる。

①来院での治療法

週1回、座位にて行う。初回は、自宅施灸の説明を兼ね至陰、三陰交に長生灸ハードタイプによる知熱灸を、熱感を得るまで行い、至陰の熱感が弱ければ半米粒大の透熱灸で熱痛を得るまで施灸を行う。2回目以降は三陰交、太白、太衝、そのほかへ長生灸ライトタイプの知熱灸を、熱感を得るまで行い、至陰は半米大の透熱灸で熱痛を得るまで行う。そのほか、経絡治療[4]（小里鍉鍼）、棒灸などを適宜加える。

②自宅施灸

最も重視しているのは、妊婦自身が行う自宅施灸である。自宅では、至陰には長生灸ハードタイプ、三陰交には長生灸ライトタイプを用いて、どちらも熱感を得るまで繰り返し施灸するのが理想である。しかし施灸時間の短縮と台座灸の費用負担を軽くするためには、自宅では至陰にも三陰交にもハードタイプを使用するのがよい。自宅施灸のやり方は、まず初診時にやって見せる。そして妊婦自身が実践する様子を確認する。こうすることによって自宅施灸のやり

方を確実に覚えてもらう。

至陰へは、台座灸を置く位置、刺激量、施灸するタイミング、の3点に注意して施灸をするよう伝える。台座灸を置く位置は、2018年5月号でも報告したように、至陰に台座角の一点のみを密着させ、中心部分は爪の上で浮いた状態で据える。台座は至陰より大きいため、台座の中心をツボに合わせると台座全体が熱くなり、熱感を得ているのが至陰かその外周なのか分からないためである（図1、写真1、写真2）。

正しい位置　　　　誤った位置

■図1　温灸を置く位置

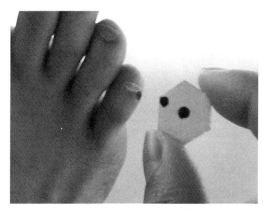

■写真1　丸印をつけた台座の角を至陰に密着させる

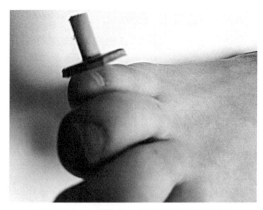

■写真2　密着した一角以外は浮いている

施灸の数は、左右、体調、時間帯により異なり、熱感を得るまで何個も続けて行う（途中で疲れたら中断してもよい）。それを朝・昼・夕の1日3回以上、熱くならなければ6回以上に増やす。台座灸を1週間で200個前後使用することが多い。施灸のタイミングは、腹部が張る前に予防的に行うことが重要である。具体的には、掃除・洗濯・炊事などの家事の前、買い物や散歩など外出前にこまめに行う。

三陰交は火傷しやすいため、熱感が強くなった時点で取り外す（1個目で熱くなることが多い）、これを朝・昼・夕の1日3回行う。

逆子が治ったあと、再度の逆子（16.8％）[3]も多くあることから、予防のために自宅施灸をお産の当日まで毎日継続して行うように促す。至陰と三陰交の施灸により腹部が張らなくなり、胎動は激しくなるが逆子にはならなくなる。施灸を止めたあと、腹部の緊張が増え胎動が減った妊婦に再度の逆子やほかのマイナートラブルを併発することが多い。

2. 腹部の張り、切迫早産

妊娠中期（16週）以降は、動きすぎやストレスなどで腹部が張ることや、原因は不明で子宮が収縮して硬くなり痛みが出るなど、問題となる張り（切迫早産）が起こることもある。腹部の張りがある妊婦は、同時にいくつかのマイナートラブルを併発していることが多いが、治療により腹部の張りが改善されると同時にほとんどの症状が改善されることから、腹部の張りがほかの症状にもかかわっていると考えられる。

しかし、腹部が張っていることに気づいていない妊婦も多くいる。腹部の張りのない妊婦は、両手で腹部を包み込み優しく左右に揺らすと水の入った風船のようにチャプチャプと腹部が揺れるが、張っている人の腹部はバレーボールのように硬く、張りのない人と比べるとその違い

がよく分かる。腹部が張っている妊婦は、施灸により腹部が柔らかくなり、胎児がよく動くようになる。張るのが当たり前になっていて気づいていない妊婦ほど、その変化の大きさに驚く。腹部が張って胎動が少ないときと、張りがなく胎動が多いときの違いが分かるようになると、腹部の張りが自分で分かるようになり、妊婦自身が注意することができるようになる。施灸により子宮の緊張が取れ[5]、腹部の張りが改善されることで、同時にマイナートラブルの改善、切迫早産の予防にもなると考える。

また、腹部が張りや切迫早産などのトラブルがあった妊婦は、お産では微弱陣痛になることも多い。生まれてはいけない早い時期に産まれそうになり、生まれる時期にスムーズにお産が進まないことがある。しかし、早い時期からトラブルがあった妊婦でもお産の当日まで施灸を続けていると、分娩がスムーズに進む傾向があり、微弱陣痛の予防にも効果があると考えている。

【治療方法】

来院での治療法、自宅施灸ともに逆子治療と同じ。毎日の自宅施灸が重要。自宅施灸は、妊娠6カ月（20週）前後からお産の当日まで続ける。特に至陰の施灸が熱く感じられない妊婦は、施灸を止めると腹部が張るので続けることが大切である。

3. 骨盤周りの痛み

妊娠中は、腰痛、殿部の痛み（坐骨神経痛に酷似）、尾骨痛、股関節痛、恥骨痛などの骨盤周りの痛みが出やすくなる。はじめは寝返りや起き上がるときにズキッと痛い程度だが、ひどくなると歩けないほど痛むようになる。また、骨盤周りの痛みを訴える妊婦は、痛みの部位が変わることも多く、殿部の痛みがおさまったら今度は股関節が痛くなってきたと訴える。痛みを訴える妊婦は、痛みのある部位にかかわらず

腹部が張りやすい特徴がある。以前は、それぞれの症状に対する治療を行っていたが、現在は、腹部の張りを改善することで部位別の治療を行わずに症状が改善されることが分かっている。痛みのある部位に問題があるのではなく、腹部が張ることで骨盤周りの痛みが現れ、施灸で腹部の張りを改善すると痛みは治まり、再発の予防もできると考えている。

妊娠後期の腰痛では、陣痛によるものが含まれるので注意が必要である。

【治療方法】

来院での治療法、自宅施灸ともに逆子治療と同じ。腰痛や殿部痛で歩けないほどの痛みがある場合は、至陰と三陰交の施灸後、腰部と殿部にキネシオテープ[6]を貼る。腰部はY字テープ、殿部は痛む側を上に側臥位で、健側の足は伸展位、患側は膝を抱え込んで股関節と膝関節を屈曲位にし、殿部から大腿後側まで貼る。テープはテンションをかけずに貼る。こうすることで屈曲位から伸展位になったときテープにシワができる。痒みの予防と、違和感が少なく効果的に長時間貼り続けることができる。また、テープのシワにより皮膚が持ち上げられ、血流量が上がるといわれている[7]。

施灸とテープ貼付直後に3〜5割ほど痛みが消失し、歩けるようになる。2〜3日テープを貼ったまま自宅施灸をしていると、テープを取ったあとも痛みは出ないが、施灸を続けていないと再び痛みが現れる。股関節、恥骨、尾骨の痛みは、すぐには取れないが、自宅施灸を繰り返しているうちに改善される。痛みの部位にとらわれず、至陰で腹部の張りを改善することで、痛みは消失する。

自宅施灸は、お産の当日まで続ける。特に至陰への施灸が熱く感じない妊婦は、施灸を止めると腹部が再び張るようになり、骨盤周りの痛みも再発する。施灸を続けている妊婦は、妊娠後期でも骨盤周りの痛みは出なくなる。

4. 便秘

妊娠中は、便が硬くなりやすく、便秘がひどくなることが多い。しかし、妊娠中の便秘に対しては、自宅での至陰の施灸で改善されやすい。ひどい便秘の妊婦は、至陰へ施灸したときの熱感が特に弱い。「お灸をしても効かない」と言われる場合は、自宅での至陰への施灸量が不足していると考えられる。

【治療方法】

来院での治療法、自宅施灸ともに逆子治療と同じ。毎日の自宅施灸が中心。ひどい便秘も1日の至陰の回数を（6回以上に）増やすと改善される。

5. 足がつる

夜中や明け方に足がつるのは、腹部が張りやすい妊婦の特徴の一つである。腹部の張りを改善するために毎日自宅施灸をすると、2〜3日で全くつらくなくなる。マイナートラブルのなかでは最も施灸で改善しやすい症状の一つである。昼間に足がつる筋肉性の症状とは違う。

【治療方法】

逆子治療の自宅施灸と同じ。自宅施灸のみでも改善される。

6. つわり

妊娠週数や年齢にもよるが、一般的に妊娠の15％前後が流産になるといわれている。実際に妊婦にかかわるようになり、自然に流産する人が多いことに驚かされた。つわりの治療を受けている妊婦にも流産はある。脈診で異常を感じ、流産を予測できたこともあるが、全く予測できず突然流産したこともある。脈診は東洋はり医学会方式（現在筆者は退会）で行っている。脈診に関しては、何年経っても難しく、迷いながらも貴重な判断材料の一つとして用いている。

流産が起こる時期とつわりの治療を行う時期とは重なり、そのほとんどが胎児の異常などが

原因といわれているが、流産の予測は困難である。鍼灸治療により流産したと誤解を与えないよう、治療前の身体の状態把握や十分な説明など、注意が必要である。

　妊婦自身に注意してもらうことは、鍼灸治療後に調子がよくなり、今のうちにとがんばって食べたり、動けるうちにと家の片付けをしたりといった無理をしないことである。無理をした翌日に再び悪化することが多くある。調子がよくなっても症状が安定する時期まで無理をしないことが大切である。入浴やシャワーのあとに「スッキリした」と言える人は体力があるが、シャワーでも疲れ、「お風呂にはとても入れない」と言う人は体力がないため、特に注意が必要である。妊娠16週頃までは脱水に気をつけて、安静第一で、水分摂取が困難な場合は、産科医院で点滴が必要となる。つわりの治療は、常に流産の危険があることを前提に、医師の勧めもしくは本人の希望がある場合のみ行っている。筆者には、つわりの治療は難しく20年以上試行錯誤している。

【治療方法】

（1）裏内庭の多壮灸

　裏内庭に灸点紙を貼り、糸状〜半米粒大の透熱灸を、熱痛を得るまで行う。

　つわりがひどい場合は、30壮〜50壮施灸しないと熱くならない。日時の経過と症状の改善とともに少数で熱くなる。

（2）奇経灸

　内関−公孫、照海−列欠に、小指頭〜母指頭大の艾炷の温灸を左内関3壮、右公孫2壮、左照海3壮、右列欠2壮を行う。左内関に硬結があることが多い。日時の経過と症状の改善とともに硬結が消失していく。

Ⅲ．妊婦を治療するときの注意事項

　初診は、できる限り妊婦の家族も一緒に説明

を受けてもらい、現在の状況と治療の内容を理解してもらう。家族にも協力してもらい、妊婦自身が自宅施灸できるように覚えてもらう。医療訴訟が増えている産科においては、鍼灸治療も妊婦本人だけでなく家族の理解を得たうえで、慎重に行うように心がけている。

　そして、急を要する危険な兆候として以下のことを特に注意し、妊婦自身にも注意を促している。

・急な下腹部痛
・出血
・破水
・胎動が感じられない
・お腹が板のように硬い
・お腹がグニャグニャに柔らかい
・いつもと違う、何かおかしい

　上記の症状が現れ、胎盤剥離による出血や胎児死亡など重篤だった症例も実際にあった。鍼灸師では対応できない。ためらわず、すぐに産科へ。

　妊婦の緊急事態に対応できるのは産科の医療機関のみである。すぐに産婦人科の受診を促す。産科受診までの時間がすべてに優先する。あっという間に、胎児死亡、子宮摘出、妊婦死亡と進むことが現実に起きている。

Ⅳ．妊婦の自宅施灸の注意点

　市販の台座灸の使用説明書には、妊婦の使用は禁忌と記されている。そのため自宅施灸の安全性と有効性の説明を丁寧に行う必要がある。

　自宅施灸は、施灸の位置、1日に行う回数、1回に行う個数に注意する。腹部が張る、切迫早産、逆子、腰痛、殿部痛、尾骨痛、股関節痛、恥骨痛、便秘、足がつる、微弱陣痛などに対して、妊婦自身で、改善も予防もできるようになる。

　また、至陰への施灸は、自分の体調を知る目安にもなる。熱さを感じやすいときは胎動が多

く、体調がよい場合が多い。施灸を何個しても熱くならない場合は、腹部が張りやすくマイナートラブルなどの出現や悪化傾向が予測できる。自宅施灸は、トラブルの改善、予防、体調把握の3点に優れている。

　日々腹部が大きくなって身体への負担が増えていく妊婦において、自宅施灸はとても有効である。実際にお産の当日まで施灸をして腹部の張りを予防しながらしっかり身体を動かす妊婦は、分娩がスムーズに進む傾向があり安産につながっている。

Ｖ．まとめ

　つわり以外の妊婦の治療は、至陰と三陰交への施灸、特に至陰の使い方次第で妊娠中の諸症状に対し一定の治療効果を上げることができると考える。

　妊娠18週頃から腹部の張りがある妊婦にはさまざまな症状が現れるが、症状別に治療をするのではなく、至陰と三陰交への施灸で腹部が張らないように体調を整えると、妊娠中のほとんどの症状の改善と予防ができるようになる。特に至陰の熱感が得られにくい妊婦は、至陰が熱く感じるよう変化するのを目標に施灸を行うことで大きな治療効果が得られている。

　しかし、実際に自宅施灸を毎日行う妊婦は大変である。少ない刺激で効果を高めるためにはどうすればよいか、現在も至陰と三陰交の適切な刺激の方法と刺激量は模索中であり、今後の課題となっている。

【参考文献】
1）林田和朗. 東洋医学的方法による胎位矯正法. 東邦医会誌1987; 34（2）; 196-206.
2）形井秀一編著. イラストと写真で学ぶ逆子の鍼灸治療. 医歯薬出版, 2012.
3）田川健一, 他. 施灸による骨盤位矯正の臨床報告. 医道の日本 2018; （72）5; 128-34.
4）福島弘道. わかりやすい経絡治療. 東洋はり医センター, 2001.
5）丹羽邦明, 他. 骨盤位に対する灸療法の試み. 日本東洋医学雑誌 1994; 45（2）; 345-50.
6）加瀬建造, 他. キネシオテーピング完全マニュアル. 双葉社, 2001.
7）岩﨑由純. リンパ・ファンテープ テクニック. 医道の日本 2015; 74（6）: 31.

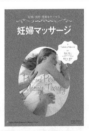

Opinion

中国における棒灸（艾条灸）の製法および使用法の起源・普及とその背景について

本木晋平
（もとき・しんぺい）

はりねずみのハリー鍼灸院

1. はじめに

棒灸（艾条灸）は、艾だけでつくられた棒灸（艾条）に点火し、その熱放射を利用して施術部位を温める灸法で、間接灸の一種である。

本稿は、棒灸（艾条）の製法・使用法の起源・普及とその背景についての考察である。

本論に入る前に、棒灸の特長を簡単に整理しておきたい。

最大の特長は、何といっても高い安全性であろう。熱源が皮膚に触れないので、火傷による痛みや灸痕形成を回避できる。

高い操作性も特長として挙げられる。熱源−皮膚間の距離や刺激時間を自在にコントロールできるため、施術部位に多彩な温熱刺激を与えられる。

経済的であることも魅力である。精製度の低い安価な艾は不純物が多く燃焼温度が高いが、ある程度熱源を皮膚から離してもしっかり熱放射ができることが求められる棒灸にはむしろ適している。さらに、棒状に形成してあるので単位時間に燃える艾の量を節約できる。抹香よりも線香のほうが経済的であるようなものである。

2. 棒灸の始まり（明代・清代）と道教

このような高い安全性・操作性・経済性を特長とする棒灸は、いつ頃始まったのか？

王燾の『外台秘要方』『備急千金要方』中に、晋代の医家・葛洪が棒灸を製作・使用していたという記載があり、葛洪の活躍した晋代や王燾の活躍した唐代に棒灸が使われ始めたといえないこともない。

しかし一般的には、棒灸は明代から始まったと考えられている[1)-3)]。

それまでは、中国でも直接灸（艾炷灸：日本の透熱灸に相当）が行われていた。例として、南宋の李唐による絵画作品「灸艾図（村医図）」が挙げられる。背中に直接灸を施され、熱さに耐えかねている患者が描かれている。

ところが、元・明代になると痛みのない灸法のニーズが高まってくる[4)]。

明代初期、朱権が著した『寿域神方（延寿神方とも）』は、棒灸の製法や使用法について具体的に言及した最初期の書物の一つであろう。

「紙で艾を棒状に巻いたものを用いる。ツボとの間を紙で隔て（治療したいツボの上に紙をあて）、その紙に点火した棒灸を押し付けて使う。腹の中が熱を覚えるまで待てば、汗が出てすぐに効果が出る[1)]」（拙訳）

明・清代には、艾に生薬や鉱物を混ぜた「雷火鍼」「太乙神鍼」という名の棒灸がつくられた。どちらも「鍼」と名づけられているが、実際は「灸」である。鍼を操るように棒灸を主に上下に動かして施術することから「鍼」と名づけられた。

表1　「雷火鍼」の製法を載せている主な文献と材料の配合比率一覧

	艾絨	配合する生薬（単位：g）																				
		乳香	没薬	丁香	松香	麝香	硫黄	雄黄	穿山甲	桂枝	杜仲	枳売	皂角	細辛	川芎	独活	白芷	草烏	川烏	巴豆仁	斑蝥	全蝎	桃樹皮
范敏毓『太乙神鍼』	90	3	3	3	3	3	6	3	3	3	3	3	3	3	3	3	3						
同上又方	90	3	3	3	3	3	6	3	3	3	3	3	3	3	3	3	3			2.5	9		
『針灸逢源』太乙鍼法	60	3	3			0.9	3	3	3									3	3				3
陳修園医学叢書『太乙神鍼』	90	3	3	3	3	0.9	6	3	3	3	3	3	3	3	3	3						3	
孔広培『太乙神鍼集解』	30	3	3	3	3	3	6	3	3	3	3	3	3	3	3	3						3	

表2　「太乙神鍼」の製法を載せている主な文献と材料の配合比率一覧

	艾絨	配合する生薬（単位：g）																						
		乳香	没薬	麝香	沈香	木香	丁香	大茴香	白芷	肉桂	附子	硫黄	雄黄	羌活	川烏	草烏	茵陳	干姜	茯苓	猪苓	沢瀉	穿山甲	蒼耳子	桃樹皮	辰砂
『本草綱目』	30	3	3	1.5								3	3		3	3								3	
『針灸大成』	60	9		少量	9	9							9						9	9					
『種福堂公選良方』	若干	9	9	3			3	3	3	3	3			3	3				3	3	3	3	9		
同上又方	30	3	3	1.5								3	3		3	3								3	6
『理瀹駢文』	9			0.6			1.5																		

　「雷火鍼」とその後に生まれた「太乙神鍼」とでは、原料・製法・用法に大きな差はないといっていい。「太乙神鍼」の名は、従来の「雷火鍼」とは一味違う灸だというブランディングの目的もあったのだろう。

　参考文献の『中国灸療学』に、「雷火鍼」と「太乙神鍼」の材料と配合比率が表形式でまとめられているので、ここに紹介する（表1、表2)[5]。

　興味深いのは、棒灸の製法や用法に道教の影響が見られることである。

（1）道教にかかわりのある鉱物を艾に混ぜて棒灸を作製していた

　材料に硫黄（S）、雄黄（三硫化二ヒ素、As_2S_3）、辰砂（硫化水銀、HgS）といった毒性の高い鉱物は道教と関係がある。これらの鉱物は錬丹術（不老不死の薬をつくる術）の原料として用いられたからである。

　しかし、実際にこれらの鉱物を加熱すると有毒な二酸化硫黄（SO_2）や無機水銀（Hg）が発生する。雄黄はしばしば鶏冠石（As_4S_4）と混同されたようだが、加熱によって二酸化硫黄が発生する点では変わりがない。

　二酸化硫黄には刺激臭がある。艾に混ぜる薬品末に乳香、没薬、麝香などの香料が入っているのは、二酸化硫黄の匂いをマスキングする目的もあったのではないか。

（2）「熨法（いほう）」が多用された

　現在のように棒灸を皮膚から離して熱放射で施術部位を温める「薫法（くんぽう）」ではなく、紙（あるいは布）を折り畳んで皮膚の上に置き、そこに燃えた棒灸を押し付ける「熨法（いほう）」

が用いられた。一種の隔物灸といえなくもない。

　熨法による施術が行われたのは経穴（施術部位）に熱をしっかり入れるためでもあるのだろうが、艾に混ぜられた薬品末の成分が関係しているように思われる。

　例えば、辰砂を加熱すると無機水銀の蒸気が発生するが、すべての水銀が気体になるわけではない。水銀は常温では液体の金属である。硫黄や雄黄も不完全燃焼すると粉末のまま高温になる。これらが棒灸からこぼれて皮膚に触れれば大火傷しかねない。火傷を防ぐには、重ねた紙や布で皮膚を守る必要があった。

　ともあれ、明・清代の棒灸は、道教の「不老不死」の理念とは反対に、患者の病状を悪化させたり、寿命を縮めたりしたのではなかろうか。施術のたびに有毒ガスを吸わされてはたまらない。

（3）施術中、呪文を唱えた

　下に呪文（念咒）の一例を挙げる。

　天火、地火、三昧真火、鍼天天開、鍼地地裂、鍼鬼鬼滅、鍼人人得長生、百病消除、万病消滅。<u>吾奉太上老君急急如律令</u>[1]。
（『景岳全書』新方八陣、因陣、巻51　雷火鍼（54）より。下線部は筆者による）

　「太上老君(たいじょうろうくん)」は道教の祖といわれる老子を神格化したものである。また、「急々如律令(きゅうきゅうにょりつりょう)」は元来「急いで律令（法律）の如く行え」の意味だが、唐代以降道教に取りこまれていくなかで、「（悪霊・病魔は）早々に退散せよ」という意味の呪文に変わっていった[6]。

3. 棒灸の停滞（清代末期・中華民国時代）と再興（中華人民共和国）

　明・清と続いた棒灸だが、清朝末期になると、近代化・欧米化に伴って東洋医学そのものが冬の時代に入る。1822年、清朝政府は太医院に鍼灸科を永久に廃止するよう下命した[7]。

　清朝のあとの中華民国も医療政策に西洋医学を取り込む一方、東洋医学の廃止を進めていく。例えば、「（針灸治療をするとき）患者を裸体にすることは失礼であり、風俗を紊す」という理由で、すべての病院から鍼灸治療を駆逐していくのである[8]。

　ところが、毛沢東による中華人民共和国の建国で、風向きは大きく変わることになる。

　参考文献の『中国秘法　最新針灸臨床の実際』（これは『針灸学手冊』を初学者用に編集したものである）に詳しい事情が書かれているので、下に引用する。

　1944年延安に於て開かれた中共の陝甘寧辺区文教工作会議で、毛沢本（ママ）主席が文教衛生工作の方向を指示してから、針灸療法は先づ老解放区におしひろめられ、医療器具と薬物両面欽（ママ）乏の困難な問題の一端を解決することができた。全国統一以后1951年春、北京発行の人民日報に、針炙（ママ）治療を推広する方針が発表されてからは「朱璉」が「新針灸学」、「魯之俊」は「新編針灸学」という書をそれぞれ出版したので、針灸療法は全国的に更に一歩発展した。その当時中央衛生部(衛生省)針灸治療実験所を施（ママ）設した。政府及軍隊系統の医療機構に相前後して針灸科室が増設された。多くの地区の漢方医師により、共同学習設備及<<「耳へん」に「朕」のつくり>>（ママ）合針灸診療所が組織された。

内蒙古、新疆、西康等の少数民族地区でも皆大々的に針灸療法が推広されるに至り、多くの疾病の治療問題は解決された。之は中国共産党と毛沢東主席の指導よろしきを得たため中国では祖先から受けついだ貴重な遺産、針灸療法は前途に光栄ある喜こ（ママ）ばしい新現象を現出したのである[8]。

　以上の文中にある鍼灸治療実験所では1951年から「艾炷灸法」（日本の透熱灸に相当）を「巻艾灸法」に改めている。
　この「巻艾灸法」の製法や灸法は、現在の棒灸（艾条）とほぼ同じといっていい。以下、『針灸学手冊』から以下に引用する。

（四）艾巻灸法
　1951年より朱璉さんの指示のもと、当時の針灸療法実験所は艾炷灸法を艾巻灸法に改めた。手動の紙巻き煙草製造器を用いて艾綿を紙巻き煙草の形にする。長さは20センチ（6寸）で、太さは巻き煙草より少し太いくらいである。一端を持って他端を燃やし、熱源を皮膚に近づけて施灸する。
　朱璉さんはそれを艾巻灸と名づけ、さらに操作法から施術法を下に述べる二種類に分けることを提唱した。
　1. 温和灸
　　病人に対し一種気持ちよい温熱刺激を連続的に与える。
　2. 雀啄灸
　　艾の温熱刺激を皮膚に与えた後、熱源をすぐに持ち上げ、再び下げて刺激し、また持ち上げる。このように断続して刺激を与える灸法を雀啄灸と称する[9]。（拙訳）

　1970年に刊行された「はだしの医者」（赤脚

医生）の養成テキストである吉林医科大学革命委員会編『"赤脚医生"培訓教材』には、ほぼ現在の棒灸（艾条）といってよい製法と用法が、より具体的に書かれている。「はだしの医者」とは、中国の農村部において、正規の医学教育によってではなく短期で養成された、初級レベルの衛生知識と技能を有する医療事業者のことで、1968年に制度化された[10]。
　以下、引用する。

〔灸　法〕
　灸法は、リウマチ痛〔風湿病〕、虚寒症腹痛、下痢に多く用いる。灸法を用いる時は、やけどをしないように注意しなければならない。

　棒艾灸　棒艾に点火し、ツボ〔穴位〕から1寸ぐらいはなしてあぶり、皮膚にあかみがさしてきたところでとめる。普通5～15分間行う。
　棒艾の作り方：よもぎの葉を干して細かくくだき、粗雑な部分をとり去ればもぐさになる。適量のもぐさをかみの上に均等にひろげ、紙の両はしをたたんできつく巻いて棒状にする（紙は燃えやすくて、燃えた後灰の少ないのがよい）。外側をあと1～2重紙で巻けば棒艾になる。

　棒艾灸の作り方〔参考〕
　（材料）1本分　艾　20g　和紙　2枚（28×23、19×19㎝）　のり
①大きい方の和紙を3㎝位内へ折る
②折り目の内側に艾をのせ平にする
③折り目から内へ紙を折り曲げる
④ゆるく巻く
⑤徐々に力を入れてぐるぐる巻く
⑥⑤の上に小さい和紙を巻く
⑦のりづけして出来上り[11]

4. まとめ

　現在の棒灸（艾条）の製法と使用法は、1951年が始まり —— 少なくともターニングポイントであるといえるだろう。

　建国当初の中華人民共和国は医師や薬の不足が深刻であり、予防医学・プライマリヘルスケアの推進は喫緊だった。その一環として中医学が誕生し、灸法の見直しも行われた。

（1）火傷や灸痕形成などのリスクを少なくできないか（安全性向上の課題）。

（2）従来の艾炷灸法よりも簡単なやり方にできないか（操作性向上の課題）—— 日本の透熱灸に相当する艾炷灸法は、艾炷をつくるのにある程度の技術と経験が必要である ——。

（3）灸療の施術コストや材料の製造コストを下げられないか（経済性向上の課題）—— 艾に薬品末を混ぜた棒灸（艾条）をつくるとなると、高価で稀少な生薬を調達してこなければならない。艾だけでつくれるならそうしたいし、精製度を下げれば製造コストも抑えられる ——。

　これらの課題を解決していくなかで現在の棒灸（艾条）が生まれ、中国全土、さらには世界中へと広まっていったものと考えられる。

【参考文献】
1）黄龍祥主編. 中国針灸針灸法通鑑. 青島出版社, 2004.
2）陳有昭編著. 中国医学事典〔鍼灸編〕. たにぐち書店, 2010.
3）高希言主編. 中国針灸辞典. 河南科学技術出版社, 2002.
4）王富春, 馬鉄明主編. 刺法灸法学 第4版. 中国中医薬出版社, 2016.
5）章逢潤等主編. 中国灸療学. 人民衛生出版社, 1989.
6）坂出祥伸. 道教とはなにか. ちくま学芸文庫, 2017.
7）傅維康主編, 川井正久 編訳『中国医学の歴史』東洋学術出版社, 1997.
8）山下良編著. 中国秘法 最新針灸臨床の実際. 長生出版, 1971.
9）王雪苔編著. 針灸学手冊. 人民衛生出版社, 1956.
10）三橋かほり. 現代中国の農村社会の変遷における郷村医の形成－はだしの医者の形成と「再生」－. 日本医史学雑誌 2005; 51(4); 569-92.
11）吉林医科大学革命委員会編.「はだしの医者教材」翻訳の会訳. <<はだしの医者>>教材（"赤脚医生"培訓教材）上巻. 三景, 1977.

【筆者プロフィール】
1976年、兵庫県神戸市生まれ。1998年、大阪大学理学部化学科卒業。2008年、兵庫鍼灸専門学校卒業。神戸大学大学院医学研究科修士課程中退。2015年、兵庫県西宮市に「はりねずみのハリー鍼灸院」を開院。

論文から読み解く科学的知見 鍼灸ワールドコラム

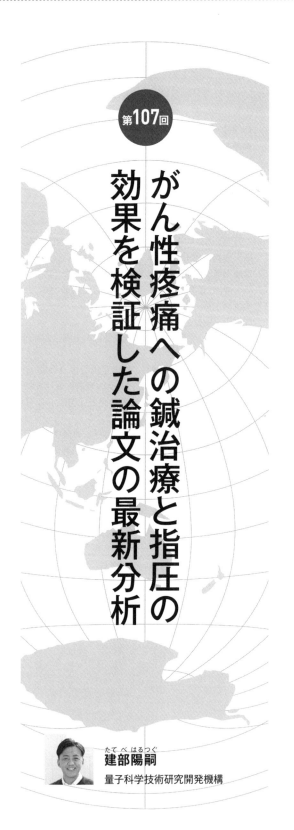

第107回

がん性疼痛への鍼治療と指圧の効果を検証した論文の最新分析

たてべ はるつぐ
建部陽嗣
量子科学技術研究開発機構

2019年12月発表のシステマティックレビューとメタアナリシス

　2019年12月、米国医師会が発行する腫瘍学の専門誌（JAMA Oncology）に、がん性疼痛に対する鍼治療と指圧に関する論文が発表された。広州中医薬大学のHeらによる「Clinical Evidence for Association of Acupuncture and Acupressure with Improved Cancer Pain: A Systematic Review and Meta-Analysis.（鍼治療・指圧とがん性疼痛改善との関係を評価する臨床エビデンス：システマティックレビューおよびメタアナリシス）」と題されたこの論文では、これまでに発表されたがん性疼痛に対する鍼・指圧治療の論文の結果をまとめている[1]。そのなかでは、①鍼治療・指圧治療が、sham刺激もしくは通常治療と比較して、がんの痛み軽減に寄与しているのか、②鍼治療・指圧治療が、がん患者の鎮痛薬減量に寄与しているのか、の2点に着目している。

14本のRCT論文、920人のがん患者が参加

　まずHeらは、3つの英語データベース（PubMedなど）と4つの中国語データベース（CBMなど）を用い、データベース開始時～2019年3月31日までに公開されたRCT論文を検索した。がんそのものの痛み、がん治療に伴う慢性疼痛を対象とし、外科手術による短期的な痛みは除外された。介入は、鍼治療、指圧治療、鍼通電療法に関係したものとし、鍼刺激の方法は制限しなかった。比較対象は、sham鍼／プラセボ鍼、がんに対する通常治療とした。そのため、数種類の鍼

治療方法を比較したもの、ほかの中医学的治療法（漢方、マッサージ）との比較をしたものは除外された。結果の測定には、易疼痛質問票、NRS、VAS、VRS、痛みの強さを測定するために検証済みの機器を用いているものとし、改善率のみを報告していたものは除外された。

　データベース検索によって合計1,607本の論文が特定され、重複している1,172本が除外、また、418本が選択基準を満たしていないため除外された。結果、17本のRCT論文が抽出された。この17本のうち3本の論文のデータが不十分であり、14本のRCT論文によってメタアナリシスが行われた。この14件のRCT試験には、920人のがん患者が参加しており、7件が中国、6件がアメリカで実施され、残りの1件はオーストラリア、ブラジル、フランス、韓国の複数の国で実施された。

　17件のRCTのうち、9件がsham鍼との比較であり、8件が非ブラインド試験であった。13件のRCTが特定の種類のがん性疼痛（抗がん剤による関節痛6、肺がんによる疼痛2、胃がんによる疼痛1、膵臓がんによる疼痛1、難治性神経障害性疼痛1、骨転移性疼痛1、持続性疼痛[1]）を対象としており、4件のRCTではがん性疼痛すべてを対象としていた。13件の研究の選択基準は、痛みを中程度〜重度（0〜10スケールで少なくとも3または4以上）に限定していた（表1）。

　7件のブラインド化された試験の結果では、sham鍼ではなく鍼治療において、痛みの軽減との関連性が示された（平均差：−1.38ポイント、95％ CI：−2.13〜−0.64）。また、2件の非ブライ

表1　がん性疼痛に対する鍼治療・指圧のサブ解析

群分け	研究数	患者数	平均差
①鍼治療 vs sham鍼治療			
【痛みの種類】			
抗癌剤誘発関節痛	3	237	−0.77
膵臓がんの痛み	1	60	−1.51
進行がんの痛み	1	27	−0.39
【痛みの程度】			
中程度	1	60	−1.54
中程度〜重度	5	311	−1.61
②鍼治療・指圧＋鎮痛薬 vs 鎮痛薬のみ			
【痛みの種類】			
肺がんの痛み	2	160	−1.27
胃がんの痛み	1	64	−0.83
難治性神経障害性疼痛	1	46	−1.60
骨転移の痛み	1	60	−1.93
【痛みの程度】			
中程度〜重度	3	206	−1.85
③鍼治療 vs 待機コントロール			
【痛みの種類】			
抗癌剤誘発関節痛	2	197	−1.52
手術後の痛み	1	58	−2.20

ンド化試験では、鎮痛薬の使用量が調査されており、薬物療法に鍼治療を加えると鎮痛薬の使用量が有意に減少することが分かった（平均差：−30.00 mg、モルヒネ換算1日用量95％ CI、−37.5 mg〜−22.5 mg）。

　サブグループ解析の結果、sham鍼をコントロールとしたRCT（3件）において、sham鍼治療よりも鍼治療のほうが、鎮痛効果が高かった（平均差：−0.88ポイント、95％ CI：−1.75〜−0.01）。効果量が大きい刺激方法は耳鍼（2件）であった（平均差：−2.98ポイント、95％ CI：−5.37〜−0.59）。また、指圧に対する非ブラインド試験（2件）では、指圧による鎮痛効果が認められた（平均差：−1.75ポイント、95％ CI：−2.07〜−1.43）。感度分析において、痛みを中程度〜重度である対象では、ブラインド化され

た試験（5件）の効果（平均差：−1.61ポイント）よりも、非ブラインド化試験（3件）のときのほうが効果は大きかった（平均差：−1.85ポイント）。

報告された有害事象は軽微であり、医学的な介入を必要とするものはなく、主に皮膚および皮下組織の障害、またはわずかな痛みであった。6本の論文では、有害事象の記載が見られなかった。今回解析されたRCTすべてにおいて、鍼治療に関連した副作用・有害事象による脱落者はいなかった。

これらの結果から、鍼治療はsham鍼治療もしくは通常治療対照群と比較して、痛み強度を下げる中程度の確実性を持ったエビデンスを持っていると結論付けられた。加えて、鍼および指圧が、鎮痛薬の使用量を減らす中程度のエビデンスを持っていることが分かった。

がん性疼痛に対する鍼治療でも広がる世界と日本の格差

いかがであっただろうか。今回のメタアナリシスでは、鍼治療はshamコントロールと比較して、より大きな痛みの軽減に寄与することが分かった。これは、以前のレビューの結果とは異なる。これは、近年の品質の高い臨床研究の結果といえるのかもしれない。sham鍼は、鍼刺激特異的な効果を評価するために最も優れている方法であり、sham鍼を対照群としたRCTにおいて、鍼治療に肯定的な結果がみられたことは、がん性疼痛に対する鍼治療の有効性をより強くしたといえるだろう。加えて、非ブラインド試験のほうが、ブラインド化された試験よりも効果が高かった。これは、ブラインド化できない場合のバイアスリスクの増加を明らかにした。しかし、近年では、治療の有効性よりも実際の状況（外的妥当性の向上）での実用性に重点を置く傾向にあり、臨床的に関連する結果を得るためには非ブラインドの実用的な試験が推奨されてきている[2]。これは、本連載第52回で紹介した「リアルワールドリサーチ」のことである[3]。鍼治療などの複雑で柔軟な介入の研究に特に適しているといわれているのだが、鍼治療研究にはまだまだ応用されていないのが現状である。

がん性疼痛に対する鍼治療の有効性に関するエビデンスは増加し続けている。それに伴い、アメリカ国立がん研究所が指定するほとんどのがんセンターにおいて、鍼治療の提供が開始されている。がん患者の痛みのコントロールには入院を要すること、移動が厳しいこともあり、鍼治療を行うにしても医療機関内、在宅現場で医師、看護師などとともにチームで対応できる体制ができることが望ましい。その点では、我が国は他国に比べて遅れているといえるだろう。また、近年、鍼治療に関するメタアナリシスが世界中で行われている。その際、「英語＋中国語、英語＋韓国語」もしくは「英語＋中国語＋韓国語」のデータベース検索によるものが多い。日本語の論文が含まれることはほとんどない。今回のメタアナリシスでも、日本の研究は一つも含まれていない。世界に目を向けると、鍼灸の可能性を広げる論文が、次々に出されている。

【参考文献】
1) He Y, Guo X et al. Clinical Evidence for Association of Acupuncture and Acupressure With Improved Cancer Pain: A Systematic Review and Meta-Analysis. JAMA Oncol 2019 [Epub ahead of print].
2) Sox HC, Lewis RJ. Pragmatic trials: practical answers to "real world" questions. JAMA 2016; 316 (11): 1205-6.
3) 建部陽嗣, 樋川正仁. 鍼灸ワールドコラム第52回. 新たな鍼治療研究法の提案「リアルワールドリサーチ」. 医道の日本 2015; 74(9): 164-6.

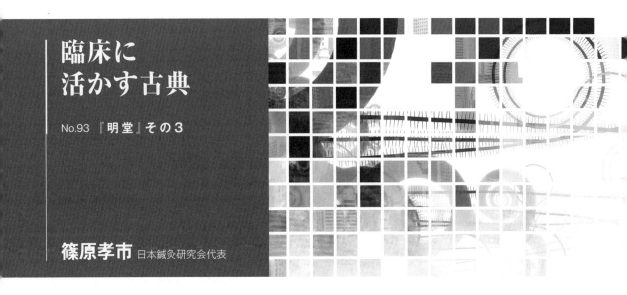

臨床に
活かす古典

No.93 『明堂』その3

篠原孝市 日本鍼灸研究会代表

黄龍祥復元本は『甲乙経』を基礎とした

　1988年に刊行された黄龍祥の復元本『黄帝明堂経輯校』（中国医薬科技出版社）は、前回取り上げた復元本三種と、基本的な点で異なっている。それは復元のためのモデルを、唐の楊上善注『黄帝内経明堂』（以下「楊注『明堂』」）残巻ではなく、『甲乙経』巻之三の構成（全35章の枠組への兪穴の配当）と『甲乙経』全巻に散見する個別の主治条文にもとめていることである。『甲乙経』の形式に即して『明堂』を復元する試みは、前回述べた清末民国初年の孫鼎宜が、不徹底な形で行っているが、黄の行った復元は、方法はもちろん、校勘や考証の点においても、はるかに優れている。

　黄が使用した資料と復元方法は、冒頭の「輯校説明」全七章に要約されている。そのうち第一〜第五章と第七章は底本である『甲乙経』の諸版本と、底本を校勘するために必要な唐宋の資料（『明堂』系、非『明堂』系）について簡明に述べたもので、その評価、取り扱い方、版本の選択については、基本的に首肯できる。第

六章の「輯本体例」で述べられている復元方法と復元のコンセプトは以下の2点である。

　①唐以前の古い『黄帝明堂経』は三巻であるが、その体例は不明である。よってこの復元本では巻を分かたない。

　②兪穴は『甲乙経』巻之三の順序に、各穴の主治は『甲乙経』に出てくる順序通りに各穴の下に配列する。兪穴の配列を楊注『明堂』のように経脈別にしないのは、古い『黄帝明堂経』は経脈別ではなかったと考えられるからである。実際、『甲乙経』では所属経脈を記していない穴もあれば、複数の経脈とのかかわりを記した穴もある。唐代の医家による経脈への兪穴配当にも諸説があって一定しない以上、すべての兪穴を経脈別に配列することは困難である。

　さらに黄によって復元された主治条文を見ると、兪穴の主治条文を配列する際に、『甲乙経』に見られる主治条文ごとに句点を附している。つまり黄は、古い『明堂』の主治は、楊注『明堂』のように、一つの兪穴に長い主治が附加されているものではなく、『甲乙経』の諸篇に散見しているような個別の、内容的にまとまった条文の形態であったと考えている。換言すれば、『甲乙経』に散在する主治は、『明堂』の長い主

治条文を恣意的に切り分けた結果とは見なしていないということである。黄が示唆したこれらの諸点は、『明堂』復元についての重要な問題提起といわなくてはならない。

愛媛東医研復元本は単位条文研究により臨床に迫った

1998年5月、愛媛県立中央病院東洋医学研究所（以下「愛媛東医研」）の光藤英彦らは、楊注『明堂』の主治部分の復元の結果を、日本東洋医学会の経穴主治研究委員会に「明堂経復元資料」として報告した。この報告は光藤の主編になる『鍼灸甲乙経と外台秘要の穴位主治比較』（日本東洋医学会、1991）や、日本東洋医学雑誌に投稿された光藤の論文「穴位主治の伝承における医心方の意義」(1994) など、愛媛東医研が継続的に行ってきた中国古典に基づく穴位主治病症研究の延長線上に位置するものである。

報告には、「愛媛東医研方式の復元原則（復元CONCEPT）」が4条挙げられている。その第1条は「心方を骨子として復元する。心方の字順は遵守する」、第2条は「甲乙と外台の一致する文字を復元に採用する。但し、心方の文字はすべて取りあげる」とあって、これが「復元の大原則」となっている（「心方」は『医心方』の略称）。第1条は、①楊注『明堂』が『明堂』の原本である、②『明堂』の節略された全文を伺えるのは、楊注『明堂』を字順を変えずに引く『医心方』だけ、との考えによる。第2条は、『医心方』における節略部分を補うためである。第3条は「心方の一部を含む甲乙の単位条文は、たとえ外台・心方と一致しないものであっても全て取りあげる」とある。これも第2条と同趣旨であるが、『甲乙経』に散在する主治を、『明堂』の主治の断片とせず、「単位条文」つまり「臨床的意味をもつ病態についての条文」と見なす

問題意識は、黄龍祥とも通底しており、評価に値する。第4条は「文字は心方の文字を原則的に採用し、甲乙と外台の一致しない場合には外台を採用する」とあるが、その根拠は未詳である。

愛媛東医研の復元『明堂』は今日もなお未刊である。その成果が、誰にも利用できる形で公表されることを強く念願したい。

日本内経医学会復元本は方法に問題を残した

1999年に出た日本内経医学会編『黄帝内経明堂／鍼灸経穴学原典の臨床応用』（北里研究所東医研医史学研究部）もまた、楊注『明堂』の復元を試みたものである。

「復元凡例」に示され復元のための資料は、①尊経閣本『黄帝内経明堂』、②仁和寺本『黄帝内経明堂』、③宋版『外台秘要方』、④明抄本『甲乙経』、⑤半井家本『医心方』である。ただし、実際には⑥版本未詳『弘決外典鈔』、⑦[仁和寺本]『黄帝内経太素』、⑧版本未詳『備急千金要方』、⑨ロシア・エルミタージュ博物館所蔵・敦煌本『明堂』が適切に選択されている。他方、他校資料である③④⑧のうち、『甲乙経』の医統本や鈔正統本、『医学綱目』所引の『甲乙経』に言及がないのは不可解である。⑧は『孫真人千金方』の扱いが不明であるし、唐以前の他校資料である『千金翼方』や『素問』王冰注との校合が行われているかどうかも不明である。校勘と考証の過程が記されていないことは、本書の大きな欠点である。

復元の基本的方法は、①経文の基本に『外台秘要方』を採用する、②『甲乙経』『医心方』と合致した文字を『明堂』の経文と見なす、③『医心方』は『明堂』の節略とみてほぼ全文を採る、④文字の異同や主治症の食い違いは、他の復元書なども参考にして最も適当と思われるものを

採る、以上4点である。①の経文の基本に『外台秘要方』を採用した理由は書かれていないが、推測するに難くない。楊注『明堂』の復元を目指す以上、まずもって楊注『明堂』の体例が明らかでなくてはならない。体例とは①経脈の配列順序、②経脈内の兪穴の配列順序、③各兪穴の主治の配列順序、である。ただし、楊注『明堂』の数少ない伝本である仁和寺および尊経閣文庫所蔵本は、巻第一の肺経の部分しか残っておらず、『医心方』巻第二・孔穴主治法部分は、楊注『明堂』の節略であり、また兪穴が部位別になっていて、経脈の順序や、経脈内の兪穴の順序は不明である。当然、各穴の主治の配列は、肺経部分を除けば確定的なことは何もいえない。これらが、楊注『明堂』の復元を試みる場合の最も大きな難関である。本書では、楊注『明堂』と近い時代に成立し、楊注『明堂』と同じくすべての兪穴が経脈別に分別され、全文が完備した『外台秘要方』を採用することで、この難関を乗り越えようとした。しかし、それは成功したとはいえない。

本書の復元は次のように行われている。①巻頭に序文を置く。次に第一より第十二までは各蔵府名を挙げたあと、経脈別に穴を配し、最終巻の第十三は奇経八脈とし任督所属の穴を配す。第十三の末に任督以外の奇経六脈を置き、流注と「管穴」の穴名のみを記す。②各篇の最初には蔵府名を挙げ、内部を「蔵府度数」「本蔵」「五行」「経脈」「流注」「脈度」「管穴」に分けて叙述する。手足の要穴の穴名表記では、単に穴名を表示するに止まらず、「肺出少商」「流於魚際」というように記述をする。これらは楊注『明堂』残巻の肺経の叙述形式に倣ったものである(『外台秘要方』でも内容的には同じだが、叙述形式は異なる)。各穴の内部は「穴性」「位置」「刺灸」「主治」そして「帰経」(経脈所属)に分けて叙述するが、こうした分類と「穴性」や「帰経」といった後代の言葉の混入は、厳密な復元書と

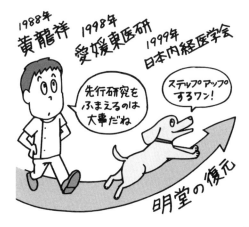

[イラスト：上田英津子]

しては適切ではない。

本書における蔵府(経脈)の配列順序は『霊枢』経脈篇の順序となっているが、その根拠は未詳である。『甲乙経』『備急千金要方』『千金翼方』の手足の部分も、経脈篇の配列とは違っている。『医心方』巻第二は部位別で一貫している。〈兪穴の配当された経脈の配列順序〉を検討できる最古の資料は、『外台秘要方』であるが、その経脈配列は①肺人、②大腸人、③肝人、④胆人……となっていて『霊枢』には従っていない。管見によれば、そもそも、穴の配当された経脈を『霊枢』経脈篇に準じて配列した最初の例は、北宋の『聖済総録』巻第一百九十一であり、次いで元の『十四経発揮』巻中である。

経脈中の穴の配列順序は、『十四経発揮』と同形式で配列されている。この形式もまた北栄以降のものである。所属穴とその配列にも、極めて問題が多いが、詳述する暇がない。楊注『明堂』の復元を目指しながら、楊上善注が採録されていない理由も不明である。

本書は、独自の工夫で、楊上善注本の復元という難問を越えようとしたが、結果的に唐代と宋代以降の兪穴学の混淆する曖昧な結果に終わってしまったことは惜しまれる。

次回は、今後の『明堂』の復元と、臨床応用における諸問題について述べる。

世界メディアが伝える「鍼灸」最新動向

❶ 米国退役軍人（VA）病院が鍼治療を新サービス「Whole Health（全人的な健康）」の目玉に

【米国KMOV】

　米国ミズーリ州のCBS系列テレビ局KMOVは2月1日付のニュースで、全米VA病院の職員を対象にした新サービスの研修会が同州で開かれ、その参加者が鍼治療を体験したことを伝えました。

　ニュースでは、VA病院は鍼治療などの代替医療も含めて多角的、全人的に医療を提供する新サービス「Whole Health」を実施するにあたって、全米のVA病院職員が集まる研修会で参加者にサービスを実際に体験してもらったことを紹介。あわせて、鍼治療を初めて受けた職員の治療の様子や感想も取り上げています。また、鍼治療などの代替医療を含めた多様な医療サービスの提供は、患者の症状だけでなく、心身全体の多面的なニーズに応じたもので、慢性疼痛患者の治療に有効だと解説。加えて、研修会が開かれた同州のセントルイス市VA病院は「Whole Health」を提供する先進的な全米18都市の中の一つであることも紹介しています。

ニュース映像あり（2分3秒）

"Veterans Affairs employees try new health care methods aimed to treat both the mind and body" KMOV-Feb 1, 2020
「VA病院職員が患者の心と身体を癒す新しい医療サービスを体験する」

http://bit.ly/3d1Cv4p

❷ 米国の超高級会員制健康クラブ「Well」が鍼治療を提供

【米国Washington Post】

　米国Washington Postは2月6日付の記事で、米国の超高級会員制健康クラブ「Well」で鍼治療が行われていると伝えました。

　記事は、同紙の「Style」欄のコラムで、米国セレブ女優グウィネス・パルトローが立ち上げた「Goop」ブランドが運営する会員制健康クラブ「Well」について紹介しています。記事によると、同クラブは年会費5000ドルという高額所得者向けの高級路線をとりながら、鍼治療など伝統的な自然派医療やサービスに特化しているとのこと。記事では、クラブの会員である米国の女性起業家が鍼治療を受けている様子も紹介しています。

記事

"Wellness is an industry, a journey and now a $5,000-a-year club"　Washington Post-Feb 6, 2020
「ウェルネス事業はついに年会費5000ドルの高級会員制健康クラブのビジネスとなった」

https://wapo.st/38Ufopd

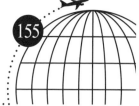

155

株式会社ラーカイラム 執行役員　日本伝統鍼灸学会 理事　中田健吾

❸ 鍼治療は痛みに有効で人気が出ているが、にわか鍼治療も横行する

【米国WWTV】

　米国ミシガン州のCBS系列テレビ局WWTVは2月10日付の地域情報の記事で、同州で開業する鍼治療院について紹介しました。

　記事では、担当記者が実際にその治療院を訪れて、鍼治療を初めて受ける様子をレポート。鍼治療は多くの疾患に有効だが、最近は特に痛み治療に対して有効であることが分かっている、と伝えています。また、刺鍼による神経刺激によってエンドルフィンなどのホルモンの分泌を促す可能性があることや、米国軍が20年近く鍼による痛み治療を実践し信頼度が高いことなどを解説。一方で、週末には医療者向けの研修会が多数開かれて「にわか鍼治療」を行っている医療者が増加しているとも伝えています。

　記者は「鍼治療後は重かった肩だけでなく全身が軽くなったほか、数日間はいつもよりも深い眠りにつけた」とコメントしています。

記事

"GTPulse: Imagine Health Provides Expert Acupuncture for Pain Relief"　WWTV-Feb 10, 2020
「地域情報GTパルス：イメージヘルス治療院は痛みの専門鍼治療」

http://bit.ly/3a5m7Oc

❹ 米国メディケイド患者には思ったほど利用されていない鍼治療の保険適用

【米国KMOV】

　米国ミズーリ州のCBS系列テレビ局KMOVは2月13日付のニュースで、米国ミズーリ州で開始したメディケイド保険による痛みに対する代替医療の保険適用が、思ったほど利用が進んでいないと伝えました。

　ニュースでは、昨年12月から同州のメディケイド保険で始まった、痛みに対する鍼治療などの代替医療への保険適用の利用者数が、約500人にとどまっていると伝えています。同州のメディケイド保険では、2012年からオピオイドの処方による副作用による死者数を減らす取り組みをスタート。2017年からはオピオイド処方を連続で7日間以上認めない方針を打ち出して、その結果、同保険適用のオピオイド処方量を2年連続で激減させることに成功しています。

　一方で、慢性疼痛に対する鍼治療などの代替医療にメディケイド保険を適用する制度を開始したものの、約33万人いる保険利用者に十分に利用されていないと指摘。ニュースでは、その原因として、鍼治療や代替医療がオピオイドに比べて多くの時間や手間を必要とし、低所得層のメディケイド保険の患者には敬遠されがちなことや、そもそも代替医療の提供者数が少ないこと、さらに、治療費用が薬よりも高額であること、などを挙げています。

ニュース映像あり（34秒）

"No quick fix: Missouri finds managing pain without opioids isn't fast or easy" KMOV-Feb 13, 2020
「そう簡単にはうまくいかないミズーリ州のオピオイド禍への処方箋」

http://bit.ly/39OTWDf

参考記事（既報）

"Opioid prescriptions down significantly in Missouri Medicaid" AP-Jan 30, 2020
「ミズーリ州のメディケイド保険のオピオイド処方量が劇的に減少した」

http://bit.ly/2UXnQ3u

---

❺ 鍼治療は代替医療として着実に米国に根付いている

【米国CNET】

　米国のIT専門情報メディアのCNETは2月21日付の記事で、鍼治療の内容、効果、機序、科学的根拠、リスク、費用など鍼治療に関する、ありとあらゆる角度からの解説を最新情報とともに伝えました。

　記事では、鍼治療は米国医療のなかで毀誉褒貶にさらされている一方で、ほかの代替医療には見られない根強い人気があると解説。常に最新情報を見極めつつ、利用を考えるべきだとしています。また、米国国立補完統合衛生センター（NCCIH）、ハーバード大学医学部、カリフォルニア大学サンディエゴ校医学部附属病院統合医療センター、Mayo病院といった米国医療の最前線にある機関の情報や「Journal Pain」や「Explore」などの有力な研究結果を引用しながら、鍼治療は慢性疼痛やストレス緩和に対して有効な治療法で、深刻な副作用が比較的少ない医療だと説明しています。さらに、鍼師はNCCAOM（National Certification Commission for Acupuncture and Oriental Medicine）という全米資格認定団体による試験に合格した有資格者を選んで、治療を受けるべきだとも述べられています。

記事

"Acupuncture: Everything you need to know before you try it"　CNET ・ Feb 21, 2020
「鍼治療を受ける前に知るべきすべてのこと」

https://cnet.co/2ISWEeU

引用文献

Vickers, Andrew J. et al. Acupuncture for Chronic Pain: Update of an Individual Patient Data Meta-Analysis. The Journal of Pain, Volume 19, Issue 5, 455 – 474.

DOI: https://doi.org/10.1016/j.jpain.2017.11.005

Anderson, Belinda et al. Acupuncture and Heart Rate Variability: A Systems Level Approach to Understanding Mechanism. Explore The Journal of Science and Healing. Volume 8. 99-106.

DOI: 10.1016/j.explore.2011.12.002.

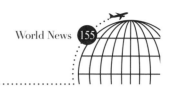

今回の
世界メディアの読み方

World News 155

米国で人気が高まる鍼治療
「にわか鍼治療」への懸念も

　記事❷は、世界的なセレブ女優グウィネス・パルトローが立ち上げた「Goop」ブランドの高級会員制健康クラブ「Well」で鍼治療が提供されているというニュースです。日本でも展開されているGoopブランドですが、本場米国では「超」がつくほど高額な「自然派」ブランドで、メディアの注目を集めています。実際、記事によると会費だけで年間5000ドルもかかるこの健康クラブでは、医療サービスすべてがパーソナライズされ、高額で提供されています。鍼治療はその中心的な役割を担っていると記事では伝えられています。

　グウィネス・パルトローのような有名人が鍼灸を愛好し、これを世界的なメディアが伝えることで、鍼灸治療への関心や人気は、ますます高まっていきます。米国では、こうした状況を背景に、医療現場での鍼治療の普及が進んでいます。

　記事❶や❹は、米国VA病院やメディケイド保険といった公的医療のなかに、新たに鍼治療が含まれるようになったというニュースです。記事❶では、全米のVA病院で傷痍軍人の慢性疼痛の治療にあたって、心身の両面からその原因にアプローチするために、鍼治療などの全人的ケアによるプログラムが導入されることが伝えられています。今後、VA病院では全米規模でこのプログラムの普及を図るそうです。さらに多くの傷痍軍人に鍼治療が普及することでしょう。

　また、記事❹では、米国ミズーリ州のメディケイド保険でのオピオイド処方を減らすために鍼治療などの代替医療を新たに保険適用していることが伝えられています。記事では、「費用の低減」や「アクセス（治療者数や治療院数）の

改善」といった今後の改善点が示唆されています。現在、全米18都市のメディケイド保険で行われているこの取り組みが、今後、より多くのメディケイド保険に拡大されると期待できます。

　一方、記事❸では、米国では鍼治療への人気を背景に多くの鍼師が誕生するものの、その人気にあやかって「にわか鍼治療」を行う治療家まで出現し始めた現状を伝えています。記事では、週末を利用したセミナーなどで鍼治療を学んだ医療者が、実際に治療を行っていると指摘。これは、米国で増加する理学療法士によるドライニードリングや看護師による鍼治療などと同じ危険性をはらんでいます。米国の鍼灸師資格制度は比較的新しく、また、米国医療は、民間保険が主体の比較的自由度の高い市場なので、鍼灸師の地位が日本に比べて脆弱といえます。これを逆手にとって、ほかの医療者による鍼治療が横行しているとすれば、大きな問題です。

　これに対して、記事❺では、鍼治療と鍼灸師の実力を最新の情報によってきちんと見極めて、上手に利用しようと呼びかけています。記事では、鍼治療ほど評価が定まらないにもかかわらず、多くの患者を惹きつけ、多くの研究が行われている代替医療はない、とも述べています。米国医療の最前線にある保健福祉省などの国の機関や、ハーバードなど名だたる大学医学部や有名病院、さらには最新のエビデンスを挙げながら、鍼は慢性疼痛やストレスには有効で安全な治療だと伝えています。また、NCCAOMが国家資格制度を導入し、鍼灸師の質の保証と向上を行っていることも紹介しています。

　米国における鍼灸利用は多様であり、時に逸脱したような様相はあるものの、常にダイナミックであり、結果的に日本におけるそれとは異なることが分かります。そして、最も大きな違いは、鍼灸治療の可能性を広げる点で、日本よりも着実に進んでいるということです。

柔道整復師養成施設全国一覧

本図では、2020年3月15日時点で知り得た、柔道整復師の養成施設を全国地図上で一覧できるように表示した（募集を停止した施設を除くと、合計105校になる見込み）。

★は2019年4月から2020年4月までに校名変更を行った、あるいは変更を予定している施設を示し、新校名を掲載している。なお、養成施設名に付いた数字は北にある養成施設から50音順に並べた便宜上の数字である（連絡先などはp.144参照）。

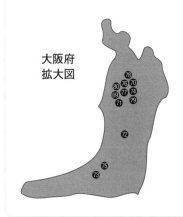

大阪府
拡大図

滋賀県［1校］
㉟甲賀健康医療専門学校
京都府［2校］
㉸京都医健専門学校
㉹明治国際医療大学
大阪府［12校］
㉺大阪医専
㉻大阪ハイテクノロジー専門学校
㉼大阪府柔道整復師会専門学校
㉽関西医療学園専門学校
㉾関西医療大学
㉿近畿医療専門学校

⑦国際東洋医療学院
⑦東洋医療専門学校
⑦平成医療学園専門学校
⑦明治東洋医学院専門学校
⑦森ノ宮医療学園専門学校
⑧履正社医療スポーツ専門学校
兵庫県［2校］
⑧関西健康科学専門学校
⑧宝塚医療大学

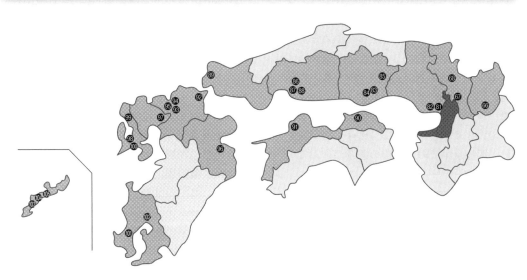

岡山県［3校］
㉝IPU・環太平洋大学
㉞朝日医療大学校
㉟美作市スポーツ医療看護
　専門学校
広島県［3校］
㊱IGL医療福祉専門学校
㊲朝日医療専門学校広島校
㊳MSH医療専門学校
山口県［1校］
㊴東亜大学
香川県［1校］
㊵四国医療専門学校

愛媛県［1校］
㊶河原医療福祉専門学校
福岡県［4校］
㊷九州医療スポーツ専門学校
㊸福岡医健・スポーツ専門学校
㊹福岡医療専門学校
㊺福岡天神医療リハビリ専門学校
大分県［1校］
㊻大分医学技術専門学校
佐賀県［1校］
㊼九州医療専門学校

長崎県［3校］
㊾こころ医療福祉専門学校
㊿こころ医療福祉専門学校佐世保校
⑩長崎医療こども専門学校
鹿児島県［2校］
⑩今村学園ライセンスアカデミー
⑩鹿児島第一医療リハビリ専門学校
沖縄県［3校］
⑩専門学校沖縄統合医療学院
⑩SOLA沖縄保健医療工学院
⑩琉球リハビリテーション学院

142　医道の日本　2020年4月号

北海道 [5校]
❶札幌青葉鍼灸柔整専門学校
❷札幌スポーツ&メディカル専門学校
❸日本工学院北海道専門学校
❹北海道柔道整復専門学校
❺北海道メディカル・スポーツ専門学校
青森県 [1校]
❻八戸保健医療専門学校
岩手県 [1校]
❼盛岡医療福祉スポーツ専門学校★

宮城県 [4校]
❽赤門鍼灸柔整専門学校
❾仙台医健・スポーツ&こども専門学校
❿仙台接骨医療専門学校
⓫東日本医療専門学校
福島県 [2校]
⓬郡山健康科学専門学校
⓭福島医療専門学校

栃木県 [1校]
⓮帝京大学
群馬県 [3校]
⓯育英メディカル専門学校
⓰上武大学
⓱前橋東洋医学専門学校
埼玉県 [4校]
⓲大川学園医療福祉専門学校
⓳大宮医療専門学院
⓴呉竹医療専門学校
㉑さいたま柔整専門学校
千葉県 [2校]
㉒帝京平成大学（千葉キャンパス）
㉓了徳寺大学

東京都 [21校]
㉔アルファ医療福祉専門学校
㉕関東柔道整復専門学校
㉖北豊島医療専門学校
㉗首都医校
㉘新宿医療専門学校
㉙帝京科学大学（千住キャンパス）
㉚帝京短期大学
㉛帝京平成大学（池袋キャンパス）
㉜東京有明医療大学
㉝東京医療専門学校
㉞東京医療福祉専門学校
㉟東京柔道整復専門学校
㊱東京メディカル・スポーツ専門学校
㊲日本体育大学医療専門学校
㊳日本医学柔整鍼灸専門学校
㊴日本医療ビジネス大学校
㊵日本健康医療専門学校
㊶日本工学院八王子専門学校
㊷日本柔道整復専門学校
㊸日本総合医療専門学校
㊹了徳寺学園医療専門学校
神奈川県 [4校]
㊺神奈川柔整鍼灸専門学校
㊻呉竹鍼灸柔整専門学校
㊼横浜医療専門学校
㊽日本体育大学

山梨県 [1校]
㊾帝京科学大学
　（東京西キャンパス）
新潟県 [1校]
㊿新潟柔整専門学校
長野県 [2校]
51信州スポーツ
　医療福祉専門学校
52長野救命医療専門学校
石川県 [1校]
53北信越柔整専門学校
静岡県 [5校]
54静岡医療学園専門学校

55専門学校白寿医療学院
56専門学校浜松医療学院
57専門学校中央医療健康大学校
58常葉大学
岐阜県 [1校]
59岐阜保健大学医療専門学校
愛知県 [6校]
60中和医療専門学校
61東海医療科学専門学校
62名古屋医健スポーツ専門学校
63名古屋医専
64名古屋平成看護医療専門学校
65米田柔整専門学校

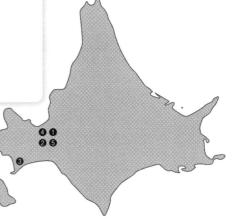

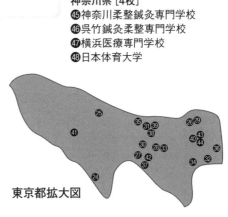

東京都拡大図

柔道整復師養成施設所在地一覧

★は2019年4月から2020年4月までに校名変更を行った、あるいは変更を予定している施設を示し、新校名を掲載している。

都道府県	学校名	郵便番号	住所	電話番号
北海道	札幌青葉鍼灸柔整専門学校	〒060-0053	札幌市中央区南3条東4丁目1-24	011-231-8989
	札幌スポーツ&メディカル専門学校	〒060-0061	札幌市中央区南1条西8丁目11-1	0120-35-1554
	日本工学院北海道専門学校	〒059-8601	登別市札内町184-3	0120-666-965
	北海道柔道整復専門学校	〒060-0042	札幌市中央区大通西18丁目	011-642-0731
	北海道メディカル・スポーツ専門学校	〒061-1374	恵庭市恵み野北2-12-4	0123-36-5500
青森県	八戸保健医療専門学校	〒031-0011	八戸市田向二丁目11-15	0178-24-5127
岩手県	盛岡医療福祉スポーツ専門学校★	〒020-0021	盛岡市中央通3-3-4	0120-071-089
宮城県	赤門鍼灸柔整専門学校	〒980-0845	仙台市青葉区荒巻青葉33-1	022-222-8349
	仙台医健・スポーツ&こども専門学校	〒984-0051	仙台市若林区新寺2丁目1-11	022-292-2141
	仙台接骨医療専門学校	〒983-0005	仙台市宮城野区福室3-4-16	0120-153-713
	東日本医療専門学校	〒981-1104	仙台市太白区中田4-4-35	022-381-8381
福島県	郡山健康科学専門学校	〒963-8834	郡山市図景2-9-3	024-936-7777
	福島医療専門学校	〒963-8026	郡山市並木3-2-23	024-933-0808
栃木県	帝京大学	〒320-8551	宇都宮市豊郷台1-1	028-627-7111
群馬県	育英メディカル専門学校	〒371-0844	前橋市古市町1-35-6	027-280-6811
	上武大学	〒372-8588	伊勢崎市戸谷塚町634-1	0270-32-1011
	前橋東洋医学専門学校	〒371-0843	前橋市新前橋町21-16	027-253-1205
埼玉県	大川学園医療福祉専門学校	〒357-0016	飯能市下加治345番地	042-974-8880
	大宮医療専門学院	〒330-0854	さいたま市大宮区桜木町4-203	048-673-7777
	呉竹医療専門学校	〒330-0854	さいたま市大宮区桜木町1-185-1	048-658-0001
	さいたま柔整専門学校	〒330-0075	さいたま市浦和区針ヶ谷2-6-16	048-831-0260
千葉県	帝京平成大学(千葉キャンパス)	〒290-0193	市原市うるいど南4-1	0436-74-5511
	了德寺大学	〒279-8567	浦安市明海五丁目8番1号	047-382-2111
東京都	アルファ医療福祉専門学校	〒194-0022	町田市森野1-7-8	042-729-1026
	関東柔道整復専門学校	〒190-0012	立川市曙町1-13-13	0120-492-241
	北豊島医療専門学校	〒116-0012	荒川区東尾久6-32-8	03-3895-3058
	首都医校	〒160-0023	新宿区西新宿1-7-3	03-3346-3000
	新宿医療専門学校	〒160-0017	新宿区左門町5番地	0120-207-750
	帝京科学大学(千住キャンパス)	〒120-0045	足立区千住桜木2-2-1	03-6910-1010
	帝京短期大学	〒151-0071	渋谷区本町6-31-1	03-3377-7270
	帝京平成大学(池袋キャンパス)	〒170-8445	豊島区東池袋2-51-4	03-5843-3111
	東京有明医療大学	〒135-0063	江東区有明2丁目9番1号	03-6703-7000
	東京医療専門学校	〒160-0008	新宿区四谷三栄町16番12号	03-3341-4043
	東京医療福祉専門学校	〒104-0032	中央区八丁堀1-11-11	03-3551-5751
	東京柔道整復専門学校	〒179-0084	練馬区氷川台3-31-13	0120-5920-21
	東京メディカル・スポーツ専門学校	〒134-0088	江戸川区西葛西3-1-16	03-5605-2930
	日本体育大学医療専門学校	〒158-0097	世田谷区用賀2-2-7	03-5717-6161
	日本医学柔整鍼灸専門学校	〒169-0075	新宿区高田馬場1-18-18	03-3208-7741
	日本医療ビジネス大学校	〒170-0005	豊島区南大塚1-59-4	03-3944-7559
	日本健康医療専門学校	〒111-0053	台東区浅草橋3-31-5	03-5835-1456
	日本工学院八王子専門学校	〒192-0983	八王子市片倉町1404-1	0120-444-700
	日本柔道整復専門学校	〒150-0031	渋谷区桜丘町20-1	03-3461-4740
	日本総合医療専門学校	〒116-0014	荒川区東日暮里6-25-13	03-5850-3500
	了德寺学園医療専門学校	〒130-0026	墨田区両国4-27-4	03-3846-5151
神奈川県	神奈川柔整鍼灸専門学校	〒252-0313	相模原市南区松が枝町7-5	042-740-7222
	呉竹鍼灸柔整専門学校	〒222-0033	横浜市港北区新横浜2-7-24	045-471-3731
	横浜医療専門学校	〒221-0056	横浜市神奈川区金港町9-12	045-440-1750
	日本体育大学	〒227-0033	横浜市青葉区鴨志田町1221-1	045-963-7900
山梨県	帝京科学大学(東京西キャンパス)	〒409-0193	上野原市八ツ沢2525	0554-63-4411

新潟県	新潟柔整専門学校	〒951-8142	新潟市中央区関屋大川前1-3-9	0120-555-898
長野県	信州スポーツ医療福祉専門学校	〒380-0816	長野市三輪1313	026-233-0555
	長野救命医療専門学校	〒389-0516	東御市田中66-1	0268-64-6699
石川県	北信越柔整専門学校	〒920-0816	金沢市山の上町5番5-2号	076-252-2171
静岡県	静岡医療学園専門学校	〒421-0115	静岡市駿河区みずほ5-14-22	054-256-7770
	専門学校白寿医療学院	〒410-2221	伊豆の国市南江間1949番地	055-947-5311
	専門学校浜松医療学院	〒434-0038	浜松市浜北区貴布祢232-3	053-585-1333
	専門学校中央医療健康大学校	〒422-8006	静岡市駿河区曲金6-7-15	054-202-8700
	常葉大学	〒431-2102	浜松市北区都田町1230番地	053-428-3511
岐阜県	岐阜保健大学医療専門学校	〒500-8281	岐阜市東鶉2-68	058-274-3227
愛知県	中和医療専門学校	〒492-8251	稲沢市東緑町1-1-81	0587-23-5235
	東海医療科学専門学校	〒450-0003	名古屋市中村区名駅南2-7-2	0120-758-551
	名古屋医健スポーツ専門学校	〒460-0008	名古屋市中区栄3-20-3	0120-532-305
	名古屋医専	〒450-0002	名古屋市中村区名駅4-27-1	052-582-3000
	名古屋平成看護医療専門学校	〒464-0850	名古屋市千種区今池1-5-31	0120-134-634
	米田柔整専門学校	〒451-0053	名古屋市西区枇杷島2丁目3-13	052-562-1210
滋賀県	甲賀健康医療専門学校	〒520-3403	甲賀市甲賀町鳥居野1085	0120-87-6177
京都府	京都医健専門学校	〒604-8203	京都市中京区衣棚町51-2	0120-448-808
	明治国際医療大学	〒629-0392	南丹市日吉町保野田ヒノ谷6-1	0771-72-1181
大阪府	大阪医専	〒531-0076	大阪市北区大淀中1-10-3	06-6452-0110
	大阪ハイテクノロジー専門学校	〒532-0003	大阪市淀川区宮原1-2-43	0120-33-8119
	大阪府柔道整復師会専門学校	〒550-0004	大阪市西区靱本町3丁目10番3号	06-6444-4171
	関西医療学園専門学校	〒558-0011	大阪市住吉区苅田6-18-13	06-6699-2222
	関西医療大学	〒590-0482	泉南郡熊取町若葉2-11-1	072-453-8251
	近畿医療専門学校	〒530-0047	大阪市北区西天満5丁目3番10号	06-6360-3003
	国際東洋医療学院	〒596-0076	岸和田市野田町2-2-8	072-429-5931
	東洋医療専門学校	〒532-0004	大阪市淀川区西宮原1-5-35	06-6398-2255
	平成医療学園専門学校	〒531-0071	大阪市北区中津6-10-15	0120-1049-91
	明治東洋医学院専門学校	〒564-0034	吹田市西御旅町7-53	06-6381-3811
	森ノ宮医療学園専門学校	〒537-0022	大阪市東成区中本4-1-8	06-6976-6889
	履正社医療スポーツ専門学校	〒532-0024	大阪市淀川区十三本町3-4-21	06-6305-6592
兵庫県	関西健康科学専門学校	〒659-0065	芦屋市公光町1-18	0797-22-7221
	宝塚医療大学	〒666-0162	宝塚市花屋敷緑ガ丘1	072-736-8600
岡山県	IPU・環太平洋大学	〒709-0863	岡山市東区瀬戸町観音寺721番地	086-908-0200
	朝日医療大学校	〒700-0026	岡山市北区奉還町2丁目7-1	086-255-2000
	美作市スポーツ医療看護専門学校	〒707-0412	美作市古町1701番地	0868-73-0003
広島県	IGL医療福祉専門学校	〒731-3164	広島市安佐南区伴東1丁目12-18	0120-849-501
	朝日医療専門学校広島校	〒733-0812	広島市西区己斐本町1丁目25番15号	082-507-1212
	MSH医療専門学校	〒733-0022	広島市西区天満町6-5	082-503-0003
山口県	東亜大学	〒751-8503	下関市一の宮学園町2-1	083-256-1111
香川県	四国医療専門学校	〒769-0205	綾歌郡宇多津町浜五番丁62-1	0877-41-2323
愛媛県	河原医療福祉専門学校	〒790-0014	松山市柳井町3-3-13	089-946-3388
福岡県	九州医療スポーツ専門学校	〒802-0077	北九州市小倉北区馬借1丁目1-2	093-531-5331
	福岡医健・スポーツ専門学校	〒812-0032	福岡市博多区石城町7-30	0120-717-261
	福岡医療専門学校	〒814-0005	福岡市早良区祖原3-1	092-833-6120
	福岡天神医療リハビリ専門学校	〒810-0004	福岡市中央区渡辺通4丁目3-7	092-738-7823
大分県	大分医学技術専門学校	〒870-8658	大分市千代町1-1-10	097-535-0201
佐賀県	九州医療専門学校	〒841-0027	鳥栖市松原町1709-2	0120-81-4545
長崎県	こころ医療福祉専門学校	〒850-0048	長崎市上銭座町11-8	0120-100-770
	こころ医療福祉専門学校佐世保校	〒857-0051	佐世保市浜田町1-22	0120-935-756
	長崎医療こども専門学校	〒850-0057	長崎市大黒町2-3	095-893-8900
鹿児島県	今村学園ライセンスアカデミー	〒890-0051	鹿児島市高麗町17-9	099-253-2889
	鹿児島第一医療リハビリ専門学校	〒899-4395	霧島市国分中央1-12-42	0995-48-5551
沖縄県	専門学校沖縄統合医療学院	〒901-2132	浦添市伊祖4-1-19	0120-873-104
	SOLA沖縄保健医療工学院	〒901-2223	宜野湾市大山7-9-8	0120-764-701
	琉球リハビリテーション学院	〒904-1201	国頭郡金武町字金武4348-2	098-983-2130

第28回あはき師国家試験問題

あん摩マッサージ指圧師およびはり師、きゅう師の第28回国家試験がそれぞれ2月22日（土）、23日（日）に行われた。本誌ではその試験問題を以下に掲載する。なお、正式解答は3月26日（木）、公益財団法人東洋療法研修試験財団のホームページにおいて発表されている。

●あん摩・マッサージ・指圧師試験
【午前・解答時間　3時間】

《専門基礎科目》

問題1　国民医療費に含まれないのはどれか。
1. 薬局調剤費　　　　2. 医科診療費
3. 訪問看護療養費　　4. 予防接種に要する費用

問題2　介護保険制度について正しいのはどれか。
1. 保険者は国である。
2. 1号被保険者は75歳以上の者である。
3. 利用にあたっては要介護認定が行われる。
4. 認定結果は要介護1から要介護7で示される。

問題3　75歳以上の者における医療制度の根拠となる現行の法律はどれか。
1. 医療法　　　　2. 健康増進法
3. 老人保健法　　4. 高齢者の医療の確保に関する法律

問題4　作業環境管理に該当するのはどれか。
1. 労働者の適正配置　　2. 保護具の点検・手入れ
3. 作業時間の制限　　　4. 空調設備の管理

問題5　母子保健法を根拠とする公費負担医療はどれか。
1. 未熟児療養医療
2. 小児慢性特定疾患対策医療費助成
3. 結核児童に対する療養の給付
4. 育成医療

問題6　芽胞を死滅させる消毒・滅菌法はどれか。
1. 高圧蒸気滅菌法　　2. 低温殺菌法
3. 日光消毒法　　　　4. 煮沸消毒法

問題7　集団を追跡調査して要因と疾病発生の関係を調べる研究法はどれか。
1. 記述疫学　　　　2. 横断研究
3. 症例対照研究　　4. コホート研究

問題8　1986年にヘルスプロモーションを健康づくりの戦略に位置付けたのはどれか。
1. リスボン宣言　　　2. ジュネーブ宣言
3. アルマ・アタ宣言　4. オタワ憲章

問題9　産生する毒素により食中毒を発症する病原体はどれか。
1. 黄色ブドウ球菌　　2. 腸炎ビブリオ

3. ノロウイルス　　　4. A型肝炎ウイルス

問題10　特定健康診査・特定保健指導について正しいのはどれか。
1. 健康増進法に基づいて実施される。
2. 実施主体は医療保険者である。
3. 20〜64歳が対象となる。
4. 特定健康診査の結果により4つのグループに分ける。

問題11　我が国の平均寿命について正しいのはどれか。
1. 死亡時年齢の平均値である。
2. 男女とも世界第1位である。
3. 男女とも80歳を超えている。
4. 近年の延びは40歳未満が寄与している。

問題12　あん摩マッサージ指圧師、はり師、きゅう師等に関する法律（あはき法）で施術者が業務停止処分の対象となるのはどれか。
1. 運転免許の停止処分を受けた場合
2. アルコール依存症で入院した場合
3. 大麻中毒と診断された場合
4. 民事裁判で損害賠償を請求された場合

問題13　あん摩マッサージ指圧師、はり師、きゅう師等に関する法律（あはき法）で衛生上害を生ずるおそれがあると認めるとき、施術者に対し、その業務に関して必要な指示をすることができるのはどれか。
1. 厚生労働大臣　　2. 地方厚生局長
3. 都道府県知事　　4. 保健所長

問題14　あん摩マッサージ指圧師、はり師、きゅう師等に関する法律（あはき法）で広告できるのはどれか。
1. 認定マッサージ師の有無　　2. 施術料金
3. 施術者の出身校　　　　　　4. 療養費支給申請の可否

問題15　あん摩マッサージ指圧師、はり師、きゅう師等に関する法律（あはき法）で30万円以下の罰金に処せられるのはどれか。
1. 施術所を開設したが必要な届出をしなかった。
2. あん摩マッサージ指圧師国家試験で不正行為をした。
3. 不正な事実に基づいてあん摩マッサージ指圧師免許を取得した。
4. あん摩マッサージ指圧師がはりの施術をした。

問題16　細胞小器官とその働きの組合せで正しいのはどれか。
1. 粗面小胞体 ———— 加水分解酵素による分解
2. ゴルジ装置 ———— カルシウムイオンの貯蔵

3. ミトコンドリア ── エネルギーの産生
4. リソソーム ──── 蛋白質の合成

問題17 左右の頭頂骨間の縫合はどれか。
1. 冠状縫合　　2. 矢状縫合
3. ラムダ縫合　4. 鱗状縫合

問題18 背部の筋で脊髄神経後枝に支配されるのはどれか。
1. 広背筋　2. 僧帽筋　3. 上後鋸筋　4. 頭板状筋

問題19 下肢帯の筋で下殿神経に支配されるのはどれか。
1. 大殿筋　2. 中殿筋　3. 梨状筋　4. 内閉鎖筋

問題20 胸管について正しいのはどれか。
1. 弁がみられる。
2. 右の静脈角に注ぐ。
3. 食道裂孔を通過する。
4. 第4腰椎の高さで形成される。

問題21 頸部の軟骨で声帯靭帯が付着するのはどれか。
1. 気管軟骨　　2. 披裂軟骨
3. 輪状軟骨　　4. 喉頭蓋軟骨

問題22 消化管壁でアウエルバッハ神経叢がみられるのはどれか。
1. 粘膜固有層　2. 粘膜筋板
3. 粘膜下組織　4. 筋層

問題23 腎臓内で腎盤（腎盂）と直接つながっているのはどれか。
1. 腎乳頭　2. 腎錐体　3. 腎杯　4. 腎柱

問題24 中枢神経でオリーブがあるのはどれか。
1. 中脳　2. 橋　3. 延髄　4. 小脳

問題25 脳神経で運動性の神経線維をもつのはどれか。
1. 嗅神経　2. 視神経　3. 内耳神経　4. 舌咽神経

問題26 眼球で前眼房と後眼房を隔てているのはどれか。
1. 水晶体　2. 虹彩　3. 毛様体　4. 硝子体

問題27 血漿蛋白の働きとして誤っているのはどれか。
1. 血液凝固　　　　2. 細胞への酸素供給
3. 膠質浸透圧の維持　4. 細胞へのアミノ酸供給

問題28 リンパ系について正しいのはどれか。
1. 毛細リンパ管の透過性は毛細血管より低い。
2. リンパ液には蛋白質が含まれる。
3. 歩行はリンパ液の輸送を抑制する。
4. リンパ節は血液凝固に関与する。

問題29 膵液について正しいのはどれか。
1. 脂肪分解酵素を含む。
2. ガストリンを含む。
3. ランゲルハンス島から分泌される。
4. 弱酸性である。

問題30 栄養素のうちエネルギー源にならないのはどれか。
1. アミノ酸　　2. グルコース
3. カルシウム　4. グリセロール

問題31 体温について正しい組合せはどれか。
1. ふるえ ── 放熱　2. 皮膚血管の収縮 ── 放熱

3. 発汗 ─── 産熱　4. カテコールアミン ── 産熱

問題32 腎臓について正しいのはどれか。
1. 白血球の新生を促すホルモンを分泌する。
2. 水素イオンの排泄により体液を酸性に傾かせる。
3. 蛋白質を尿中に排泄する。
4. 薬物の代謝物を尿中に排泄する。

問題33 性周期において排卵後に起こるのはどれか。
1. 基礎体温が低下する。
2. 子宮内膜が脱落する。
3. プロゲステロンの分泌が亢進する。
4. 卵胞が成熟する。

問題34 大脳で運動性言語中枢がある部位はどれか。
1. 前頭葉　2. 頭頂葉　3. 側頭葉　4. 後頭葉

問題35 脊髄反射について正しいのはどれか。
1. 伸張反射は多シナプス反射である。
2. 屈曲反射は痛み刺激により起こる。
3. 皮膚反射は単シナプス反射である。
4. 拮抗抑制は相反性のⅠb抑制である。

問題36 発痛増強物質として正しいのはどれか。
1. セロトニン　　　2. ヒスタミン
3. ロイコトリエン　4. ブラジキニン

問題37 細胞外液のpH調節に重要な器官はどれか。
1. 心臓　2. 肝臓　3. 肺　4. 甲状腺

問題38 潜函病の病因として適切なのはどれか。
1. 酸素　2. 窒素　3. 一酸化炭素　4. 二酸化炭素

問題39 出血性梗塞を最も起こしやすいのはどれか。
1. 肺　2. 心臓　3. 腎臓　4. 脾臓

問題40 心臓死の判定項目でないのはどれか。
1. 瞳孔反射の消失　2. 脈拍の停止
3. 呼吸運動の途絶　4. 体温の低下

問題41 再生能力が最も高いのはどれか。
1. 神経細胞　　2. 内皮細胞
3. 平滑筋細胞　4. 横紋筋細胞

問題42 異物型巨細胞に変化する細胞はどれか。
1. 組織球　2. 好中球　3. T細胞　4. B細胞

問題43 炎症の5大徴候でないのはどれか。
1. 発熱　2. 出血　3. 腫脹　4. 疼痛

問題44 放射線被曝が関与する悪性腫瘍はどれか。
1. 成人T細胞白血病　2. 甲状腺癌
3. 肝細胞癌　　　　　4. 子宮頸癌

問題45 クローヌスについて正しいのはどれか。
1. 強い痛みを伴う。
2. 錐体外路徴候の一種である。
3. 不規則な筋収縮である。
4. 著明な腱反射亢進でみられる。

問題46 小脳失調の特徴でないのはどれか。
1. 測定障害　2. 企図振戦
3. 洗面現象　4. 筋緊張低下

問題47　次の文で示す症例で最も適切な疾患はどれか。
「7歳の男児。外傷などの誘因はなく、右大腿から膝関節の痛みを訴えて来院した。」
1. ペルテス病　　　2. 発育性股関節形成不全
3. 先天性内反足　　4. モートン病

問題48　慢性腎不全の血液検査所見で上昇するのはどれか。
1. コレステロール　　2. クレアチニン
3. γ-GTP　　　　　4. CRP

問題49　血管雑音を聴取するのはどれか。
1. 高血圧　　　2. 狭心症
3. 心筋梗塞　　4. 腹部大動脈瘤

問題50　右季肋部痛をきたすのはどれか。
1. 急性膵炎　　　2. 心筋梗塞
3. 急性虫垂炎　　4. 総胆管結石

問題51　膝前十字靱帯損傷の検査法はどれか。
1. トーマステスト　　　2. パトリックテスト
3. マクマレーテスト　　4. ラックマンテスト

問題52　体温について正しいのはどれか。
1. 夜間は日中より高い。
2. 月経前は月経後より低い。
3. 腋窩温は直腸温より低い。
4. 甲状腺機能低下症で上昇する。

問題53　浮腫が最もみられやすいのはどれか。
1. 慢性肝炎　　　2. ネフローゼ症候群
3. 気管支喘息　　4. 関節リウマチ

問題54　高熱が持続し、日内変動が1℃以内なのはどれか。
1. 間欠熱　　2. 弛張熱　　3. 稽留熱　　4. 周期熱

問題55　ベル麻痺に伴うのはどれか。
1. 複視　　2. 味覚障害　　3. 鼻閉　　4. 舌痛

問題56　重症筋無力症について正しいのはどれか。
1. 呼吸筋は障害されない。
2. 症状は運動を反復すると悪化する。
3. 四肢では遠位筋優位に筋力が低下する。
4. 筋力低下は午前中に強く午後には軽快する。

問題57　骨粗鬆症患者に好発する骨折部位はどれか。
1. 上腕骨骨幹部　　2. 橈骨頸部
3. 大腿骨転子部　　4. 踵骨体部

問題58　上肢の骨折で偽関節になりやすい部位はどれか。
1. 鎖骨骨幹部　　　2. 上腕骨近位部
3. 橈骨遠位部　　　4. 舟状骨体部

問題59　腰部脊柱管狭窄症の治療で最も適切なのはどれか。
1. 膀胱直腸障害は観血的治療の適応である。
2. 片側性の下肢痛は保存的治療では改善しにくい。
3. 会陰部の異常感覚は保存的治療で改善しやすい。
4. 手術は脊椎固定術を要することが多い。

問題60　尿管結石の疼痛部位で誤っているのはどれか。
1. 背部　　2. 心窩部　　3. 腰部　　4. 鼠径部

問題61　更年期障害の症状でないのはどれか。
1. 頭痛　　2. 動悸　　3. 咳嗽　　4. ホットフラッシュ

問題62　肘部管症候群を疑う所見はどれか。
1. フローマン徴候陽性　　2. ファレンテスト陽性
3. 母指球筋の萎縮　　　　4. 下垂手

問題63　過活動膀胱で最もみられるのはどれか。
1. 夜間頻尿　　2. 蛋白尿
3. 血尿　　　　4. 排尿後の下腹部痛

問題64　気管支喘息について正しいのはどれか。
1. 死亡率は若年者で高い。
2. 日中に症状が出やすい。
3. 成人では完治しない。
4. 吸気時に喘鳴を聴取する。

問題65　白内障について正しいのはどれか。
1. 眼圧の上昇に伴う変化である。
2. 水晶体の混濁である。
3. 網膜神経線維の圧迫萎縮である。
4. 後天性失明の原因で最も多い。

問題66　メニエール病の症状でないのはどれか。
1. 耳痛　　2. めまい　　3. 耳鳴り　　4. 難聴

問題67　狭心症について正しいのはどれか。
1. 安静時には発症しない。
2. 心筋梗塞には移行しない。
3. 喫煙は危険因子である。
4. ニトログリセリンは無効である。

問題68　主に皮下結合組織に起こる急性化膿性炎症はどれか。
1. アトピー性皮膚炎　　2. 脂漏性皮膚炎
3. じんま疹　　　　　　4. 蜂窩織炎

問題69　細菌感染症はどれか。
1. 帯状疱疹　　2. 百日咳　　3. ポリオ　　4. 日本脳炎

次の文で示す症例について、問題70、問題71の問いに答えよ。
「63歳の女性。30年前に関節リウマチと診断された。両手の示指、中指にPIP関節屈曲、DIP関節過伸展の変形を認める。」

問題70　この手指変形はどれか。
1. Z変形　　　　2. ボタン穴変形
3. 槌指変形　　　4. 尺側偏位

問題71　本症例で、食事の際にスプーンが使いにくいと訴えた場合、最も適切な対応はどれか。
1. スプーンの柄を太くする。
2. 手指の筋力強化訓練を行う。
3. 手関節の固定装具を作製する。
4. 手指の関節可動域訓練を行う。

次の文で示す症例について、問題72、問題73の問いに答えよ。
「58歳の男性。1か月前に転倒し、右肩を打撲して以来、夜間痛がある。左手で支えれば右肩は側方挙上できるが、支えなければ90度以上の挙上が困難である。」

問題72　本症例でみられるのはどれか。
1. アリス徴候　　　　2. ガワーズ徴候
3. ティネル徴候　　　4. インピンジメント徴候

問題73　本症例で損傷の可能性が高いのはどれか。

1. 棘上筋　　2. 大円筋　　3. 上腕二頭筋　　4. 肩甲下筋

次の文で示す症例について、問題74、問題75の問いに答えよ。
「12歳の女児。頭痛、発熱と発疹が出現したが3日ほどで消失した。口腔内に発疹はなかった。その後、頸部のリンパ節腫大が続くため来院した。」

問題74　最も考えられる疾患はどれか。
1. 麻疹　　2. 風疹　　3. じんま疹　　4. 手足口病

問題75　この患者が最も接触してはならないのはどれか。
1. 高齢者　　　　　　2. 糖尿病患者
3. 妊娠初期の妊婦　　4. 同じ疾患の既感染者

【午後・解答時間　3時間】

《専門基礎科目》

問題76　感染症について正しいのはどれか。
1. 猩紅熱はウイルス感染症である。
2. 結核は垂直感染する。
3. 破傷風では筋のけいれんが起こる。
4. エイズはワクチンにより予防可能である。

問題77　逆流性食道炎の症状はどれか。
1. 下腹部痛　　2. 胸焼け　　3. 便秘　　4. 発熱

問題78　肝性脳症でみられるのはどれか。
1. 静止時振戦　　2. 企図振戦
3. 動作時振戦　　4. 羽ばたき振戦

問題79　ノーマライゼーションの考え方として正しいのはどれか。
1. 障害者施設を増やす。
2. 障害者同士の交流を深める。
3. 障害者の機能回復を促進する。
4. 障害者と健常者が地域で共に生活する。

問題80　回復期リハビリテーション病棟で医療チームの構成メンバーとなるのはどれか。
1. 柔道整復師　　　2. 義肢装具士
3. ジョブコーチ　　4. ケアマネジャー

問題81　運動性失語症の特徴で正しいのはどれか。
1. 劣位半球損傷で生じることが多い。
2. 障害言語野はウェルニッケ中枢である。
3. 頭に浮かんだ言葉が発語できない。
4. 正確な評価にはMMSEを用いる。

問題82　温熱療法の分類で深部熱に属するのはどれか。
1. 渦流浴　　　　　2. 極超短波
3. ホットパック　　4. パラフィン浴

問題83　下肢の運動と筋の組合せで正しいのはどれか。
1. 股関節の伸展 ―― 半膜様筋
2. 股関節の内旋 ―― 外閉鎖筋
3. 膝関節の伸展 ―― 縫工筋
4. 母趾の背屈 ――― 長趾伸筋

問題84　脳卒中に伴う運動障害で正しいのはどれか。

1. 小脳の障害では運動失調を伴う。
2. 痙性は上肢では伸筋群に出現しやすい。
3. 重度の錐体路障害では発症時に痙性麻痺となる。
4. 片麻痺の回復で最終段階では共同運動パターンとなる。

問題85　脳卒中の維持期リハビリテーションについて正しいのはどれか。
1. 歩行能力の改善は期待できない。
2. 医療保険でのリハビリテーションが主体となる。
3. 通所リハビリテーションでは機能訓練を行わない。
4. 就労年齢では復職に向けたリハビリテーションを行う。

問題86　脊髄損傷完全麻痺の損傷レベルとリハビリテーションで到達するADLとの組合せで正しいのはどれか。
1. 第3頸髄 ―― 人工呼吸器の使用
2. 第6頸髄 ―― BFOによる食事動作
3. 第8胸髄 ―― 電動車椅子による移動
4. 第4腰髄 ―― 長下肢装具による歩行

問題87　下肢切断で断端管理の目的として誤っているのはどれか。
1. 浮腫予防　　　　2. 筋力強化
3. 断端成熟促進　　4. 拘縮予防

問題88　脳性麻痺に生じる拘縮のない内反尖足に対する治療で最も適切なのはどれか。
1. 抗てんかん薬投与　　　2. ボツリヌス療法
3. ハムストリングス腱延長術　　4. 足関節固定術

問題89　コッドマン体操で正しいのはどれか。
1. 直立位で行う。
2. おもりは5kgが適切である。
3. おもりを持ち上げる運動を行う。
4. 関節可動域を拡大する。

問題90　脊髄小脳変性症の失調症状に対するリハビリテーションで正しいのはどれか。
1. 発症早期から車椅子操作訓練を行う。
2. 上肢に重錘を巻くと歩行が安定する。
3. 立位姿勢でのバランス訓練が有効である。
4. メトロノームを用いた歩行訓練が有効である。

《専門科目》

問題91　人と自然が相応しているとする考えはどれか。
1. 陰陽論　　2. 五行論　　3. 心身一如　　4. 天人合一説

問題92　五行色体における五主と五官の組合せで正しいのはどれか。
1. 肌肉 ―― 鼻　　2. 皮毛 ―― 口
3. 筋 ――― 舌　　4. 骨 ――― 耳

問題93　血の生理作用はどれか。
1. 臓腑を温める。
2. 外邪の侵入を防ぐ。
3. 組織を栄養する。
4. 体温を一定に維持する。

問題94　肺の生理作用はどれか。
1. 宣散　　2. 運化　　3. 統血　　4. 疏泄

問題95　腎虚でみられる腹証はどれか。
1. 心下痞鞕　　2. 胸脇苦満
3. 小腹不仁　　4. 少腹急結

問題96　腐熟を主る臓腑と表裏関係にある臓腑の生理作用は
どれか。
1. 全身の気機を調節する。
2. 水穀の精微を心に送る。
3. 津液を全身に散布する。
4. 精が漏れ出ることを防ぐ。

問題97　心が剋する臓の生理作用はどれか。
1. 発育を主る。
2. 神明を主る。
3. 治節を主る。
4. 統血を主る。

問題98　六淫とその特徴の組合せで正しいのはどれか。
1. 暑邪 —— 症状が変化しやすい
2. 風邪 —— 陽気を損傷しやすい
3. 寒邪 —— 津液を損傷しやすい
4. 湿邪 —— 気機を停滞しやすい

問題99　第3胸椎に付着する臓と表裏関係にある腑の生理作
用はどれか。
1. 胆汁の貯蔵　　2. 清濁の分別
3. 水穀の受納　　4. 糟粕の伝化

問題100　陰虚証の症状はどれか。
1. 自汗　　2. 潮熱　　3. 下痢　　4. 顔面蒼白

問題101　納気の失調で最も起こりやすい症状はどれか。
1. 噯気　　2. 太息　　3. 吃逆　　4. 喘息

問題102　十二経脈の連絡で正しいのはどれか。
1. 足の少陰経から手の厥陰経
2. 足の陽明経から手の太陰経
3. 足の太陽経から手の太陽経
4. 足の少陽経から手の少陽経

問題103　足の陽明経の流注で正しいのはどれか。
1. 内眼角に起こる。
2. 胸部では前正中線の外方4寸を下る。
3. 腹部では前正中線の外方6寸を下る。
4. 腓骨の前縁に沿って下る。

問題104　骨度で最も長いのはどれか。
1. 両額角髪際間　　2. 胸骨体下端から臍中央
3. 両乳頭間　　4. 中指尖から手関節横紋

問題105　前正中線の外方6寸にある募穴はどれか。
1. 中府　　2. 天枢　　3. 日月　　4. 期門

問題106　五要穴で慢性症状に用いるのはどれか。
1. 飛揚　　2. 地機　　3. 小海　　4. 孔最

問題107　腎の募穴が所属する経脈はどれか。
1. 任脈　　　　2. 足の少陰経
3. 足の少陽経　　4. 足の厥陰経

問題108　手関節横紋から経穴までの距離で正しいのはどれ
か。

1. 通里まで2寸　　2. 支正まで4寸
3. 郄門まで5寸　　4. 外関まで3寸

問題109　陰陵泉の後方1寸にあるのはどれか。
1. 陰谷　　2. 膝関　　3. 地機　　4. 犢鼻

問題110　肩甲骨上角の上方陥凹部にある経穴はどれか。
1. 天髎　　2. 天宗　　3. 臑兪　　4. 肩外兪

問題111　取穴法で正しいのはどれか。
1. 温溜は偏歴の上3寸に取る。
2. 承筋は飛揚の上3寸に取る。
3. 孔最は太淵の上7寸に取る。
4. 陰谷は太渓の上14寸に取る。

問題112　代謝が悪く、汗や尿が出にくい患者に対して補う
気の生理作用はどれか。
1. 固摂作用　　2. 温煦作用
3. 防御作用　　4. 気化作用

問題113　次の文で示す患者の経脈病証に対して原穴に施術
する際に正しいのはどれか。
「52歳の女性。2か月前から難聴とともに耳鳴りを感じるよ
うになった。右の目尻から頬にかけての痛みもあり、汗をよ
くかくようになった。」
1. 腕骨　　2. 陽池　　3. 丘墟　　4. 太渓

問題114　次の文で示す患者の病証に対して圧迫法を行う経
穴で最も適切なのはどれか。
「23歳の女性。食事の時に涎が出にくい。雨降り前になる
と気分がすぐれず、食欲がない。上下肢に内出血ができやす
い。」
1. 内関　　2. 内庭　　3. 陰谷　　4. 陰陵泉

問題115　腹痛の病因と痛み所見の組合せで正しいのはどれ
か。
1. 食滞 —— 排便すると軽くなる
2. 血瘀 —— 冷やすと緩和する
3. 陽虚 —— 脇腹まで広がる
4. 気滞 —— 圧迫すると軽減する

問題116　次の文で示す患者の病証で最も適切な治療方針は
どれか。
「28歳の女性。3か月前から頭痛がある。保育士をしている
が、保護者とのトラブルなどストレスが絶えない。めまいや
顔が熱くなるなどの随伴症状があり、口が苦くなる。舌質紅、
脈弦。」
1. 風邪を除く。
2. 陽気の上昇を抑える。
3. 痰飲を除く。
4. 瘀血をとる。

問題117　次の文で示す患者の病証で治療対象となる臓腑と
して最も適切なのはどれか。
「75歳の男性。主訴は安静時の手のふるえ。歩行時に第一
歩が出にくい。頭痛や耳鳴り、便秘もみられる。舌質紅、脈
弦数。」
1. 肝　　2. 心　　3. 脾　　4. 肺

問題118　次の文で示す患者の病証の治療方針として適切で
ないのはどれか。

「71歳の男性。1か月前に窓を開けたまま寝てしまい、寒さで目が覚めたところ、右の眉と口角が下がっていた。脳のMRI検査で異常はなかった。」
1. 風を追い出す。
2. 寒を散じる。
3. 痰飲を除く。
4. 気血の滞りを除く。

問題119 次の文で示す患者の病証の治療方針として最も適切なのはどれか。
「67歳の男性。最近、血圧が高くなってきた。普段から頭がぼんやりして、不眠で熟睡感がない。痰が多く、口が粘る。便は泥状。舌質紅、胖大舌、脈は濡数。」
1. 湿熱を除く。
2. 肝鬱を抑える。
3. 心火を下げる。
4. 虚熱を除く。

問題120 関節リウマチの診療においてSOAP形式で記録する場合、Oに該当するのはどれか。
1. パラフィン浴
2. スワンネック変形
3. 手指のこわばり感
4. 機能障害分類クラスⅢ

問題121 痛みの評価法で、患者が想像できる最大の痛みを10とし、0から10の11段階で現在の痛みの程度を評価する方法はどれか。
1. カテゴリカルスケール
2. フェイススケール
3. ニューメリカル レイティングスケール（NRS）
4. ビジュアルアナログスケール（VAS）

問題122 目の疲労に対する頭板状筋への局所施術として最も適切な経穴はどれか。
1. 頭維　　2. 風池　　3. 肩井　　4. 肩外兪

問題123 虫垂炎を疑う患者に対して、マックバーネー点の圧痛を診るときに指標となる部位はどれか。
1. 関元穴の右外方約2寸
2. 右肓兪穴の下方約5分
3. 右天枢穴の内方約2寸
4. 右大横穴の下方約1寸5分

問題124 徒手検査法の陽性所見と罹患部への施術部位との組合せで適切なのはどれか。
1. チェアテスト　　　　　　　円回内筋部
2. モーレイテスト　　　　　　肩甲挙筋部
3. アイヒホッフテスト　　　　長母指外転筋部
4. スピードテスト　　　　　　上腕三頭筋部

問題125 次の文で示す患者の罹患筋として最も適切なのはどれか。
「52歳の女性。主訴は右肩痛。最近、エプロンの腰ひもを背中で結ぼうとすると右肩が痛む。リフトオフテスト時に主訴が再現する。」
1. 肩甲下筋　　2. 棘上筋　　3. 小円筋　　4. 上腕筋

問題126 変形性膝関節症で膝蓋大腿関節の疼痛とざらつきを診る徒手検査法として最も適切なのはどれか。
1. グラスピングテスト　　2. マクマレーテスト
3. 膝蓋跳動　　　　　　　4. 膝蓋骨圧迫テスト

問題127 次の文で示す症例について、身体診察でみられる

可能性が最も高いのはどれか。
「65歳の男性。3年ほど前から手のふるえが出現し、徐々に進行している。また動作が緩慢となり、すくみ足もみられ、顔の表情も乏しくなっている。便秘もある。」
1. 歯車現象　　　　　　　　　2. 足底部の知覚鈍麻
3. バビンスキー反射陽性　　　4. アキレス腱反射亢進

問題128 脳血管障害で顔面神経麻痺となった患者の罹患筋に施術する場合、対象となる筋として最も適切なのはどれか。
1. 前頭筋　　2. 側頭筋　　3. 頬筋　　4. 咬筋

問題129 尺骨神経麻痺で施術の対象となる麻痺筋はどれか。
1. 母指内転筋　　2. 腕橈骨筋　　3. 長掌筋　　4. 上腕筋

問題130 次の文で示す症例に対する徒手検査で陽性となる可能性が最も高いのはどれか。
「55歳の女性。長期にわたり人工透析を受けている。早朝に手掌の橈側にしびれが生じ、最近では母指球筋の萎縮もみられる。」
1. フローマン徴候　　　　2. ファレンテスト
3. 肘関節屈曲テスト　　　4. トムゼンテスト

問題131 次の文で示す症例に対して最も考えられるのはどれか。
「80歳の女性。200mの歩行で左下腿に痛みやしびれが生じ歩けなくなる。手押し車での歩行では症状は出ない。左膝蓋腱反射は減弱、両下肢動脈拍動の触知は良好である。」
1. 腰椎椎間板ヘルニア　　　2. 閉塞性動脈硬化症
3. 椎間関節性腰痛　　　　　4. 腰部脊柱管狭窄症

問題132 次の文で示す患者に対して筋力の回復を図るのに最も適切なのはどれか。
「70歳の女性。最近、歩行時に平坦な場所でもつま先が引っかかるようになった。室内でスリッパを履いていると脱げそうになり、階段を降りる時には怖くなる。」
1. 大腿四頭筋　　　2. 大腿二頭筋
3. 下腿三頭筋　　　4. 前脛骨筋

問題133 次の文で示す症例について、罹患筋への局所施術として最も適切な経穴はどれか。
「14歳の男子。野球の投手。オーバースローの投球動作でリリース期に肩の後方に痛みがある。」
1. 天宗　　2. 臑兪　　3. 臑会　　4. 肩髎

問題134 スポーツ障害と局所施術の対象となる筋との組合せで正しいのはどれか。
1. オスグッド病　　　　　　　大腿筋膜張筋
2. 鵞足炎　　　　　　　　　　長内転筋
3. フォアハンドテニス肘　　　長橈側手根伸筋
4. シンスプリント　　　　　　後脛骨筋

次の文で示す症例について、問題135、問題136の問いに答えよ。
「41歳の男性。2か月前から大腿及び下腿後面、足底にかけて痛みが出現した。MRI検査で椎間板ヘルニアと診断されている。SLRテスト陽性。」

問題135 身体診察で患側にみられる可能性が最も高いのはどれか。

1. アキレス腱反射亢進　　2. ケンプ徴候陽性
3. 足関節底屈力の減弱　　4. 足背部母趾側の触覚鈍麻

問題136　本症例で経脈流注を考慮した施術を行う場合、最も適切なのはどれか。
1. 足の厥陰経　　2. 足の太陰経
3. 足の陽明経　　4. 足の太陽経

次の文で示す症例について、**問題137**、**問題138**の問いに答えよ。
「65歳の男性。主訴は肥満。過食によって徐々に体重が増加し、リンゴ型の肥満症と診断された。肥満以外の症状はない。身長170cm、体重85kg。」

問題137　本症例について正しいのはどれか。
1. BMI 24　　　　　　　　　2. 褐色脂肪細胞の増加
3. ウエストとヒップの比は0.8　　4. 内臓脂肪の蓄積

問題138　本症例の肥満に対する日常の指導として最も適切なのはどれか。
1. 座浴で発汗を促す入浴　　2. 糖質を制限した食事
3. 食事回数を減らす　　　　4. 階段昇降による運動

次の文で示す症例について、**問題139**、**問題140**の問いに答えよ。
「71歳の女性。主訴は慢性の便秘。最近は硬い便で4日に1回となった。便意がなく、食欲も減退し口が渇く。腹力もない。病院では機能性便秘と言われた。」

問題139　本症例の発生要因を明らかにするために必要な情報はどれか。
1. 食事時間　　2. 入浴状況
3. 水分摂取量　　4. 残便感の状態

問題140　本症例にみられる病証で最も適切なのはどれか。
1. 実熱証　　2. 実寒証　　3. 虚寒証　　4. 虚熱証

問題141　あん摩施術で正しいのはどれか。
1. 滑剤を用いる。
2. 求心性に行う。
3. 皮膚に直接行う。
4. 運動法が含まれる。

問題142　マッサージの軽擦法で主に関節横紋上に沿って行うのはどれか。
1. 母指軽擦　　2. 環状軽擦
3. 指顆軽擦　　4. 四指軽擦

問題143　高齢女性への施術で最も注意が必要なのはどれか。
1. 殿部への手根揉捏　　2. 大腿部への把握揉捏
3. 肩上部への宿気打　　4. 背部への手掌圧迫

問題144　関節モビライゼーションの目的はどれか。
1. 関節包内運動の改善　　2. 筋膜の伸張性の改善
3. 関節周囲筋の強化　　　4. 滑液の分泌抑制

問題145　徒手検査所見が陽性の病態で手技療法が最も適応となるのはどれか。
1. ドロップアームテスト　　2. トーマステスト
3. ラックマンテスト　　　　4. トンプソンテスト

問題146　Ib抑制を利用し、最も効果的に筋を弛緩させる刺激部位はどれか。
1. 筋腱移行部　　2. 最大筋腹部
3. 関節裂隙部　　4. 拮抗筋起始部

問題147　体性－自律神経反射を利用して月経痛の治療を行う場合、施術を行うデルマトームで最も適切なのはどれか。
1. Th5－Th9　　2. Th10－L1
3. L3－L5　　　4. S2－S4

問題148　足関節捻挫による腫脹を下腿部への施術により改善させる作用はどれか。
1. 鎮静作用　　2. 反射作用
3. 誘導作用　　4. 転調作用

問題149　軽擦法によるオキシトシン放出で重要な部位はどれか。
1. 視床下部　　2. 松果体　　3. 甲状腺　　4. 副腎皮質

問題150　生体に加えられた種々の刺激が、下垂体－副腎皮質系を賦活することを指摘しているのはどれか。
1. 圧自律神経反射　　2. ストレス学説
3. ホメオスタシス　　4. ゲートコントロール説

●はり師・きゅう師試験
【午前・解答時間　3時間】

《専門基礎科目》

問題1　要介護者に対して、居宅、通所、短期間宿泊により、入浴、排泄、食事等の介護、その他の日常生活上の世話や機能訓練を行うのはどれか。
1. 小規模多機能型居宅介護
2. 認知症対応型共同生活介護
3. 定期巡回・随時対応型訪問介護看護
4. 地域密着型通所介護

問題2　加入者と医療保険の組合せで正しいのはどれか。
1. 自営業者 ──────── 共済組合
2. 国家公務員 ────── 協会けんぽ
3. 私立学校教員 ──── 健康保険組合
4. 無職者 ──────── 国民健康保険

問題3　ヒトを対象とした医学研究の倫理について定めたのはどれか。
1. アルマ・アタ宣言　　2. 患者の権利宣言
3. ジュネーブ宣言　　　4. ヘルシンキ宣言

問題4　疾病の三次予防はどれか。
1. 健康教育　　2. 予防接種
3. 健康診査　　4. リハビリテーション

問題5　精神保健について誤っているのはどれか。
1. 長期に社会的入院をしている患者に退院促進支援事業を行う。
2. 地域医療計画に精神疾患が加えられた。
3. ハローワークで就労支援を行う。
4. 精神保健福祉センターは各市町村に置かれる。

問題6　白内障の原因になりにくいのはどれか。

1. 紫外線　　2. 可視光線　　3. 赤外線　　4. マイクロ波

問題7　高齢者の医療の確保に関する法律に基づいて実施されるのはどれか。
1. がん検診　　　　2. 肝炎ウイルス検診
3. 特定健康診査　　4. 骨粗鬆症検診

問題8　日本人の食生活について過剰摂取となっている栄養素はどれか。
1. 食物繊維　　2. カルシウム
3. 亜鉛　　　　4. ナトリウム

問題9　1994年の国際人口開発会議（カイロ会議）で提唱された性と生殖に関する概念はどれか。
1. リプロダクティブ・ヘルス／ライツ
2. プライマリ・ヘルス・ケア
3. ヘルスプロモーション
4. ファミリー・プランニング

問題10　感染症の予防及び感染症の患者に対する医療に関する法律（感染症法）に定められた感染症で致命率が最も高いのはどれか。
1. エボラ出血熱
2. 中東呼吸器症候群（MERS）
3. 腸管出血性大腸菌感染症
4. デング熱

問題11　曝露群が非曝露群に比べて何倍疾病に罹りやすいかを示す疫学指標はどれか。
1. 相対危険　　　　2. 寄与危険
3. 寄与危険割合　　4. 集団寄与危険

問題12　施術所の名称を考えるときに遵守しなければならない法律はどれか。
1. 医師法
2. 医療法
3. 保健師助産師看護師法
4. 理学療法士及び作業療法士法

問題13　あん摩マッサージ指圧師、はり師、きゅう師等に関する法律（あはき法）ではり師、きゅう師免許を受けようとするとき、申請書に添える必要がないのはどれか。
1. 麻薬、大麻もしくはあへんの中毒者であるかないかに関する医師の診断書
2. 戸籍の謄本または抄本
3. はり師、きゅう師の学校または養成施設の卒業（修了）証明書
4. はり師国家試験、きゅう師国家試験合格証書の写し

問題14　あん摩マッサージ指圧師、はり師、きゅう師等に関する法律（あはき法）で施術者もしくは施術所の開設者から必要な報告を提出させることができるのはどれか。
1. 市町村長　　　　2. 都道府県知事
3. 地方厚生局長　　4. 厚生労働大臣

問題15　あん摩マッサージ指圧師、はり師、きゅう師等に関する法律（あはき法）であらかじめ届出なければならないのはどれか。
1. 専ら出張による業務を始めるとき
2. 休止していた施術所を再開するとき

3. 届出区域外に滞在して業務を行おうとするとき
4. 施術所を廃止しようとするとき

問題16　発生について正しいのはどれか。
1. 精子と卵子は腟内で受精する。
2. 着床は桑実胚の段階で起こる。
3. 真皮は中胚葉から分化する。
4. 胎盤では母体と胎児の血液が混ざり合う。

問題17　椎骨で黄色靭帯が付着するのはどれか。
1. 椎体　　2. 椎弓　　3. 横突起　　4. 棘突起

問題18　背部の筋で正しいのはどれか。
1. 菱形筋は肩甲骨を上内方に引く。
2. 板状筋は脊柱起立筋の一つである。
3. 後頭下筋群は大後頭神経に支配される。
4. 横突棘筋で長さが最も短いのは多裂筋である。

問題19　内腸骨動脈の枝はどれか。
1. 上直腸動脈　　　　　2. 上殿動脈
3. 内側大腿回旋動脈　　4. 卵巣動脈

問題20　胎児循環で酸素を最も多く含む血液が流れているのはどれか。
1. 臍静脈　　2. 下大静脈　　3. 上行大動脈　　4. 臍動脈

問題21　舌の分界溝前に一列に並ぶのはどれか。
1. 糸状乳頭　　2. 茸状乳頭
3. 有郭乳頭　　4. 葉状乳頭

問題22　精巣で男性ホルモンを分泌するのはどれか。
1. 精祖細胞　　　　2. 精母細胞
3. セルトリ細胞　　4. ライディッヒ細胞（間細胞）

問題23　下垂体について正しいのはどれか。
1. 前葉の働きは視床下部の支配を受ける。
2. 後葉は乳腺刺激ホルモンを分泌する。
3. 神経性下垂体では下垂体門脈系が形成される。
4. 腺性下垂体は胎生期に神経管から独立してできる。

問題24　成人の脊髄円錐の高さはどれか。
1. 第11胸椎　　2. 第2腰椎　　3. 第4腰椎　　4. 仙骨

問題25　脛骨神経について正しいのはどれか。
1. 腰神経叢の枝である。
2. 梨状筋上孔を通る。
3. 大腿二頭筋短頭を支配する。
4. 膝窩中央を通る。

問題26　内耳の前庭でみられるのはどれか。
1. ラセン器　　2. 蝸牛管　　3. 平衡斑　　4. 膨大部稜

問題27　二酸化炭素運搬に関わる主要な血液成分はどれか。
1. アルブミン　　　2. ヘモグロビン
3. 重炭酸イオン　　4. 水

問題28　心周期で心室内圧が動脈圧より高い時期はどれか。
1. 等容性収縮期　　2. 駆出期
3. 等容性弛緩期　　4. 充満期

問題29　呼吸運動を促進するのはどれか。
1. 体温の低下　　　　　2. 血中水素イオン濃度の減少
3. 血中酸素分圧の増加　4. 大動脈小体の興奮

問題30　嚥下について正しいのはどれか。
1. 嚥下中枢は脊髄にある。
2. 口腔相では舌を使って食塊を喉頭に送る。
3. 咽頭相では咽頭から鼻腔への出口は閉鎖される。
4. 食道相では随意運動によって食塊が輸送される。

問題31　蛋白質について正しいのはどれか。
1. 細胞膜には含まれない。
2. β酸化により代謝される。
3. 4種類のアミノ酸からなる。
4. 細胞の主要な構成成分である。

問題32　体温について正しいのはどれか。
1. 口腔温は直腸温より高い。
2. 体幹の皮膚温は四肢の皮膚温より低い。
3. 摂食により体温は上昇する。
4. 基礎代謝亢進により体温は低下する。

問題33　腎糸球体でろ過されるのはどれか。
1. グルコース　　2. アルブミン
3. 赤血球　　　　4. 白血球

問題34　遠心路が自律神経の反射はどれか。
1. 膝蓋腱反射　　2. 腹壁反射
3. 対光反射　　　4. ヘーリング・ブロイエル反射

問題35　熟練した運動の学習に重要なのはどれか。
1. 小脳　　2. 視床　　3. 一次運動野　　4. 補足運動野

問題36　心肺部圧受容器が関わる臓器感覚はどれか。
1. 渇き　　2. 空腹　　3. 尿意　　4. 便意

問題37　免疫系の細胞について正しいのはどれか。
1. ヘルパーT細胞は異物を貪食する。
2. キラーT細胞はB細胞の分裂を助ける。
3. B細胞は形質細胞に分化する。
4. NK細胞はヒスタミンを分泌する。

問題38　感染症はどれか。
1. 白内障　　　　　　　　2. 心筋梗塞
3. ラムゼイ ハント症候群　4. 痛風

問題39　慢性肺うっ血の原因はどれか。
1. 左心不全　　2. 肝硬変
3. 消化管出血　4. 広範な熱傷

問題40　創傷の治癒過程で最も遅い時期にみられるのはどれか。
1. 水腫　　　　　　　　2. 好中球浸潤
3. 毛細血管の増生　　　4. 膠原線維の増生

問題41　化膿性炎症の起炎菌として最も適切なのはどれか。
1. 結核菌　　　　2. ブドウ球菌
3. ジフテリア菌　4. コレラ菌

問題42　抗体を産生する細胞はどれか。
1. 形質細胞　　2. 樹状細胞
3. T細胞　　　4. マクロファージ

問題43　自己免疫疾患と自己抗体の組合せで正しいのはどれか。
1. 全身性エリテマトーデス ── 抗核抗体

2. 橋本病 ─────────── 抗基底膜抗体
3. 糸球体腎炎 ──────── 抗マイクロゾーム抗体
4. 関節リウマチ ─────── 抗ミトコンドリア抗体

問題44　腺癌の発生頻度が最も高いのはどれか。
1. 皮膚　　2. 舌　　3. 子宮頸部　　4. 膵臓

問題45　脳血管障害により片側顔面と反対側半身の温痛覚障害をきたす部位はどれか。
1. 大脳　　2. 小脳　　3. 橋　　4. 延髄

問題46　改訂長谷川式簡易知能評価スケールの質問で、アルツハイマー病では病初期から答えられないのはどれか。
1. お歳はいくつですか。
2. 100から7を順番に引いてください。
3. これから言う3つの言葉を言ってみてください。
4. 先ほど覚えてもらった言葉をもう一度、言ってみてください。

問題47　排尿障害の検査で初めに行うのはどれか。
1. 神経伝導検査　　　　2. 膀胱内視鏡検査
3. 腹部超音波検査　　　4. 腹部エックス線検査

問題48　右股関節に屈曲拘縮がある患者の歩行時の特徴で正しいのはどれか。
1. 左の歩幅の減少　　　2. 右立脚相後期の腰椎前弯減少
3. はさみ脚歩行　　　　4. 左トレンデレンブルグ徴候

問題49　疾患と視診所見の組合せで誤っているのはどれか。
1. アジソン病 ──────── 恥毛脱落
2. バセドウ病 ──────── 眉弓部突出
3. クッシング病 ─────── 水牛様脂質沈着
4. 甲状腺機能低下症 ── 眉毛外側 $\frac{1}{3}$ 脱落

問題50　咳嗽について正しいのはどれか。
1. 誤嚥では生じない。
2. 生体防御反応の一つである。
3. 心不全では生じない。
4. 長期間持続するときは鎮咳薬で経過をみる。

問題51　頸椎を後側屈して頭部を圧迫する理学検査はどれか。
1. アドソンテスト　　　　2. スパーリングテスト
3. ペインフルアークサイン　4. ヤーガソンテスト

問題52　脈拍について正しいのはどれか。
1. 貧血では頻脈を呈する。
2. 頭蓋内圧亢進時は頻脈を呈する。
3. 甲状腺機能亢進症では徐脈を呈する。
4. うっ血性心不全では徐脈を呈する。

問題53　腹部触診について正しいのはどれか。
1. 聴診より先に行う。
2. 最初は柔らかく触れる。
3. 疼痛部位を最初に触れる。
4. 体位変換は必要ない。

問題54　ショックの分類と原因の組合せで正しいのはどれか。
1. 血液量減少性ショック ─── 熱傷
2. 心原性ショック ──────── 緊張性気胸
3. 血液分布異常性ショック ── 心筋梗塞
4. 閉塞性ショック ──────── 消化管出血

問題55 次の文で示す症例の確定診断のために最も重要な検査はどれか。

「25歳の男性。10日前に上気道炎に罹患、3日前から両下肢の粗大筋力が低下、後に両上肢へと進展した。」

1. 頸椎MRI検査
2. 末梢神経伝導速度検査
3. 血中CK値測定
4. 遺伝子検査

問題56 次の文で示す症例に対する歩行介助で最も適切なのはどれか。

「58歳の男性。2年前から右手の振戦が出現、後に動作が緩慢になってきた。急に狭くなる場所では足が前に出ない。」

1. 静かに見守る。
2. 積極的に会話する。
3. 速いテンポの音楽を流す。
4. メトロノームでリズムをとる。

問題57 白血病についてウイルスが原因で日本の西南地方に多いのはどれか。

1. 成人T細胞白血病
2. 慢性骨髄性白血病
3. 急性骨髄性白血病
4. 急性リンパ性白血病

問題58 大腿骨頭すべり症で陽性になるのはどれか。

1. アイヒホッフテスト
2. ピボットシフトテスト
3. ドレーマン徴候
4. ピアノキー徴候

問題59 頸椎椎間板ヘルニアについて正しいのはどれか。

1. 神経根症では上肢に腱反射の亢進を認める。
2. 神経根症では腹壁反射の消失を認める。
3. 脊髄症では下肢に腱反射の減弱を認める。
4. 脊髄症では下肢に病的反射を認める。

問題60 尿路結石の再発予防に有用なのはどれか。

1. 水分摂取
2. 尿酸排泄促進薬内服
3. 柑橘類摂取
4. ホウレンソウ摂取

問題61 血液疾患と症状の組合せで正しいのはどれか。

1. 鉄欠乏性貧血 ―― 末梢神経障害
2. 悪性リンパ腫 ―― 舌炎
3. 急性白血病 ―― 出血傾向
4. 再生不良性貧血 ―― リンパ節腫脹

問題62 高血圧と耐糖能異常のいずれも認めないのはどれか。

1. 褐色細胞腫
2. アジソン病
3. クッシング症候群
4. 原発性アルドステロン症

問題63 自己免疫機序が関与しないのはどれか。

1. 悪性貧血
2. 溶血性貧血
3. 鉄欠乏性貧血
4. 再生不良性貧血

問題64 次の文で示す症例の病態で正しいのはどれか。

「85歳の女性。左大腿骨頸部骨折の手術を受けた翌日の夜に、ちぐはぐな言動が出現した。」

1. せん妄
2. 認知症
3. うつ病
4. 不安神経症

問題65 続発性脂質異常症の診断に有用でないのはどれか。

1. 肥満度
2. 血尿の有無
3. HbA1c
4. 甲状腺ホルモン値

問題66 呼吸器感染症について正しいのはどれか。

1. 非結核性抗酸菌は人から人へ感染する。
2. 感冒の原因は主に細菌感染である。

3. 肺結核の治療は抗菌薬の単剤治療である。
4. 肺炎治療で菌の耐性化が問題となっている。

問題67 COPDについて正しいのはどれか。

1. 女性に多い。
2. 拘束性換気障害を呈する。
3. 安静時の呼吸困難が特徴である。
4. 増悪予防にはインフルエンザワクチン接種は有効である。

問題68 帯状疱疹について正しいのはどれか。

1. 抗ウイルス薬が有効である。
2. 発疹は両下肢に好発する。
3. コプリック斑が出現する。
4. 小児期に発症する。

問題69 潜伏期間が最も長いのはどれか。

1. 流行性耳下腺炎
2. エイズ
3. ジフテリア
4. 破傷風

問題70 潰瘍性大腸炎の特徴で正しいのはどれか。

1. 大腸壁の全層に炎症を起こす。
2. 痔瘻合併の頻度が高い。
3. 直腸から口側へと病変が連続する。
4. 回盲部に好発する。

問題71 ウイルス性肝炎と感染経路の組合せで正しいのはどれか。

1. A型 ―― 血液への暴露
2. B型 ―― 性行為
3. C型 ―― 獣肉摂取
4. E型 ―― 生鮮魚介類摂取

問題72 食道癌について正しいのはどれか。

1. 腺癌が多い。
2. 若年者に多い。
3. 女性に多い。
4. アルコールは危険因子である。

問題73 脳卒中の急性期リハビリテーションについて正しいのはどれか。

1. 神経症状の増悪がある場合には動作を伴う訓練は行わない。
2. 起立性低血圧に対する配慮は必要ない。
3. 歩行訓練で長下肢装具を用いることはない。
4. ベッド上でのポジショニングは必要ない。

問題74 徒手筋力テストで正しいのはどれか。

1. MMT1では筋収縮が全く認められない。
2. MMT2では筋収縮はみられるが関節運動は起こらない。
3. MMT3では抵抗を加えなければ重力に抗して正常可動域いっぱいに動く。
4. MMT4は筋力正常である。

次の文で示す症例について、**問題75**、**問題76**の問いに答えよ。

「35歳の女性看護師。皮膚の黄染、全身倦怠感にて受診。針刺しの既往がある。肝炎ウイルスマーカーでは、HCV抗体陽性、HCV-RNA陽性で、他は陰性であった。」

問題75 本疾患について正しいのはどれか。

1. 生ガキの摂取で起こる。
2. 慢性化の頻度が高い。
3. 劇症肝炎へ進展しやすい。
4. ワクチン予防が可能である。

問題76　本疾患に合併する悪性腫瘍で上昇する腫瘍マーカーはどれか。
1. CA 125　　2. SCC　　3. CEA　　4. AFP

次の文で示す症例について、問題77、問題78の問いに答えよ。
「83歳の女性。昨夜から左膝痛と38℃の発熱が出現した。左膝関節に熱感、腫脹および膝蓋跳動を認める。関節液の偏光顕微鏡観察で異常を認めた。」

問題77　最も可能性の高い疾患はどれか。
1. 化膿性関節炎　　2. 関節リウマチ
3. 偽痛風　　　　　4. 変形性膝関節症

問題78　本症例に特徴的な単純エックス線所見はどれか。
1. 骨棘形成　　2. 関節裂隙狭小化
3. 骨びらん　　4. 半月板石灰化

次の文で示す症例について、問題79、問題80の問いに答えよ。
「60歳の男性。高血圧にて内服加療中。2日前から38℃の発熱、昨日から嘔吐と頭部全体の痛みがある。意識レベルはJCSでI-1、血圧は178/90mmHgである。」

問題79　最も考えられる疾患はどれか。
1. 高血圧性脳症　　2. 髄膜炎
3. 群発頭痛　　　　4. 小脳出血

問題80　本症例で確認すべき所見はどれか。
1. ケルニッヒ徴候　　2. ホルネル徴候
3. バレー徴候　　　　4. ロンベルグ徴候

《専門基礎科目》

問題81　回復期リハビリテーション病棟で作業療法としてよく行われるのはどれか。
1. 歩行訓練　　2. 巧緻動作訓練
3. 嚥下訓練　　4. 立ち上がり動作訓練

問題82　正常歩行のサイクルで正しいのはどれか。
1. 立脚中期に全足接地をする。
2. 二重支持期は40%である。
3. 立脚相で膝関節は1回屈曲する。
4. 遊脚相が立脚相より時間が長い。

問題83　脳卒中片麻痺患者の動作について正しいのはどれか。
1. 衣服を着るときは健側から行う。
2. ベッドでの起き上がりは患側を下にする。
3. 歩行時には杖を健側で持つ。
4. 階段は患側から上がる。

問題84　脊髄損傷の損傷レベルとkey muscle（主たる残存筋）の組合せで正しいのはどれか。
1. C5 ── 上腕三頭筋　　2. C8 ── 深指屈筋
3. L3 ── 腸腰筋　　　　4. L4 ── 下腿三頭筋

問題85　前腕義手のうち能動義手の特徴はどれか。
1. 装飾が主な目的である。
2. ケーブルでフックを開閉する。
3. モーターで動作をコントロールする。
4. 四辺形ソケットを用いる。

問題86　脳性麻痺について正しいのはどれか。

1. 早期診断は容易である。
2. 診断が確定してから介入する。
3. 運動発達は自然に任せる。
4. 家族への保育指導を行う。

問題87　呼吸理学療法と目的の組合せで正しいのはどれか。
1. 腹式呼吸訓練 ──────── 一回換気量増大
2. 胸郭モビライゼーション ── 虚脱した気道の拡張
3. 体位ドレナージ ─────── 吸気機能強化
4. 口すぼめ呼吸 ──────── 咳嗽機能強化

問題88　大腿骨頸部骨折について正しいのはどれか。
1. 交通事故による受傷が最も多い。
2. 寝たきりの原因となることが多い。
3. 安静期間をおいて手術を行うことが推奨される。
4. 術後8週以降で荷重訓練を開始することが多い。

《専門科目》

問題89　次の文で示す患者の病因で最も適切なのはどれか。
「34歳の男性。1週間前に上司から販売業績が悪いことを責められた。それ以来、やる気がでない。声に力がなく、食欲もない。」
1. 飲食不節　　2. 労倦　　3. 湿邪　　4. 怒

問題90　五行色体における五脈と五病の組合せで正しいのはどれか。
1. 弦 ── 呑　　2. 代 ── 咳
3. 毛 ── 語　　4. 石 ── 欠

問題91　脈中を行き、血をめぐらすのはどれか。
1. 原気　　2. 宗気　　3. 営気　　4. 衛気

問題92　六腑に属する奇恒の腑が、剋する腑の生理作用はどれか。
1. 貯尿を主る。
2. 受納を主る。
3. 決断を主る。
4. 昇清を主る。

問題93　五臓と生理作用の組合せで正しいのはどれか。
1. 肝 ── 封蔵　　2. 心 ── 蔵血
3. 腎 ── 治節　　4. 脾 ── 昇清

問題94　急にめまい、けいれんを起こすのはどれか。
1. 内風　　2. 内寒　　3. 内湿　　4. 内燥

問題95　五労で正しいのはどれか。
1. 久しく視ると血を傷る。
2. 久しく歩くと肉を傷る。
3. 久しく坐ると気を傷る。
4. 久しく立つと筋を傷る。

問題96　次の文で示す患者の病証で最もみられる汗の状態はどれか。
「36歳の男性。主訴は咳嗽。水様の鼻汁を伴い、息切れ、倦怠感も訴える。脈は弱。」
1. 自汗　　2. 盗汗　　3. 大汗　　4. 絶汗

問題97　経脈病証で「顔がくすみ、皮膚がかさかさして艶が

ない。口が苦く、よくため息をつく。痛みで寝返りが打てない。」のはどれか。
1. 手の太陰経病証　　2. 手の太陽経病証
3. 足の少陽経病証　　4. 足の厥陰経病証

問題98　虚証で最もみられるのはどれか。
1. 脱肛　　2. 拒按　　3. 滑脈　　4. 口苦

問題99　次の文で示す患者の病証で最もみられる舌所見はどれか。
「54歳の女性。主訴は肩こり。2週間前に感冒にかかり咳が強く出た。現在も透明な鼻汁が出て痰が多い。」
1. 膩苔　　2. 燥苔　　3. 黄苔　　4. 剥落苔

問題100　難経六十九難の治療法則で原穴を選穴するのはどれか。
1. 肝虚証　　2. 脾虚証　　3. 肺虚証　　4. 腎虚証

問題101　痹証と十二刺の組合せで正しいのはどれか。
1. 筋痹　──　恢刺　　2. 心痹　──　陰刺
3. 寒痹　──　輸刺　　4. 骨痹　──　直鍼刺

問題102　経脈の流注で横隔膜を<u>貫かない</u>のはどれか。
1. 手の太陰経　　2. 手の陽明経
3. 足の少陰経　　4. 足の太陽経

問題103　骨度で最も長いのはどれか。
1. 委中から承山　　2. 曲泉から中都
3. 陰谷から復溜　　4. 陰陵泉から三陰交

問題104　八会穴の気会と同じ高さにある経穴はどれか。
1. 梁門　　2. 大包　　3. 食竇　　4. 神封

問題105　三叉神経第2枝の領域にある経穴はどれか。
1. 素髎　　2. 兌端　　3. 承漿　　4. 下関

問題106　長母指外転筋腱と短母指伸筋腱の間に取るのはどれか。
1. 温溜　　2. 外関　　3. 郄門　　4. 列欠

問題107　胸背部の打診法で濁音が聴取される部位に位置する経穴はどれか。
1. 膻中　　2. 屋翳　　3. 中府　　4. 章門

問題108　経穴とその部位にある筋の支配神経の組合せで正しいのはどれか。
1. 孔最　──　尺骨神経　　2. 支正　──　正中神経
3. 三陰交　──　脛骨神経　　4. 陽陵泉　──　深腓骨神経

問題109　取穴法で正しいのはどれか。
1. 聴会は耳珠の前上方で頬骨弓の後端に取る。
2. 聴宮は耳珠と下顎骨との間にある陥凹部で、下顎骨関節突起の後縁に取る。
3. 耳門は珠間切痕の直前陥凹中で、口を開くと深くくぼむところに取る。
4. 翳風は後頭骨の下方で、胸鎖乳突筋と僧帽筋の間の陥凹中に取る。

問題110　深刺すると椎骨動脈を損傷するリスクが最も高い経穴はどれか。
1. 風府　　2. 風池　　3. 秉風　　4. 翳風

問題111　五要穴で急性症状に用いる経穴の部位はどれか。

1. 前脛骨筋の外縁、外果尖の上方8寸
2. 内果尖の下方1寸の陥凹部
3. 腓骨の前方、外果尖の上方7寸
4. 側胸部、第6肋間、中腋窩線上

問題112　陽蹻脈の郄穴の部位はどれか。
1. 下腿外側、腓骨の前方、外果尖の上方7寸
2. 下腿内側、脛骨内縁の後際、陰陵泉の下方3寸
3. 下腿前内側、脛骨内側面の中央、内果尖の上方7寸
4. 下腿後外側、腓骨とアキレス腱の間、崑崙の上方3寸

問題113　奇穴で顔面神経麻痺が<u>主治でない</u>のはどれか。
1. 太陽　　2. 夾承漿　　3. 牽正　　4. 翳明

問題114　トリガーポイントの特徴でないのはどれか。
1. 発汗量の低下　　　2. 関連痛の出現
3. 痛覚閾値の低下　　4. 索状硬結の触知

問題115　「治未病」について誤っているのはどれか。
1. 病気になる前の予防に重点を置く。
2. 治療すべきタイミングに配慮する。
3. 病の兆しを見つけたら早期に治療を開始することに重点を置く。
4. 五臓の病があれば、その母にあたる臓の治療に重点を置く。

問題116　着痹に対して補瀉を考えて刺鍼する場合の適切な手法はどれか。
1. 抜鍼後に鍼孔を閉じる。
2. 浅く入れ、後に深くする。
3. 吸気時に刺入し、呼気時に抜く。
4. 経絡の流注方向に沿って刺入する。

問題117　頑固な腰痛に対する治療で、腰部に鍼を2本使用して行うのはどれか。
1. 偶刺　　2. 斉刺　　3. 揚刺　　4. 傍鍼刺

問題118　次の文で示す症例の治療方針として調整すべき経絡で最も適切なのはどれか。
「33歳の女性。主訴は全身の痛み。3年前から全身の疼痛に悩まされ、最近になって線維筋痛症と診断された。食欲がなく、雨天時には特に調子が悪く、起き上がることもできない。」
1. 陰維脈　　2. 陰蹻脈　　3. 脾の大絡　　4. 胃の大絡

問題119　次の文で示す患者の病証に対する治療で最も適切な経脈はどれか。
「38歳の女性。もともと喘息の持病があったが、最近、反抗期の息子に怒ってばかりでイライラし、症状が頻発し、咳も出るようになった。口が苦く咳をすると胸脇部が痛む。舌質紅、舌は薄黄苔、脈は弦数。」
1. 手の太陰経と足の厥陰経　　2. 手の太陰経と足の太陰経
3. 手の少陰経と足の厥陰経　　4. 手の少陰経と足の太陰経

問題120　次の文で示す患者の病証として最も適切なのはどれか。
「42歳の女性。主訴は頻尿と排尿時痛。尿は途切れがちで黄色く混濁している。会陰部の違和感や残尿感もみられる。舌質紅、脈は滑数。」
1. 脾腎両虚　　2. 肝腎陰虚
3. 膀胱湿熱　　4. 大腸湿熱

問題121　次の文で示す症例に対して灸治療を行う場合に最

も適切な経穴はどれか。
　「60歳の女性。主訴は陰部掻痒感。4日前に深酒をした。昨日より右膝内側から大腿部内側のひきつれ感がある。脈は左関上の浮数滑。」
1. 脛骨内縁の後際、内果尖の上方3寸
2. 前脛骨筋の外縁、外果尖の上方8寸
3. 腓骨の前方、外果尖の上方5寸
4. 脛骨内側面の中央、内果尖の上方5寸

問題122　次の文で示す症例の治療穴として太衝とともに用いる原穴はどれか。
　「49歳の女性。半年ほど前から、めまい、顔のほてりが起こりやすく、汗が出やすい。腰や膝がだるく、力が入らない。閉経している。舌質紅、脈細数。」
1. 太白　　2. 太渓　　3. 大陵　　4. 太淵

問題123　次の文で示す症例で経脈を考慮した治療穴として最も適切なのはどれか。
　「19歳の男性。2か月前に左足関節の内がえし捻挫を起こし、今も痛みが取れない。イライラしやすく、左肩上部のつっぱり感がある。」
1. 第1・第2足指間、みずかきの近位、赤白肉際
2. 第2・第3足指間、みずかきの後縁、赤白肉際
3. 第5中足指節関節外側の遠位陥凹部、赤白肉際
4. 第4・第5足指間、みずかきの近位、赤白肉際

問題124　腰部脊柱管狭窄症に対する診療においてSOAP形式で記録する場合、Aに該当するのはどれか。
1. 間欠跛行距離300m　　2. 腰下肢への低周波鍼通電療法
3. ケンプ徴候陽性　　　　4. 神経根型

問題125　筋肉痛に対する局所施術として、罹患筋と治療穴の組合せで正しいのはどれか。
1. 三角筋　　── 消濼　　2. 上腕三頭筋 ── 臂臑
3. 薄筋　　── 膝関　　　4. 後脛骨筋 ── 築賓

問題126　次の文で示す患者の患側の徒手検査所見で、みられる可能性が最も高いのはどれか。
　「60歳の男性。2か月前から右頸肩上肢に痛みがある。近医にて頸椎症によるC6神経根障害と言われた。」
1. モーレイテスト陽性　　2. 腕橈骨筋反射減弱
3. ホフマン反射陽性　　　4. 中指の触覚鈍麻

問題127　次の文で示す症状に対して罹患神経近傍へ施術する場合、最も適切な経穴はどれか。
　「手の骨間筋の萎縮がみられ、フローマン徴候陽性である。」
1. 尺沢　　2. 手五里　　3. 小海　　4. 内関

問題128　罹患筋支配の神経近傍への刺鍼を行う場合、症状と治療穴の組合せで最も適切なのはどれか。
1. 閉眼困難　　　　　　　　── 完骨
2. 足関節外がえし困難　　── 陽陵泉
3. 手関節背屈困難　　　　── 曲沢
4. 近位指節間関節屈曲困難 ── 手五里

問題129　罹患筋への治療穴として天泉を用いる疾患で、陽性となる可能性が最も高い理学検査はどれか。
1. スピードテスト　　2. ペインフルアークサイン
3. フローマン徴候　　4. ティアドロップ徴候

問題130　次の文で示す症例について、陽性となる可能性が最も高い理学検査はどれか。
　「45歳の男性。2か月前から左腰下肢に痛みを感じる。前かがみで痛みが増強する。左足底部の知覚鈍麻、アキレス腱反射は減弱。間欠跛行はみられない。」
1. FNSテスト　　　　　　2. ボンネットテスト
3. ゲンスレンテスト　　　4. アリス徴候

問題131　咬筋の過緊張による顎関節症に対する局所治療穴として最も適切なのはどれか。
1. 頬車　　2. 上関　　3. 地倉　　4. 顴髎

問題132　高齢者に対する評価法とその目的との組合せで正しいのはどれか。
1. バーセルインデックス ──────── 認知症の評価
2. 改訂PGCモラールスケール ── 歩行機能の評価
3. MMSE ────────────── ADLの評価
4. ハミルトン評価尺度 ────── 抑うつ状態の評価

問題133　徒手検査法の陽性所見と罹患筋への治療穴との組合せで適切なのはどれか。
1. トンプソンテスト ─────── 豊隆
2. トムゼンテスト ──────── 支正
3. 足関節内反ストレステスト ── 照海
4. グラスピングテスト ────── 膝陽関

問題134　次の文で示す患者の罹患筋に対する治療穴として最も適切なのはどれか。
　「20歳の男性。ラグビーで反復性の肩関節脱臼を起こしている。先日、脱臼して整復されたが、肩の外側にしびれと筋の脱力感による挙上制限がみられた。」
1. 巨骨　　2. 秉風　　3. 臑髎　　4. 天宗

次の文で示す症例について、問題135、問題136の問いに答えよ。
　「71歳の男性。100mの歩行で左下腿後面に絞扼痛が出現、休息で軽快。仰臥位で両下肢を挙上させ30秒足趾を屈伸させると患側足底部が白くなる。SLRテスト陰性。」

問題135　身体診察で患側下肢にみられる所見はどれか。
1. ケンプ徴候陽性　　　　2. 足底部の触覚鈍麻
3. アキレス腱反射減弱　　4. 足背動脈拍動減弱

問題136　本症例で、症状のある筋の支配神経近傍に刺鍼し、低周波鍼通電療法を行う場合、最も適切な経穴はどれか。
1. 陰廉　　2. 委中　　3. 足三里　　4. 陽陵泉

次の文で示す症例について、問題137、問題138の問いに答えよ。
　「26歳の男性。主訴は腹痛と下痢。IT企業でストレスの多い仕事に従事している。1日数回排便する。器質的な病変はない。」

問題137　下痢の病態で最も適切なのはどれか。
1. 消化管からの分泌亢進
2. 消化管運動の亢進
3. 消化管知覚閾値の上昇
4. 消化管支配の交感神経機能亢進

問題138　本症例の病証として最も適切なのはどれか。
1. 脾気虚　　2. 脾腎陽虚　　3. 肝脾不和　　4. 腎気虚

次の文で示す症例について、問題139、問題140の問いに答えよ。

「18歳の男性。主訴は頭痛。7日前に薄着で体が冷え、その日の夜から悪寒、発熱、頭痛を自覚し、風邪薬を飲んでも完治しない。咳と痰はなく、汗をかきやすい。舌は薄白苔、脈は浮緩。」

問題139 病証として最も適切なのはどれか。
1. 肺陰虚証
2. 手の太陰経脈病証
3. 手の少陰経脈病証
4. 風寒表虚証

問題140 本症例に対する治療として適切なのはどれか。
1. 背部兪穴を瀉して去風する。
2. 肺経の要穴を使って陰液を補う。
3. 膀胱経の要穴を使って経脈を疏通する。
4. 肺経の要穴を補して表を閉じる。

はり理論試験問題 （問題141〜150）
（はり師国家試験を受験する者が解答すること。）

問題141 毫鍼について誤っているのはどれか。
1. 5番鍼の鍼体径は0.26mmである。
2. 2寸の鍼体長は60mmである。
3. 鍼尖の形状の一つに卵型がある。
4. 鍼体長は鍼尖から鍼根までをいう。

問題142 現行17手技で鍼を一方向に回すのはどれか。
1. 細指術　　2. 回旋術　　3. 間歇術　　4. 旋撚術

問題143 深刺により化膿性関節炎のリスクがある経穴はどれか。
1. 膏肓　　2. 欠盆　　3. 肩髎　　4. 天宗

問題144 患者の体動により抜鍼困難が生じた場合の対応として適切でないのはどれか。
1. 返し鍼を行う。
2. 副刺激術を行う。
3. 患者をリラックスさせる。
4. 筋緊張が緩解するまで待つ。

問題145 毫鍼の製造工程で滅菌に用いるのはどれか。
1. グルコン酸クロルヘキシジン
2. 塩化ベンザルコニウム
3. 酸化エチレンガス
4. ポビドンヨード

問題146 内臓痛について誤っているのはどれか。
1. Aβ線維により伝達される。
2. 痛みの局在が不明瞭である。
3. 脊髄後角の広作動域ニューロンに接続する。
4. 関連痛の出現に関与する。

問題147 痛覚の中枢内伝導路で情動行動、自律神経機能や痛みの制御の調節に関与すると考えられているのはどれか。
1. 後索路　　　　2. 脊髄網様体路
3. 前脊髄視床路　4. 新脊髄視床路

問題148 刺鍼時のフレア形成に関与するのはどれか。
1. 脊髄後角でのガンマアミノ酪酸（GABA）放出
2. 交感神経節後線維の興奮
3. 軸索反射によるCGRP放出

4. 視床腹側基底核群の興奮

問題149 鍼鎮痛の発現に関与する部位はどれか。
1. 脊髄前角　　　　　2. 歯状核
3. 中脳水道周囲灰白質　4. 赤核

問題150 鍼の末梢性鎮痛効果に最も関与するのはどれか。
1. アドレナリン受容体　2. ムスカリン受容体
3. ヒスタミン受容体　　4. アデノシンA1受容体

きゅう理論試験問題 （問題151〜160）
（きゅう師国家試験を受験する者が解答すること。）

問題151 良質艾の精製工程で最も時間をかけて不純物を取り除くのはどれか。
1. 裁断機　　　　　2. 石臼
3. けんどん（長唐箕）　4. 唐箕

問題152 透熱灸を避けるべき経穴はどれか。
1. 神堂　　2. 顴髎　　3. 風市　　4. 臑会

問題153 灸あたりについて誤っているのはどれか。
1. 瞑眩の一種である。
2. 水疱の破壊により起こる。
3. めまいは症状の一つである。
4. 灸療法を再開したときは総刺激量を少なくする。

問題154 糖尿病患者に対する灸施術で灸痕化膿のリスクが最も低いのはどれか。
1. 艾条灸　　2. 焦灼灸　　3. 透熱灸　　4. 打膿灸

問題155 灸による温熱刺激の受容・伝導について誤っているのはどれか。
1. 熱刺激で開くイオンチャネルが存在する。
2. IV群線維によって伝導される。
3. 脊髄後角の侵害受容ニューロンへ伝達する。
4. 熱痛情報は脊髄後側索を上行する。

問題156 デルマトームを考慮した体性−自律神経反射を利用して下痢の灸治療を行う場合、最も効果が期待できるのはどれか。
1. 梁門　　2. 帰来　　3. 脾兪　　4. 足三里

問題157 透熱灸の施灸局所で発痛を増強するのはどれか。
1. ヒスタミン　　2. ブラジキニン
3. CGRP　　　　4. プロスタグランジン

問題158 施灸局所の肥満細胞から放出される血管透過性亢進物質はどれか。
1. IgE　　2. 補体　　3. ヒスタミン　　4. ブラジキニン

問題159 広汎性侵害抑制性調節（DNIC）が最も関与するのはどれか。
1. 合谷に透熱灸を行い歯痛が緩和した。
2. 足三里に七分灸を行い胃痛が緩和した。
3. 大腸兪にショウガ灸を行い腰痛が改善した。
4. 梁丘に温筒灸を行い膝痛が改善した。

問題160 施灸後早期に貪食能の活性が亢進すると考えられるのはどれか。
1. T細胞　　　　2. 好中球
3. 線維芽細胞　　4. マクロファージ

第28回柔道整復師国家試験問題

　3月1日(日)、柔道整復師の第28回国家試験が行われた。本誌では、その試験問題を以下に掲載する。なお、正式回答は3月26日(木)、公益財団法人柔道整復研修試験財団のホームページにおいて発表されている。

《午前》

【午前・解答時間　2時間30分】

問題1　自他共栄で正しいのはどれか。
1. 特定の人の利益になるように働くこと。
2. 他人を助けるにはまず自分が幸福になること。
3. 自己の精力が及ぶ限り大なる効力を他に顕すこと。
4. 多数の人と話し合い助け合いながら共同の目的を達成すること。

問題2　柔道の礼法で正しいのはどれか。
1. 立礼は上体を約60度曲げる。
2. 礼の時間は一呼吸である。
3. 坐礼は臀部を踵から離す。
4. 正坐から立つときは左足から立つ。

問題3　定型的鎖骨骨折でみられないのはどれか。
1. 屈曲転位
2. 延長転位
3. 側方転位
4. 短縮転位

問題4　定型的鎖骨骨折で誤っているのはどれか。
1. セイヤー絆創膏固定
2. ハンギングキャスト固定
3. 8字帯固定
4. T字状副子固定

問題5　上腕骨外科頸外転型骨折の後でよくみられるのはどれか。
1. 骨化性筋炎
2. ズデック(Sudeck)骨萎縮
3. 関節拘縮
4. 阻血性壊死

問題6　上腕骨外科頸外転型骨折の整復操作で正しいのはどれか。
1. 第一助手は牽引用の帯で外方に引いて肩を固定する。
2. 第二助手は末梢牽引しながら内転させる。
3. 術者は両手で遠位骨片を内方へ圧迫する。
4. 術者は遠位骨片を前方へ圧迫する。

問題7　三角筋付着部より遠位での上腕骨骨幹部骨折で正しい固定肢位はどれか。
1. 肩関節外転70度
2. 肩関節水平屈曲50度
3. 肘関節屈曲120度
4. 前腕回外位

問題8　コーレス(Colles)骨折の典型的な変形はどれか。
1. 近位骨片の背側突出
2. 遠位骨片の尺側偏位
3. 橈骨茎状突起の突出
4. 手関節横径の増大

問題9　コーレス(Colles)骨折に続発するのはどれか。
1. 尺骨茎状突起骨折
2. 舟状骨骨折
3. 月状骨脱臼
4. 長母指伸筋腱断裂

問題10　中手骨頸部骨折で伸展位に固定するのはどれか。
1. 手関節
2. MP関節
3. PIP関節
4. DIP関節

問題11　肋骨骨折の屋根瓦状絆創膏固定で正しいのはどれか。
1. 胸部全周に貼付する。
2. 完全呼気時に貼付する。
3. 順次下方に向かって貼付する。
4. 絆創膏交換は不要である。

問題12　肩鎖関節上方脱臼の固定法で正しいのはどれか。
1. リング固定法
2. ギプス固定法
3. クラーメル固定法
4. 絆創膏固定法

問題13　肩関節烏口下脱臼で正しいのはどれか。
1. 頭部は健側に傾いている。
2. 上腕は軽度内転、内旋している。
3. 整復前に鎖骨下動脈の拍動を確認する。
4. 上腕外側の感覚障害の有無を確認する。

問題14　肩関節烏口下脱臼の外観と類似しているのはどれか。
1. 上腕骨解剖頸骨折
2. 上腕骨外科頸外転型骨折
3. 上腕骨大結節単独骨折
4. 上腕骨骨幹部骨折

問題15　肩関節烏口下脱臼の整復で正しい組合せはどれか。
1. クーパー法 ――――― 挙上法
2. コッヘル法 ――――― 回転法
3. スティムソン法 ―― 槓杆法
4. モーテ法 ――――――― 吊り下げ法

問題16　肘関節後方脱臼で正しいのはどれか。
1. ヒューター三角は正常である。
2. 肘関節は直角位に固定される。
3. 前腕長は短縮して見える。
4. 自動運動は可能である。

問題17　肘内障で正しいのはどれか。
1. 橈骨近位部に変形がみられる。
2. 前腕回外強制で疼痛の増強がみられる。
3. 腕尺関節に限局した圧痛がみられる。
4. 肘関節部に腫脹がみられる。

問題18　スミス(Smith)骨折の遠位骨片転位はどれか。
1. 掌側・尺側・短縮・回内転位
2. 掌側・尺側・短縮・回外転位
3. 掌側・橈側・短縮・回内転位
4. 掌側・橈側・短縮・回外転位

問題19 インピンジメントサインで検者の立ち位置はどれか。
1. 健側前方　　2. 健側後方
3. 患側前方　　4. 患側後方

問題20 急性期の肩腱板損傷で陽性となるのはどれか。
1. ドロップアームテスト　　2. スピードテスト
3. ルーステスト　　4. モーリーテスト

問題21 ヤーガソンテストで抵抗を加える時の患者への動作指示はどれか。
1. 肘の屈曲　　2. 肘の伸展
3. 前腕の回内　　4. 前腕の回外

問題22 大腿部前面打撲の合併症で正しいのはどれか。
1. 骨化性筋炎　　2. 関節強直
3. 脂肪塞栓症　　4. フォルクマン（Volkmann）拘縮

問題23 膝関節内側側副靱帯損傷の所見はどれか。
1. 軋轢音が著明である。
2. 内側に限局した圧痛を認める。
3. 嵌頓症状を認める。
4. 内反動揺性が出現する。

問題24 膝関節側副靱帯損傷の検査法はどれか。
1. ラックマンテスト　　2. 牽引アプライテスト
3. マックマレーテスト　　4. 前方引き出しテスト

問題25 前十字靱帯損傷で受傷直後にみられないのはどれか。
1. 運動痛　　2. 後方落込徴候
3. 不安定感　　4. スポーツ活動の続行困難

問題26 ラックマンテストで被検者の姿勢はどれか。
1. 背臥位　　2. 側臥位　　3. 腹臥位　　4. 座位

問題27 急性期の半月板損傷でみられないのはどれか。
1. 腫脹　　2. 圧痛　　3. 不安定性　　4. 運動制限

問題28 膝関節内側側副靱帯損傷の固定肢位はどれか。
1. 膝関節完全伸展位　　2. 膝関節軽度屈曲位
3. 膝関節60度屈曲位　　4. 膝関節直角位

問題29 下腿三頭筋肉ばなれで痛みが誘発されない足関節運動はどれか。
1. 自動屈曲　　2. 自動伸展
3. 他動屈曲　　4. 他動伸展

問題30 足関節外側側副靱帯Ⅰ度損傷でみられないのはどれか。
1. 疼痛　　2. 腫脹　　3. 圧痛　　4. 不安定性

問題31 足関節外側側副靱帯完全断裂時の固定期間で正しいのはどれか。
1. 約1週　　2. 約3週　　3. 約7週　　4. 約12週

問題32 巻軸包帯を図に示す。矢印部の名称はどれか。
1. 帯頭
2. 帯身
3. 帯表
4. 帯尾

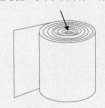

問題33 ギプス包帯の目的で誤っているのはどれか。
1. 整復位の保持　　2. 可動域の制限
3. 関節拘縮の予防　　4. 変形の矯正

問題34 基本包帯法で誤っているのはどれか。
1. 環行帯 —— 第1行の上にそのまま重ねて第2行を巻く。
2. 螺旋帯 —— 包帯が重ならないように間隔をあけて巻く。
3. 亀甲帯 —— 屈側で交差させ8の字を描くように巻く。
4. 麦穂帯 —— 8の字の交点が順次少しずれるように巻く。

問題35 デゾー包帯で「三角帯」を用いるのはどれか。
1. 第1帯　　2. 第2帯　　3. 第3帯　　4. 第4帯

問題36 患部と固定包帯の組合せで誤っているのはどれか。
1. 肘関節部 —— 5裂　　2. 肩関節部 —— 4裂
3. 胸部 —— 3裂　　4. 足関節部 —— 2裂

問題37 基本包帯で表巻きと裏巻きを交互に繰り返すのはどれか。
1. 亀甲帯　　2. 折転帯　　3. 麦穂帯　　4. 螺旋帯

問題38 インフォームド・コンセントはどれか。
1. 患者を差別しないこと。
2. 患者の優先順位を決定すること。
3. 患者の治療歴を聴取すること。
4. 患者に説明して同意を得ること。

問題39 個人情報の保護に関する法律で個人情報取扱事業者になるのはどれか。
1. 厚生労働省　　2. 東京都
3. 接骨院　　4. 国立がん研究センター

問題40 医療現場においてインシデントはどれか。
1. ヒヤリ・ハット　　2. 医療事故
3. 医療過誤　　4. 医療過失

問題41 医療におけるリスクマネジメントの概念で誤っているのはどれか。
1. 医療事故の防止　　2. 危機管理
3. 医療に対する苦情対応　　4. 利益の誘導

問題42 柔道整復師法に規定されている免許の欠格事由で、意見の聴取が行われるのはどれか。
1. 麻薬中毒　　2. 精神機能障害
3. 罰金以上の刑　　4. 柔道整復の業務の不正行為

問題43 業務独占と名称独占の両方を有する資格はどれか。
1. 柔道整復師　　2. はり師
3. 理学療法士　　4. 医師

問題44 柔道整復師法で医師の同意が必要な施術はどれか。
1. 骨折・脱臼の応急処置　　2. 骨折・脱臼の後療法
3. 打撲・捻挫の応急処置　　4. 打撲・捻挫の後療法

問題45 柔道整復師の施術における医師の同意で誤っているのはどれか。
1. 同意は書面でも口頭でもよい。
2. 患者が医師から同意を得てもよい。
3. 同意は歯科医師でもよい。
4. 医師の診察は必要である。

問題46 柔道整復師法の施術所の構造設備基準で専用でなけ

れば ならないと規定されているのはどれか。
1. 受付　　2. 更衣室　　3. 待合室　　4. 施術室

問題47　柔道整復師法で広告できないのはどれか。
1. 施術所の案内図　　2. 各種保険取扱い
3. 予約施術の実施　　4. 駐車場の有無

問題48　医療法に規定されていない施設はどれか。
1. 病院　　2. 歯科医院　　3. 助産所　　4. 接骨院

問題49　柔道整復師が支給申請できないのはどれか。
1. 骨折　　2. 脱臼　　3. 挫傷　　4. 肩こり

問題50　柔道整復師療養費の受領委任（協定・契約）で正しいのはどれか。
1. 登録・承諾施術所以外でも請求ができる。
2. 柔道整復師は療養費の支給を保険者に申請することができる。
3. 患者の一部負担金は減免できる。
4. 施術録は施術完結日から1年間保存する。

問題51　上皮組織で正しい組合せはどれか。
1. 食道 ──── 単層円柱上皮
2. 気管支 ── 多列線毛円柱上皮
3. 尿細管 ── 移行上皮
4. 血管 ──── 単層立方上皮

問題52　中胚葉由来はどれか。
1. 脳　　2. 肺　　3. 肝臓　　4. 腎臓

問題53　筋の起始で正しいのはどれか。
1. 筋の両端で動きの大きい方
2. 体肢の筋では体幹に近い方
3. 体幹の筋で起始と停止が明確でない筋では脊柱から遠い方
4. 体幹の筋で上下方向に走る筋では骨盤から遠い方

問題54　頭蓋を構成する骨の数はどれか。
1. 21　　2. 23　　3. 25　　4. 27

問題55　矢印で示す部位に付く筋を支配する神経はどれか。
1. 三叉神経
2. 第6頸神経
3. 顔面神経
4. 副神経

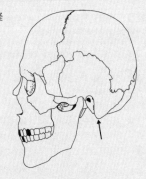

問題56　椎間円板で正しいのはどれか。
1. 硝子軟骨を含む。
2. 老化により肥厚する。
3. 髄核は70～80％の水分を含む。
4. 後面で黄色靱帯と接する。

問題57　胸郭で正しいのはどれか。
1. 肋骨は長管骨に分類される。
2. 第10胸椎は下肋骨窩を欠く。
3. 胸骨の肋骨切痕は12対ある。
4. 胸骨角は第2胸椎の高さにある。

問題58　肩関節の内旋と内転に働く筋はどれか。
1. 棘上筋　　2. 棘下筋　　3. 小円筋　　4. 大円筋

問題59　閉鎖動脈と関わりがあるのはどれか。
1. 坐骨大腿靱帯　　2. 大腿骨頭靱帯
3. 恥骨大腿靱帯　　4. 腸骨大腿靱帯

問題60　矢印で示す動脈が栄養するのはどれか。
1. 視床　　2. 内包　　3. 後頭葉　　4. 延髄外側部

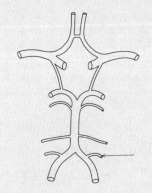

問題61　奇静脈に注ぐのはどれか。
1. 肝静脈　　2. 肋間静脈　　3. 脾静脈　　4. 腎静脈

問題62　一次リンパ器官はどれか。
1. 胸腺　　2. 脾臓　　3. 扁桃　　4. リンパ節

問題63　舌の分界溝の前に一列に並んでいるのはどれか。
1. 糸状乳頭　　2. 茸状乳頭
3. 有郭乳頭　　4. 葉状乳頭

問題64　胃潰瘍や胃癌の好発部位はどれか。
1. 噴門部　　2. 角切痕周囲
3. 大弯側　　4. 幽門部

問題65　集合リンパ小節（パイエル板）がみられるのはどれか。
1. 回腸　　2. 盲腸　　3. 結腸　　4. 直腸

問題66　喉頭隆起を形成するのはどれか。
1. 甲状軟骨　　2. 喉頭蓋軟骨
3. 披裂軟骨　　4. 輪状軟骨

問題67　肺で正しいのはどれか。
1. 肺門は肺胸膜でおおわれる。
2. 肺尖は胸郭の内部にある。
3. 気管支動脈は肺動脈から分枝する。
4. 胸膜腔の内圧は外気圧より低い。

問題68　腎臓の髄質にみられるのはどれか。
1. 糸球体　　　　2. 近位曲尿細管
3. 遠位曲尿細管　　4. ヘンレのワナ

問題69 尿管に存在する狭窄部の数はどれか。
1. 1　　2. 2　　3. 3　　4. 4

問題70 精巣導帯に相当するのはどれか。
1. 卵管　　　　　　2. 卵巣堤索
3. 子宮広間膜　　　4. 子宮円索

問題71 プロゲステロンを分泌するのはどれか。
1. セルトリ細胞　　2. パネート細胞
3. ルテイン細胞　　4. ライディッヒ細胞

問題72 下垂体後葉ホルモンはどれか。
1. オキシトシン　　　　2. 成長ホルモン
3. 副腎皮質刺激ホルモン　4. プロラクチン

問題73 ウェルニッケ野はどれか。
1. a　　2. b　　3. c　　4. d

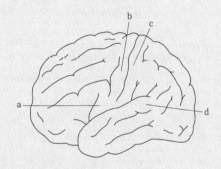

問題74 写真（別冊No.1）を別に示す。矢印で示す部位の
ドーパミン作動性ニューロンが投射するのはどれか。
1. 歯状核　　2. オリーブ核　　3. 赤核　　4. 被殻

別冊 No.1
写真

問題75 内側膝状体が関与しているのはどれか。
1. 嗅覚路　　2. 視覚路　　3. 聴覚路　　4. 味覚路

問題76 脳幹の背面から出ているのはどれか。
1. 動眼神経　　2. 滑車神経
3. 外転神経　　4. 顔面神経

問題77 脊髄神経で正しいのはどれか。
1. 梨状筋上孔を通る神経は大殿筋を支配する。
2. 鼡径靱帯下の筋裂孔を通る神経は大腿屈筋群を支配する。
3. 足根管を通る神経は足背の筋を支配する。
4. 前脛骨動脈に沿う神経は足関節背屈筋を支配する。

問題78 尺骨神経の障害はどれか。
1. 第1指と第2指で正円を作れない。
2. 手関節の背屈ができない。
3. 第4指MP関節が屈曲する。
4. 骨間筋が萎縮する。

問題79 白内障の病変部位はどれか。
1. 虹彩　2. 水晶体　3. 硝子体　4. 視神経乳頭

問題80 手関節部の掌側尺側面で触れるのはどれか。

1. 舟状骨　　2. 月状骨　　3. 有頭骨　　4. 豆状骨

問題81 細胞膜でのグルコースの移動を担うのはどれか。
1. 拡散　　2. 受容体　　3. チャネル　　4. 輸送体

問題82 代謝性アシドーシスの血中pHと一次性変化の組合
せで正しいのはどれか。
　　　pH　　　　HCO_3^-
1. 7.65 ── 増加
2. 7.50 ── 減少
3. 7.32 ── 増加
4. 7.31 ── 減少

問題83 分解されてビリルビンになるのはどれか。
1. ヘム　　　　　2. グロビン
3. グロブリン　　4. アルブミン

問題84 フィブリノゲンをフィブリンに変換するのはどれか。
1. コラーゲン　　2. セロトニン
3. トロンビン　　4. プラスミン

問題85 スターリングの心臓の法則はどれか。
1. 心室拡張期容積が増加すると1回拍出量が増加する。
2. 電気的興奮は刺激伝導系によって心室全体に拡がる。
3. 心臓は外部からの刺激がなくても自発的に興奮・収縮する。
4. プラトー相に細胞内へ流入するCa^{2+}が収縮の引き金とな
る。

問題86 ジョギングをしている時の循環系の変化で正しいの
はどれか。
1. 静脈還流量は減少する。
2. 胃や腸への動脈は拡張する。
3. 下肢筋群への動脈は拡張する。
4. 収縮期血圧は低下する。

問題87 死腔量が150mLのとき1分間当たりの肺胞換気量が
最も大きい組合せはどれか。
　　呼吸数　　　1回換気量
1. 8/分 ── 750mL
2. 10/分 ── 650mL
3. 12/分 ── 550mL
4. 15/分 ── 450mL

問題88 ヘモグロビンの酸素親和性を低下させる因子の組合
せはどれか。
　　血中pH　　体温
1. 上昇 ── 上昇
2. 上昇 ── 低下
3. 低下 ── 上昇
4. 低下 ── 低下

問題89 胃液の分泌を促進するのはどれか。
1. アセチルコリン　　2. アドレナリン
3. オキシトシン　　　4. セクレチン

問題90 膵液に含まれないのはどれか。
1. アミラーゼ　　　　2. トリプシノーゲン
3. ペプシノーゲン　　4. リパーゼ

問題91 不足すると骨軟化症の原因となるのはどれか。
1. ビタミンA　　2. ビタミンB_1

3. ビタミンC   4. ビタミンD

問題92　体温調節中枢に作用してセットポイントを上昇させる物質はどれか。
1. エリスロポエチン   2. コルチゾール
3. ヒスタミン   4. プロスタグランジン

問題93　ACTH分泌を抑制するのはどれか。
1. 副腎皮質刺激ホルモン放出ホルモン
2. コルチゾール
3. ストレス負荷
4. 睡眠からの覚醒

問題94　バゾプレッシン分泌を抑制するのはどれか。
1. 血圧低下   2. 血糖値低下
3. 循環血液量減少   4. 体液浸透圧低下

問題95　インスリンがグルコースの取り込みを促進させるのはどれか。
1. 骨格筋   2. 腸粘膜
3. 腎尿細管細胞   4. 大脳皮質のニューロン

問題96　性染色体異常はどれか。
1. ダウン（Down）症候群
2. バセドウ（Basedow）病
3. ギラン・バレー（Guillain-Barré）症候群
4. クラインフェルター（Klinefelter）症候群

問題97　テストステロンの作用はどれか。
1. 精細管への分化   2. ウォルフ管の発達
3. ミュラー管の発達   4. ライディッヒ細胞への分化

問題98　カルシウムで正しいのはどれか。
1. 結腸から吸収される。
2. 腎臓では再吸収されない。
3. 身体内の約50%が骨組織にある。
4. 血漿イオン濃度の低下で骨格筋の興奮性が亢進する。

問題99　伝導速度が最も速いのはどれか。
1. 侵害受容器からの求心性線維
2. 温受容器からの求心性線維
3. 筋紡錘からの求心性線維
4. 自律神経遠心性線維

問題100　アドレナリン作動性線維はどれか。
1. 交感神経の節前線維   2. 副交感神経の節前線維
3. 交感神経の節後線維   4. 副交感神経の節後線維

問題101　一次運動野で最も内側に再現されている身体部位はどれか。
1. 唇   2. 肩   3. 手指   4. 足首

問題102　骨格筋の収縮時に長さが変わらないのはどれか。
1. A帯   2. H帯   3. I帯   4. 筋節

問題103　ゴルジ腱紡錘（腱器官）を受容器とするのはどれか。
1. 足底反射   2. アキレス腱反射
3. バビンスキー反射   4. 折りたたみナイフ反射

問題104　近くの対象を見るときの眼の調節で正しいのはどれか。
1. 水晶体が薄くなる。

2. 水晶体が前方に移動する。
3. 毛様体筋が収縮する。
4. 毛様体小帯が緊張する。

問題105　左下肢の温度覚を伝える線維が上行する部位はどれか。
1. 左側の脊髄後索   2. 左側の脊髄前側索
3. 右側の脊髄後索   4. 右側の脊髄前側索

問題106　解剖学的立位姿勢で正しいのはどれか。
1. 顔面を上方に向ける。
2. 踵を離す。
3. つま先を閉じる。
4. 前腕を回外する。

問題107　筋収縮で筋長が長くなっていくのはどれか。
1. 求心性収縮   2. 遠心性収縮
3. 静止性収縮   4. 等尺性収縮

問題108　多シナプス反射はどれか。
1. 膝蓋腱反射   2. 伸張反射
3. 屈筋反射   4. アキレス腱反射

問題109　痙性片麻痺で健側下肢を外転させると患側下肢が外転するのはどれか。
1. レミスト反応   2. 対側性連合反応
3. 屈筋共同運動   4. 伸筋共同運動

問題110　長胸神経麻痺による翼状肩甲の原因となる筋はどれか。
1. 菱形筋   2. 前鋸筋   3. 小胸筋   4. 鎖骨下筋

問題111　前腕の回内・回外運動で誤っているのはどれか。
1. 尺骨が回旋する。
2. 腕橈骨筋は両方向の運動に作用する。
3. 肘関節90度屈曲位では両方向に90度可動する。
4. 肘関節伸展位では肩関節の運動が加わる。

問題112　姿勢の安定性で正しいのはどれか。
1. 座位よりも立位の方が良い。
2. 分節構造よりも単一構造の方が良い。
3. 重心線の位置が支持基底の辺縁に近い方が良い。
4. 上位分節の重心線が下位分節との接触面外にある方が良い。

問題113　自然歩行周期で遊脚相の占める比率はどれか。
1. 10%   2. 20%   3. 40%   4. 60%

問題114　正常の立脚期で歩行を加速させるのはどれか。
1. 前脛骨筋   2. 大腿四頭筋
3. ハムストリングス   4. 下腿三頭筋

問題115　生後10か月の正常児で認められるのはどれか。
1. 手掌把握   2. モロー反射
3. 非対称性緊張性頸反射   4. パラシュート反応

問題116　犯罪性のない異状死に対して死因の究明を目的に監察医が行う解剖はどれか。
1. 系統解剖   2. 病理解剖
3. 司法解剖   4. 行政解剖

問題117　原因による命名でない病名はどれか。

1. ウイルス性肝炎　　2. アルコール性肝炎
3. 薬剤性肝炎　　　　4. 劇症肝炎

問題118 好発年齢と疾患の組合せで正しいのはどれか。
1. 新生児期 ── 白血病　　2. 乳児期 ── 肺硝子膜症
3. 成長期 ─── 骨肉腫　　4. 壮年期 ── 肝芽腫

問題119 アミロイドタンパクの沈着がみられるのはどれか。
1. アルツハイマー（Alzheimer）病
2. 結節性多発動脈炎
3. 細動脈硬化症
4. フォン・ギルケ（von Gierke）病

問題120 血中間接（非抱合型）ビリルビンが増加するのは
どれか。
1. 胆石症
2. デュビン・ジョンソン（Dubin-Johnson）症候群
3. 乳頭部癌
4. 溶血性貧血

問題121 出血に関する組合せで正しいのはどれか。
1. 血友病 ──────── 微小血栓
2. 外傷 ───────── 漏出性出血
3. 動脈瘤 ──────── 破綻性出血
4. 血小板減少 ───── 新生児メレナ

問題122 塞栓とその原因の組合せで誤っているのはどれか。
1. 骨髄塞栓 ── 心臓マッサージ
2. 空気塞栓 ── 潜函病
3. 脂肪塞栓 ── 外傷
4. 腫瘍塞栓 ── 白血病

問題123 出血性梗塞を起こしやすい臓器はどれか。
1. 心臓　　2. 肺臓　　3. 脾臓　　4. 腎臓

問題124 化生はどれか。
1. トレーニングによって骨格筋の筋細胞の容積が増大した。
2. エストロゲンの作用によって乳腺組織が増大した。
3. 進行性筋ジストロフィーで下肢遠位筋組織内に脂肪が増
えた。
4. 気管支粘膜の慢性炎症によって扁平上皮への置換が起こ
った。

問題125 血漿由来の炎症メディエーターはどれか。
1. セロトニン　　　2. ヒスタミン
3. ブラジキニン　　4. ロイコトリエン

問題126 エプスタイン・バーウイルス感染と関連があるの
はどれか。
1. 肝細胞癌
2. 子宮頸癌
3. 成人T細胞白血病
4. バーキット（Burkitt）リンパ腫

問題127 悪性非上皮性腫瘍はどれか。
1. 乳頭腫　　2. 腺癌　　3. 骨肉腫　　4. 血管腫

問題128 扁平上皮癌でみられるのはどれか。
1. 印環細胞　　2. 癌真珠　　3. 腺腔形成　　4. 粘液産生

《午後》
【午後・解答時間　2時間30分】

問題1 癌とそのリスク因子の組合せで誤っているのはどれか。
1. 胃癌 ─────── 塩・塩蔵物
2. 大腸癌 ────── 肥満
3. 乳癌 ─────── ヒトパピローマウイルス
4. 食道癌 ────── 喫煙

問題2 健康増進法との関連性が低いのはどれか。
1. 健康日本21　　　2. 国民健康・栄養調査
3. 受動喫煙対策　　4. 長寿医療制度

問題3 喫煙と肺癌発生の疫学的因果関係の検討で正しい組
合せはどれか。
1. 関連の強固性 ── たばこの煙には様々な発がん物質が含
まれる。
2. 関連の一致性 ── 肺癌発生率は喫煙者が非喫煙者に比べ
高い。
3. 関連の時間性 ── 長期間の喫煙歴が肺癌の発生に先行す
る。
4. 関連の整合性 ── 喫煙と肺癌発生の関連は、様々な国の
研究で認められる。

問題4 近年の我が国の死因で最も多いのはどれか。
1. 悪性新生物　　　2. 心疾患
3. 脳血管疾患　　　4. 老衰

問題5 介護予防対策で有用性が低いのはどれか。
1. がん対策
2. スタンダード・プリコーションの実施
3. 生活習慣病の予防
4. ロコモティブシンドロームの予防

問題6 食中毒で正しいのはどれか。
1. キノコは食中毒の原因となる。
2. 近年の我が国では黄色ブドウ球菌による件数が最も多い。
3. ボツリヌス菌は感染型の食中毒を起こす。
4. 食品を低温で保存すれば細菌は死滅する。

問題7 精神保健で正しいのはどれか。
1. 保健所は精神保健福祉センターの指導援助を行う。
2. アルツハイマー型認知症は一般に急激に症状が進行する。
3. 自閉症スペクトラムではコミュニケーションの障害がみ
られる。
4. 自傷他害のおそれがあり、患者本人の同意がない場合は
任意入院が行われる。

問題8 国民医療費で正しいのはどれか。
1. 健康診断の費用が含まれる。
2. 国民医療費の財源には公費が含まれる。
3. 医科診療医療費のうち大部分は入院医療費が占める。
4. 人口一人当たりの国民医療費が最も高額な年齢階級は45〜
64歳である。

問題9 インフルエンザウイルスで誤っているのはどれか。
1. 空気感染する。
2. 気道感染症を引き起こす。
3. 抗原性が容易に変化する。
4. パンデミックの原因となる。

問題10 消毒方法で誤っているのはどれか。
1. 爪先は手洗いのミスが生じやすい。
2. 皮膚の消毒にフタラールを用いる。
3. 床の消毒に次亜塩素酸ナトリウムを用いる。
4. 手指では機械的清拭法と化学的清拭法がある。

問題11 二酸化炭素の建築物環境衛生管理基準はどれか。
1. 検出されてはならない　　2. 0.001％以下
3. 0.1％以下　　　　　　　4. 10％以下

問題12 廃棄物処理法に基づく廃棄物の取り扱いで誤っているのはどれか。
1. 産業廃棄物の処理の責任は事業者にある。
2. 家庭で飼っていた動物の死体は一般廃棄物として扱う。
3. 特別管理産業廃棄物の委託処理に管理票（マニフェスト）を使用する。
4. 医療機関において体液に汚染されたガーゼは一般ごみと共に廃棄してよい。

問題13 ICIDHで能力低下はどれか。
1. 大腿四頭筋の徒手筋力テストが3である。
2. 足関節の背屈可動域がマイナス10度である。
3. 歩行距離が最大50mである。
4. 歩行可能範囲に商店がなく買い物ができない。

問題14 ICIDHの機能障害で正しいのはどれか。
1. 病気や外傷によりもたらされる。
2. 同じ機能障害を持った人は同じ程度の能力低下を持つ。
3. 下肢切断をした人は歩けないという機能障害を持つ。
4. 下肢切断者に義足を処方することで軽減する。

問題15 線分二等分テストの結果を図に示す。正しいのはどれか。
1. 右半側空間無視　　2. 左半側空間無視
3. 右同名半盲　　　　4. 左同名半盲

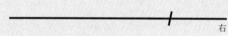

問題16 日常関連動作はどれか。
1. 食事動作　　2. 整容動作
3. 洗濯動作　　4. 入浴動作

問題17 脳梗塞患者の頭部CT横断像（別冊No.1）を別に示す。この患者の症状はどれか。
1. 右片麻痺　　2. 左片麻痺　　3. 四肢麻痺　　4. 対麻痺

別冊 No.1
写真

問題18 温熱の作用で誤っているのはどれか。
1. 鎮痛　　　　　　　　2. 筋痙縮の緩和
3. 膠原線維の伸張　　　4. 心拍出量の低下

問題19 腓骨神経麻痺に用いるのはどれか。
1. 短下肢装具　　2. 長下肢装具
3. 両側松葉杖　　4. ニーブレース

問題20 ケーブルシステム及びハーネスを利用し把持動作を行う義手はどれか。
1. 装飾用義手　　2. 作業用義手

3. 体内力源義手　　4. 体外力源義手

問題21 職種と用いるリハビリテーションの組合せで適切でないのはどれか。
1. 理学療法士 —— 運動療法、物理療法
2. 作業療法士 —— 手芸、工作
3. 臨床心理士 —— 嚥下機能評価
4. 言語聴覚士 —— コミュニケーション訓練

問題22 脳卒中の急性期リハビリテーションで優先度が低いのはどれか。
1. 関節可動域訓練　　2. ベッド上動作訓練
3. 高次脳機能訓練　　4. 歩行訓練

問題23 65歳の男性。数年前から安静時の振戦があり、パーキンソン（Parkinson）病の診断を受けている。最近になって歩き始めの一歩が出にくくなり、歩き始めると止まれないことがあるため受診した。
　　正しいのはどれか。
1. 施設入所を勧める。
2. 可及的に安静を取るよう指示する。
3. 関節可動域訓練を主体としたリハビリテーションを行う。
4. 立位歩行訓練を主体としたリハビリテーションを行う。

問題24 診断へのプロセスとして最初に行うのはどれか。
1. 鑑別診断を行う。
2. 自覚症状を聞く。
3. 臨床検査を行う。
4. 他覚的所見を診察する。

問題25 重症うっ血性心不全患者の姿勢はどれか。
1. 起坐位　　2. 仰臥位　　3. 側臥位　　4. 腹臥位

問題26 失調性歩行の症状はどれか。2つ選べ。
1. 足もとを目で確かめながら歩く。
2. 足を足底側に屈曲したまま歩く。
3. ちょこちょこと小刻みに歩く。
4. 動揺しながら歩く。

問題27 長期の気管支喘息患者でみられる胸郭変形はどれか。
1. 樽状胸　　2. 扁平胸　　3. 鳩胸　　4. 漏斗胸

問題28 聴診所見で正しいのはどれか。
1. 胸水貯留では声音が増強する。
2. 心膜液貯留では心音が増強する。
3. 急性心膜炎では心膜摩擦音を聴取する。
4. 甲状腺機能亢進症では心音が減弱する。

問題29 筋肉の所見で誤っているのはどれか。
1. 小脳の疾患では、筋肉に特有な抵抗が減弱している。
2. シャルコー・マリー・トゥース（Charcot-Marie-Tooth）病では、四肢遠位の筋萎縮がある。
3. デュシェンヌ（Duchenne）型筋ジストロフィーでは、四肢近位の筋萎縮がある。
4. パーキンソン（Parkinson）病では、関節を屈曲させると、ある時点で急に抵抗がなくなる。

問題30 腹部の触診で正しいのはどれか。
1. 胃癌では手で圧迫した時より放した瞬間に強い痛みを訴える。
2. 健常者ではわずかに肝臓の上縁を触知できる。

3. 汎発性腹膜炎では腹壁全体が板のように硬くなる。
4. 胆嚢炎では左季肋部に強い圧痛がある。

問題31 体温が持続的に高く1℃以上の日内変動があるのはどれか。
1. 弛張熱　　2. 稽留熱　　3. 波状熱　　4. 間欠熱

問題32 表在感覚はどれか。
1. 位置覚　　2. 温度覚　　3. 振動覚　　4. 2点識別覚

問題33 顔面神経が関与するのはどれか。
1. 咽頭反射　　2. 下顎反射
3. 角膜反射　　4. 瞳孔反射

問題34 突然の腹痛とともに下血（鮮血便）がみられるのはどれか。
1. クローン（Crohn）病　　2. 過敏性腸症候群
3. 虚血性大腸炎　　　　　　4. 潰瘍性大腸炎

問題35 逆流性食道炎で正しいのはどれか。
1. 繰り返す嘔吐が原因である。
2. 胃酸の分泌を抑える治療を行う。
3. 日常の注意として臥床前に飲食するようにする。
4. ヘリコバクター・ピロリ菌の感染によって生じる。

問題36 肺結核で正しいのはどれか。
1. 結核菌は空気感染する。
2. 結核菌PCR検査で陰性となる。
3. ツベルクリン反応は陰性となる。
4. インターフェロンγ遊離試験はBCG接種で陽性となる。

問題37 急性心筋梗塞で誤っているのはどれか。
1. 心電図検査でST上昇を認める。
2. 血液検査でトロポニンの低下を認める。
3. 冠動脈造影検査で冠動脈の閉塞を認める。
4. 心エコー検査で心室の壁運動の低下を認める。

問題38 鉄欠乏性貧血の症状でないのはどれか。
1. 頻脈　　2. 異食症　　3. ばち指　　4. 易疲労感

問題39 糖尿病の合併症として生じる神経障害でないのはどれか。
1. 手指振戦　　　　2. 振動覚低下
3. 起立性低血圧　　4. 膝蓋腱反射消失

問題40 関節リウマチで障害されやすいのはどれか。
1. 頸椎環軸関節　　2. 遠位指節間関節
3. 仙腸関節　　　　4. 胸鎖関節

問題41 腎糸球体を病変の主体とするのはどれか。
1. 間質性腎炎　　2. ネフローゼ症候群
3. 腎盂腎炎　　　4. 複雑性膀胱炎

問題42 筋力低下が数日から数週間で進行するのはどれか。
1. ギラン・バレー（Guillain-Barré）症候群
2. ハンチントン（Huntington）病
3. メニエール（Meniere）病
4. レヴィ（Lewy）小体病

問題43 後天性免疫不全症候群（AIDS）で正しいのはどれか。
1. ヒト免疫不全ウイルス（HIV）感染後、数日で発症する。
2. 進行すると日和見感染症を合併する。

3. CD8陽性T細胞数が著しく減少する。
4. 母子間感染は起こらない。

問題44 65歳の男性。50歳時に高血圧を指摘されたが放置していた。他に特記すべき既往歴はなく、下肢静脈瘤もない。30分前に突然、前胸部および背部の冷汗を伴う激しい疼痛が出現し、その後も持続している。右橈骨動脈で強く脈拍を触れるが、左橈骨動脈では脈拍を触知しない。
　可能性が高いのはどれか。
1. 自然気胸　　　　　2. 急性心筋梗塞
3. 肺血栓塞栓症　　　4. 急性大動脈解離

問題45 56歳の女性。8か月前から徐々に歩行時の疲れやすさを自覚し、1か月前から階段を昇れなくなり、洗髪時に腕を挙げるのが難しくなった。胸腹部に異常を認めない。上眼瞼部に浮腫性の淡い紫色の紅斑を認める。血液検査でクレアチンキナーゼ（CK）が1870U/L（基準30〜140）であった。
　最も考えられるのはどれか。
1. 結節性多発動脈炎　　2. 皮膚筋炎
3. 強皮症　　　　　　　4. ベーチェット（Behçet）病

問題46 熱傷で誤っているのはどれか。
1. 低温熱傷は難治性である。
2. 成人の熱傷面積概算には「9の法則」を用いる。
3. 皮膚損傷の面積によってⅠ〜Ⅲ度に分類される。
4. 広範囲熱傷患者のストレス潰瘍をカーリング（Curling）潰瘍という。

問題47 外科的感染で誤っている組合せはどれか。
1. 丹毒 ————————————— A群溶連菌
2. ガス壊疽 ————————— ウェルシュ菌
3. 化膿性骨髄炎 —————— 黄色ブドウ球菌
4. IVHカテーテル感染 —— アスペルギルス

問題48 腫瘍で正しい組合せはどれか。
1. 皮膚癌 ————— 腺癌
2. 大腸癌 ————— 扁平上皮癌
3. 卵巣転移 ——— シュニッツラー転移
4. 機能性腫瘍 —— インスリノーマ

問題49 血液分布異常性ショックを起こしうるのはどれか。
1. 熱傷　　　　　　　2. 肺塞栓症
3. 心タンポナーデ　　4. アナフィラキシー

問題50 輸血で正しいのはどれか。
1. 血漿交換は劇症肝炎に有効である。
2. 新鮮血輸血では凝固因子の補給ができない。
3. 保存血輸血では血小板の補給が期待できる。
4. 血小板輸血は循環血漿量の補充に用いる。

問題51 消毒と滅菌で誤っているのはどれか。
1. オートクレーブは高圧蒸気滅菌装置である。
2. グルタラールは粘膜に対して刺激性が弱い。
3. クロルヘキシジンはMRSAに対して有効である。
4. ポビドンヨードは蛋白質の存在下で殺菌力が低下する。

問題52 手術法で正しいのはどれか。
1. 感染創では一次縫合を行う。
2. 血管吻合は内翻縫合で行う。
3. 皮膚切開はランゲル皮膚割線と平行に行う。

4. 神経縫合はアルベル・ランベール縫合で行う。

問題53　全身麻酔の導入で正しいのはどれか。
1. 患者の不安を除去し鎮静を図る。
2. 抗コリン剤投与は気道分泌を促す。
3. 筋弛緩薬は気管内挿管を困難にする。
4. 栄養管理のため直前に経口摂取を行う。

問題54　外出血で誤っているのはどれか。
1. 鼻出血　　2. 肺結核　　3. 皮下出血　　4. 消化性潰瘍

問題55　腹部外傷で腹腔内遊離ガス像を認めるのはどれか。
1. 肝損傷　　2. 腎損傷　　3. 脾損傷　　4. 消化管穿孔

問題56　49歳の男性。3年前に脳ドックで脳動脈瘤を指摘されていた。今朝、突然頭の中が爆発するような激しい頭痛が出現した。
　　　考えられるのはどれか。
1. 脳梗塞　　　　　2. 脳内出血
3. 硬膜外血腫　　　4. くも膜下出血

問題57　異常歩行の組合せで誤っているのはどれか。
1. 鶏歩 ——————————— 腓腹筋麻痺
2. トレンデレンブルグ歩行 —— 先天性股関節脱臼
3. 逃避歩行 ——————————— 腰椎椎間板ヘルニア
4. 分回し歩行 ——————————— 脳血管障害

問題58　スポーツ中の突然死に関連しないのはどれか。
1. 脳しんとう　　　2. 心臓しんとう
3. 肥大型心筋症　　4. 慢性硬膜下血腫

問題59　関節リウマチの手指変形と原因となる関節の組合せで誤っているのはどれか。
1. 尺側変位 ——————— 手根中手関節
2. 下垂指変形 ——————— 遠位橈尺関節
3. ボタン穴変形 ——————— 近位指節間関節
4. スワンネック変形 —— 中手指節関節

問題60　原発性骨粗鬆症で正しいのはどれか。
1. 石灰化の障害によって骨が弱くなる疾患である。
2. やせが危険因子の一つである。
3. 若年者ではみられない。
4. 血清カルシウムは低値である。

問題61　常染色体劣性の遺伝形式を示すのはどれか。
1. マルファン（Marfan）症候群
2. モルキオ（Morquio）病
3. 多発性神経線維腫症
4. 軟骨無形成症

問題62　静脈血栓塞栓症のリスクが低いのはどれか。
1. 上肢手術　　　　2. 人工股関節手術
3. 大腿骨骨折手術　4. 多発外傷

問題63　肩腱板断裂の慢性期所見で正しいのはどれか。
1. 上肢の挙上が不可能である。
2. 肩関節の回旋拘縮がある。
3. 肩峰骨頭間距離が広がる。
4. 夜間痛がある。

問題64　フォルクマン（Volkmann）拘縮で生じない変形はどれか。

1. 前腕回内　　　　　2. IP関節屈曲
3. 母指橈側外転　　　4. 第2〜5MP関節過伸展

問題65　スポーツによる骨盤周囲の裂離骨折と起因筋腱の組合せで正しいのはどれか。
1. 上前腸骨棘 ——————— 大腿直筋
2. 下前腸骨棘 ——————— ハムストリングス
3. 大腿骨大転子 ——————— 大殿筋
4. 大腿骨小転子 ——————— 腸腰筋

問題66　前十字靭帯損傷の保存的治療後、歩行時に向きを変えたら膝くずれを起こし、膝関節が伸展できなくなった。病態で正しいのはどれか。
1. 膝蓋骨脱臼　　　2. 半月板嵌頓
3. 膝蓋腱断裂　　　4. 膝関節内骨折

問題67　42歳の男性。ピロン骨折後、半日経過して創部疼痛に加え足に感覚障害が生じてきた。
　　　この感覚障害の部位で正しいのはどれか。
1. 足底の内側　　　　　　2. 前足部の内側
3. 母趾・第2趾間の背側　4. 後足部の外側

問題68　骨折の固有症状はどれか。
1. 圧痛　　2. 皮下出血斑　　3. 転位　　4. 機能障害

問題69　手掌橈側に感覚障害を生じるのはどれか。
1. 筋皮神経損傷　　2. 橈骨神経損傷
3. 正中神経損傷　　4. 尺骨神経損傷

問題70　周径の測定部位で誤っているのはどれか。
1. 上腕周径は上腕の最も太い部位
2. 前腕周径は前腕の最も太い部位
3. 大腿周径は大腿の最も太い部位
4. 下腿周径は下腿の最も太い部位

問題71　柔道整復施術の対象となるのはどれか。
1. 遠位骨片が外旋している上腕骨骨幹部骨折
2. 腋窩動脈損傷を伴った肩関節脱臼
3. 足先に感染創のある下腿打撲
4. 偽関節となった第5中足骨骨折

問題72　骨リモデリングに関与しないのはどれか。
1. 年齢　　　　2. 転位の形状
3. 骨折部位　　4. 疼痛の程度

問題73　急性塑性変形で正しいのはどれか。
1. エックス線で骨折線がみられる。
2. 海綿骨の微細損傷である。
3. 仮骨形成がみられない。
4. 自家矯正が期待できない。

問題74　小児の骨で正しいのはどれか。
1. 肥大軟骨層で離開しやすい。
2. 類骨はコラーゲンが少ない。
3. 石灰化密度が高い。
4. 骨膜が薄い。

問題75　高齢者骨折の続発症で起こりにくいのはどれか。
1. 褥瘡　　　　　2. 誤嚥性肺炎
3. 尿路感染　　　4. 外傷性皮下気腫

問題76　骨折の治癒過程で正しいのはどれか。

1. 炎症期には類骨に石灰塩が沈着する。
2. 仮骨形成期には成熟した緻密質が作られる。
3. 仮骨硬化期には線維素網が作られる。
4. リモデリング期には力学的に有利な形態に順応する。

問題77　脱臼の病態と発生部位の組合せで正しいのはどれか。
1. 反復性脱臼 ── 膝関節
2. 随意性脱臼 ── 第2指MP関節
3. 拡張性脱臼 ── 股関節
4. 恒久性脱臼 ── 肘関節

問題78　関節部の損傷で正しいのはどれか。
1. 大部分が直達外力によるものである。
2. 関節円板障害は足関節にみられる。
3. 捻挫は靱帯損傷として認識される。
4. 顎関節脱臼は関節包断裂を認める。

問題79　RICE処置でCの目的はどれか。
1. 患部の安静　　2. 低酸素状態の抑制
3. 循環の改善　　4. 浮腫の抑制

問題80　整復位が良肢位となるのはどれか。
1. 上腕骨外科頸骨折　　2. ト腕骨外顆骨折
3. 肘頭骨折　　　　　　4. 橈骨遠位端伸展型骨折

問題81　電気療法で正しいのはどれか。
1. 表在性の疼痛には低い周波数が適している。
2. 神経を興奮させることができる。
3. 刺激強度は筋収縮が得られるまでとする。
4. マイクロ波は電気療法の一つである。

問題82　骨折治癒を促進する力学的因子はどれか。
1. 屈曲力　　2. 牽引力　　3. 剪断力　　4. 圧迫力

問題83　疾患と症状の組合せで正しいのはどれか。
1. 頭蓋底骨折 ──────── ブラックアイ
2. 鼻骨骨折 ────────── バトル徴候
3. 顎関節症 ────────── ベル現象
4. 頸椎棘突起骨折 ── ホルネル徴候

問題84　下位胸椎椎体圧迫骨折で正しいのはどれか。
1. 椎体後方が圧迫変形する。
2. 多くの場合徒手整復を必要とする。
3. 棘突起部に叩打痛を認める。
4. 脊髄損傷を合併しやすい。

問題85　腰椎肋骨突起骨折で誤っているのはどれか。
1. 第3腰椎に多い。
2. 脊柱の運動制限がみられる。
3. 患側股関節は内転位をとる。
4. 直達外力では腎損傷の危険性が高い。

問題86　鎖骨骨折で保存療法が最適となるものはどれか。
1. 烏口鎖骨靱帯の断裂したもの
2. 楔状骨片の直立したもの
3. 粉砕骨折のあるもの
4. 小児で上方凸変形のあるもの

問題87　肩甲骨骨折の分類で誤っているのはどれか。
1. 頸部骨折　　2. 関節突起骨折
3. 下角骨折　　4. 関節窩骨折

問題88　関節内骨折はどれか。2つ選べ。
1. コーレス（Colles）骨折　　2. バートン（Barton）骨折
3. 橈骨遠位骨端線離開　　　　4. ショウファー骨折

問題89　直達外力で起こりやすいのはどれか。
1. 上腕骨内側上顆骨折　　2. 橈骨近位端部骨折
3. 尺骨骨幹部骨折　　　　4. 第1中手骨基部骨折

問題90　ベネット（Bennett）骨折で誤っているのはどれか。
1. 第1中手指節関節の脱臼骨折である。
2. 遠位骨片は橈側に転位する。
3. 外観は内転屈曲変形を呈する。
4. 母指の内外転運動が不能である。

問題91　以下に示す徒手検査が陽性であったとき大腿骨小転子骨折を疑うのはどれか。
1. パトリックテスト　　2. トーマステスト
3. ニュートンテスト　　4. ルドロフテスト

問題92　膝蓋骨骨折で誤っているのはどれか。
1. 介達外力では横骨折を呈する。
2. 骨片は離開転位する。
3. 転位の軽度なものは絆創膏を用いて固定する。
4. 固定は屈曲60度とする。

問題93　関節動揺が出現しないのはどれか。
1. 脛骨顆部骨折　　2. 脛骨顆間隆起骨折
3. 脛骨粗面骨折　　4. 腓骨頭骨折

問題94　踵骨体部骨折で正しいのはどれか。
1. 凹足変形を呈する。
2. 爪先立ちは可能である。
3. ベーラー角は減少する。
4. 皮下出血斑の出現はわずかである。

問題95　足根骨前部と中足骨部の図を示す。短腓骨筋が関与したと考えられるのはどれか。
1. a
2. b
3. c
4. d

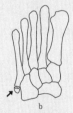
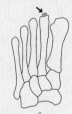
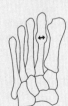

a

b

c

d

問題96　顎関節前方脱臼で正しいのはどれか。
1. 関節円板は関節窩より逸脱する。
2. 下顎頭は関節結節の後方に位置する。
3. 外側翼突筋は弛緩する。

4. 顔面神経麻痺を合併する。

問題97 肩関節脱臼の発生頻度が高い理由で誤っているのはどれか。
1. 骨頭に対して関節窩が深い。
2. 各方向に広い可動域を持つ。
3. 関節の安定性は筋力に依存する。
4. 肩関節は突出し外力を受けやすい。

問題98 股関節後方脱臼の合併症で誤っているのはどれか。
1. 大腿骨頭壊死　　2. 大腿骨頸部骨折
3. 大腿神経損傷　　4. 外傷性股関節炎

問題99 膝関節前方脱臼で正しいのはどれか。
1. 膝関節屈曲位で発生する。
2. 不全脱臼となることが多い。
3. 血管損傷に注意する。
4. 膝蓋骨骨折を合併する。

問題100 上肢の軟部組織損傷で誤っているのはどれか。
1. 上腕二頭筋長頭腱損傷は結節間溝部での断裂が多い。
2. 動揺性肩関節の検査にサルカス徴候がある。
3. 内側型野球肘は遅発性尺骨神経麻痺を生じる。
4. SLAP損傷は上腕三頭筋長頭の拘縮を合併する。

問題101 五十肩の病期分類にないのはどれか。
1. 炎症期　　2. 拘縮期　　3. 萎縮期　　4. 解氷期

問題102 肘部管症候群の症状で正しいのはどれか。
1. 感覚障害はない。
2. フローマン徴候は陽性となる。
3. 下垂指が出現する。
4. 母指対立筋の筋力低下が生じる。

問題103 ド・ケルバン（de Quervain）病で正しいのはどれか。
1. 背側腱第2区画部の狭窄性腱鞘炎である。
2. 両側の発症は少ない。
3. 長母指伸筋腱部に圧痛を認める。
4. 単純エックス線検査で異常所見を認める。

問題104 幼児に多いのはどれか。
1. 鼠径部痛症候群　　2. 大腿骨頭すべり症
3. 単純性股関節炎　　4. 大腿骨頭壊死症

問題105 大腿四頭筋の肉ばなれで正しいのはどれか。
1. 求心性収縮で発生する。
2. 中間広筋に多発する。
3. 完全断裂では陥凹を触れる。
4. 受傷直後から皮下出血斑を認める。

問題106 下腿コンパートメント症候群で誤っているのはどれか。
1. 腫脹が著明である。
2. 安静時痛がある。
3. 足関節の屈曲運動ができる。
4. 動脈の拍動が触知できる。

問題107 圧痛部を別に示す。考えられる疾患はどれか。
1. フライバーグ（Freiberg）病
2. 第1ケーラー（Köhler）病
3. モートン（Morton）病

4. 種子骨障害

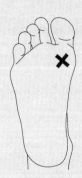

問題108 15歳の男子。柔道の試合中に強引に背負い投げをかけた際、肩関節外転外旋が強制され肩関節を脱臼した。初めての脱臼だという。
　整復固定後、この患者への説明として適切なものはどれか。
1. 「自分で固定を外して入浴可能です」
2. 「明日から肩の可動域訓練を行います」
3. 「競技復帰は3週後とします」
4. 「再発する可能性があります」

問題109 2歳の男児。公園の滑り台から転落し肩部を衝いたため来所した。患側の肩は下垂し、上肢は挙上不能。両腋窩を持って抱き上げたところ号泣した。
　最も考えられるのはどれか。
1. 上腕骨顆上骨折　　2. 肘内障
3. 鎖骨骨折　　　　　4. 橈骨遠位端部骨折

問題110 13歳の男子。転倒した際に肘関節伸展位で左手を地面に衝いて受傷した。肘関節内側に著明な腫脹と皮下出血斑を認める。同部に限局性圧痛を認め、肘関節の屈伸運動障害もみられる。受傷時の単純エックス線写真（別冊No.2）を示す。
　続発症で最も考えられるのはどれか。
1. 前腕回外制限　　2. 肘関節屈曲障害
3. 外反肘変形　　　4. 尺骨神経麻痺

```
別冊 No.2
写真
```

問題111 20歳の男性。サッカーで相手選手と接触し、地面に左手の手掌を強く衝き、手関節部に強い疼痛を感じた。当日は自分で患部を冷やし、テーピングで固定した。1週経過しても症状が改善されなかったので来所した。初検時、手関節部の腫脹は著明で、背屈制限、母指および示指からの軸圧痛、スナッフボックス部の圧痛が認められた。専門医の診断を仰いだところ、骨折と診断された。単純エックス線写真（別冊No.3）を示す。
　この骨折の特徴で正しいのはどれか。**2つ選べ。**
1. 受傷直後のエックス線像で骨折を確認できないことがある。
2. 手関節部の変形が著明である。
3. 固定期間は比較的短期間である。
4. 骨癒合が遷延しやすい。

```
別冊 No.3
写真
```

問題112 30歳の男性。屋根の修理中バランスを崩し、落下した際に踵を強打し負傷した。腫脹は踵骨部に強く、足関節まで波及している。限局性圧痛も著明である。また疼痛のため、患側肢で立つことは出来ないが、足関節の屈伸運動は可能である。
　続発症として起こりにくいのはどれか。
1. 慢性浮腫　　　2. ズデック（Sudeck）骨萎縮
3. 無腐性骨壊死　4. 腓骨筋腱鞘炎

問題113 33歳の男性。3mの塀から飛び降りて受傷した。受傷部の写真（別冊No.4）を別に示す。
　考えられるのはどれか。
1. 内果裂離骨折　　2. 三角靱帯断裂
3. 距骨体部骨折　　4. ショパール関節脱臼

別冊 No.4
写真

問題114 21歳の男性。柔道の稽古中、左足関節を内反し負傷した。翌日、足関節外側部の痛みが強いため来所した。写真（別冊No.5）に示す部位に著明な圧痛と腫脹を認める。前方引き出しテストは陰性であった。
　考えられるのはどれか。
1. 前距腓靱帯損傷　　　2. 三角靱帯損傷
3. リスフラン関節損傷　4. 踵骨前方突起骨折

別冊 No.5
写真

問題115 18歳の男子。野球練習中に右中指を突き指し受傷した。近医を受診したところ、骨折を指摘された。受傷時の単純エックス線写真（別冊No.6）を示す。
　正しいのはどれか。
1. 骨片がみられるためⅡ型である。
2. DIP関節を過伸展位で固定する。
3. 固定期間は8〜10週とする。
4. 掌側脱臼に注意する。

別冊 No.6
写真

問題116 12歳の男児。野球のピッチャーである。毎日100球自主練習をし、週3回少年野球に参加している。1か月前から投球時に右肩部から上腕にかけて痛みが出現し、最近では日常生活でも痛みを感じるようになった。肩関節全体に痛みを訴えるが明らかな腫脹は認めない。大結節下方外側に圧痛と熱感がみられた。
　考えられるのはどれか。
1. 腱板損傷　　　2. SLAP損傷
3. 骨端線離開　　4. 化膿性関節炎

問題117 25歳の男性。草野球の試合中にボールが右示指の指尖に当たり、PIP関節が過伸展強制され受傷した。PIP関節部の自発痛と腫脹が著明である。PIP関節の運動は不能であるが、DIP関節の屈曲は可能である。受傷時の単純エックス線写真（別冊No.7）を示す。
　正しいのはどれか。
1. 掌側板の損傷を伴っている。
2. ボタン穴変形の危険性がある。

3. 深指屈筋腱の断裂がある。
4. PIP関節伸展位での固定が必要である。

別冊 No.7
写真

問題118 20歳の男性。自転車のタイヤ交換のためレバーを強く握った際、左示指MP関節部に突然の痛みを自覚した。以降、MP関節の完全伸展が不能となり来所した。初検時、関節部に軽度の腫脹と中手骨頭橈側に圧痛を認めた。示指MP関節は－30度まで伸展は可能であるが、それ以上の他動的伸展は不能であった。外観写真（別冊No.8）を別に示す。他指の関節運動は正常である。
　最も考えられるのはどれか。
1. 示指基節骨が背側に転位している。
2. MP関節内に掌側板が嵌入している。
3. 橈側側副靱帯が中手骨頭に乗りあげている。
4. 指伸筋腱が橈側に脱臼している。

別冊 No.8
写真

問題119 20歳の男性。剣道部に所属している。半年前から竹刀を振る際に右手関節の違和感を自覚していた。その後、徐々に疼痛が出現したため来所した。手関節背側に腫脹と圧痛および可動域制限と握力低下がみられた。手指の運動痛はない。写真（別冊No.9）に圧痛部位を示す。
　考えられるのはどれか。
1. 月状骨軟化症　　　2. 月状骨脱臼
3. 尺骨茎状突起骨折　4. 長母指伸筋腱腱鞘炎

別冊 No.9
写真

問題120 50歳の女性。右手関節部の疼痛があり、ボタンかけが不自由になり来所した。手関節部に軽度の腫脹および圧痛を認め、ファーレンテスト陽性、フィンケルスタインテスト陰性。Perfect Oの不整がみられた。
　感覚障害がみられないのはどれか。
1. 示指　　2. 中指　　3. 環指　　4. 小指

問題121 17歳の男子。ハードル走の選手である。最近、練習中に右股関節の引っかかりを感じるようになった。関節に腫脹や疼痛はなく明らかな可動域制限もみられないが、股関節内旋位で屈伸すると股関節部外側で轢音が聴取された。外傷の既往はない。
　最も考えられるのはどれか。
1. 股関節唇の断裂　　　2. 大転子滑液包炎
3. 中殿筋の筋力低下　　4. 大腿筋膜張筋の緊張増加

問題122 30歳の男性。3か月前からランニングを始めた。左膝の運動痛が出現したため来所した。膝関節の外側に軽度腫脹がみられた。膝蓋跳動は陰性であった。膝関節屈曲位で大腿骨外顆よりやや近位を圧迫しながら膝関節を伸展させると疼痛が再現された。
　考えられるのはどれか。
1. 鵞足炎　　　　　　2. 膝蓋下脂肪体炎
3. 大腿四頭筋腱炎　　4. 腸脛靱帯炎

●午前　別冊

No.1（問題74）

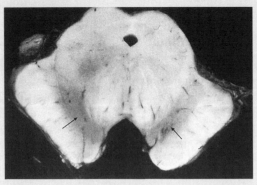

●午後　別冊

No.1（問題17）

右

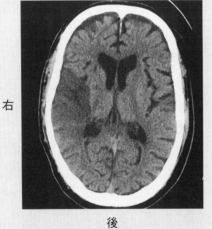

後

No.2（問題110）

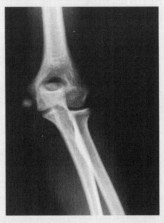

No.3（問題111）

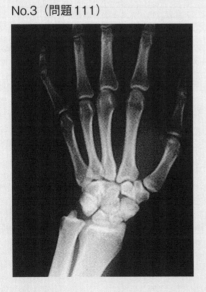

No.4（問題113）

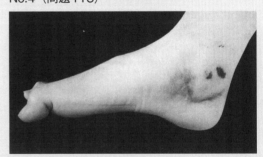

No.5（問題114）

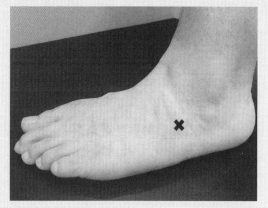

No.6（問題115）

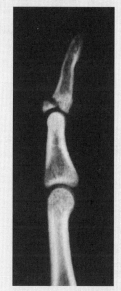

No.7（問題117）

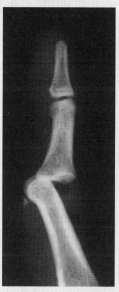

No.8（問題118）

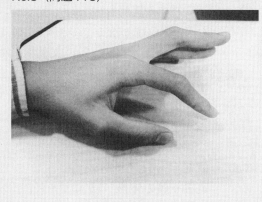

No.9（問題119）

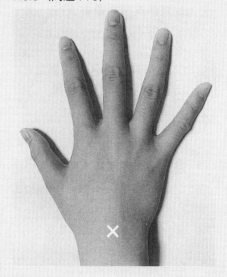

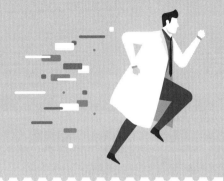

CATCH UP NEWS!

キャッチアップ！ 医療記事
HEADLINE

― HEADLINE NEWS ―

NEWS 01
卵子や精子つくるスイッチ
不妊に関わる遺伝子を発見

朝日新聞デジタル 2020年2月19日

NEWS 02
「世界一高い薬」3月承認
脊髄性筋萎縮症の治療薬
米国では1回2億円

産経ニュース 2020年2月26日

NEWS 03
フリーランスや
自営業者にも休業補償
政府が支援対象拡大へ

読売新聞オンライン 2020年3月4日

NEWS 04
ウェザーニューズ、頭痛など
「天気痛」リスクを予報

日本経済新聞電子版 2020年3月5日

NEWS 05
遺伝性の乳がん、卵巣がん
予防切除を4月から保険適用

厚生労働省「令和2年度診療報酬改定の
概要」2020年3月5日より要約

NEWS 06
医学部不正入試、
東京医大に受験料返還義務
消費者裁判特例法で初判決

読売新聞オンライン 2020年3月6日

NEWS 07
現役世代の負担減先送り、
介護保険 改正法案を決定

日本経済新聞電子版 2020年3月6日

NEWS 08
ばらつく要介護認定
99％の自治体が
全国判定を変更

日本経済新聞電子版 2020年3月7日

NEWS 09
特定行為できる看護師、
国目標の2％
不安視する医師も

朝日新聞デジタル 2020年3月8日

NEWS 10
中国に「論文工場」？
実験せず量産、
医師購入か

朝日新聞デジタル 2020年3月9日

NEWS 11
認知症 楽しく予防
運動＋頭の体操「コグニサイズ」
大阪経済大が指導

デジタル毎日 2020年3月9日

NEWS 12
新型コロナウイルスの
IgG抗体の検出に成功
診断法確立へ 横浜市大

読売新聞オンライン 2020年3月11日

今月の読者の広場
The Reader's Information
学会・研究会・イベント、その他のお役立ち情報をピックアップして紹介します

🕐 SCHEDULE 開催予告

※新型コロナウイルスの感染拡大の状況をうけて、開催が延期もしくは中止となる可能性があります。最新情報につきましては、各学会のWebサイトなどを必ずご確認ください

東日本

▶ **日本内経医学会**

開催日 ①4月12日（日）、②4月19日（日）

会　場 ①東京都・北里大学白金キャンパス
　　　　②東京都・多摩市多摩教室

内　容 ①第一クラス：原典閲読演習、訓読講座。
　　　　　第二クラス：素問講座、霊枢講座。
　　　　②基礎講座　輪読、閲読演習。

連絡先 事務局　E-mail：daikei-admin@umin.ac.jp

▶ **東方会**

開催日 4月12日（日）

会　場 東京都（大森）・おおとり会館

内　容 症例報告、実技。

連絡先 事務局（東方堂鍼灸院内）
TEL/FAX：03-3209-0761

▶ **律動法研究会**

開催日 ①4月12日（日）基礎シリーズ全3回コース
　　　　②4月12日（日）月例臨床セミナー

会　場 神奈川県・周気堂治療室

内　容 ①「律動法方式微細モーションパルペーション（頚椎、胸椎、腰椎、仙骨）」、「L5のモーションパルペーション」。②「臨床現場を想定した臨床技術の修得」。

連絡先 事務局　TEL：045-531-2716

▶ **中医臨床実力養成研修会**

開催日 4月19日（日）

会　場 東京都・GS第一伝統治療院

内　容 「各病による痛みの本治と標治のコツ」、「鍼灸、漢方薬、薬膳の方法」、「第三講：首、肩痛、落枕」。

連絡先 GS第一伝統治療院
TEL：03-3446-5598
E-mail：gogeish9411@hotmail.com

▶ **いやしの道協会　初伝・入門講座（全5回）**

開催日 4月19日（日）

会　場 東京都・七倉会館

内　容 「万病一風的治療の基礎について講義（万病一風論、傷寒論、鍼道発秘、霊枢経脈編）」、「実技指導（基本の型）」。

連絡先 事務局　E-mail：info.iyashi@gmail.com

▶ **文京鍼研究会**

開催日 4月19日（日）

会　場 東京都・西日暮里ふれあい館

内　容 古典研究「難経56〜60難」（澤田和一）、臨床講座「自律神経と五行と現場応用」（加藤秀郎）。

連絡先 澤田はり治療室　TEL：03-5474-5088

▶ **半身症候鍼灸研究会**

開催日 ①4月19日（日）基礎シリーズ全3回コース
　　　　②4月19日（日）月例臨床セミナー

会　場 神奈川県・新横浜はりセンター

内　容 ①「半身症候、気の診断法」、「椎間板ヘルニア、膝関節痛、脊柱管狭窄症診断と治療」、「脳血管障害」。②「臨床現場を想定した臨床技術の修得」。

連絡先 事務局　TEL：045-531-2716

▶ **積聚会**

開催日 4月25日（土）

会　場 東京都・江東区カメリアプラザ6F

内　容 「鍼灸治療のための易経入門」（藤原典往）。

連絡先 事務局　TEL/FAX：03-6659-9098
E-mail：office@shakuju.com

▶ **長野式臨床研究会**

開催日 4月26日（日）

会　場 東京都・ワイム会議室四谷三丁目

内　容 ①「技術マスタークラス(2)頚肩部疾患」、②「臨

床マスタークラス(2) 頚肩部疾患」(①②長野康司)。

連絡先 ①東北支部　TEL：047-317-5380

E-mail：iwashima.land@gmail.com

②東京支部　TEL：0587-22-1116

E-mail：m16arigatou@yahoo.co.jp

▶ 古典鍼灸　青鳳会

開催日 4月26日(日)

会　場 東京都・ハロー貸会議室 新宿曙橋

内　容 「肩関節周囲炎の鍼灸治療」(齋藤鳳観)。

連絡先 事務局(ニコス堂鍼灸院)

TEL：042-575-1054

西日本

▶ 長野式臨床研究会

開催日 ①4月5日(日) 名古屋支部

②4月12日(日) 大阪支部

③4月12日(日) 中国・四国支部

④4月19日(日) 中国・四国支部

会　場 ①愛知県・尾張一宮駅前ビル i-ビル

②大阪府・新大阪丸ビル新館

③広島県・広島オフィスセンター

④愛媛県・四国中央市土居町文化会館ユーホール

内　容 ①②③④「基礎セミナー(1) 診断法」(①相子英樹、②森山潤、③④森實陽一)。

連絡先 ①名古屋支部　TEL：075-952-6430

E-mail：hari@isshin-in.net

②大阪支部　TEL：072-601-0873

E-mail：ranman-dou@pu3.fiberbit.net

③④中国・四国支部　TEL：090-2822-7868

E-mail：toyo-medical@krb.biglobe.ne.jp

▶ 氣鍼医術臨床講座

開催日 ①4月5日(日)、②4月11日(土)

会　場 兵庫県・漢医堂三ノ宮分院

内　容 ①「氣鍼医術臨床講座普通部」(中村泰山)。

②「玄庵塾」(葛野玄庵)。

連絡先 事務局(漢医堂三ノ宮分院内)

TEL：078-334-1589

▶ 経絡治療学会香川支部

開催日 4月5日(日)

会　場 香川県・琴平商工会館3階

内　容 午前：「増補脉論口訣」、「初級・蔵象学 肝と脾」、午後：「十四経発揮和解」、「軽鬱症の臨床実技」。

連絡先 琴平シマヤ鍼灸院　TEL：0877-75-3554

E-mail：tat_manabe89@yahoo.co.jp

▶ 一般社団法人 東洋はり医学会関西

開催日 4月12日(日)

会　場 大阪府・森ノ宮医療学園専門学校

内　容 「臨床こぼれ話」(宮脇優輝)、実技「小里方式」。

連絡先 ノマド鍼灸院(宮田)　TEL：090-3942-6514

E-mail：toyoharichokoh@yahoo.co.jp

▶ 日本良導絡自律神経学会近畿ブロック講習会

開催日 4月12日(日)

会　場 大阪府・SMG大阪

内　容 「良導絡基礎実技(測定編)」(松本佳之)、「小児はりの概論と現状」(尾崎朋文)。

連絡先 事務局

E-mail：ryoudouraku.kinki.@gmail.com

▶ 漢方鍼灸臨床研究会

開催日 4月19日(日)

会　場 大阪府・大阪駅前第3ビル オーティーシー

内　容 「四季における病態変化と治療」、「経絡治療学総論」、「医療面接の実践報告」、臨床検討会「腰痛」。

連絡先 大樹鍼灸院　TEL：06-6192-2366

E-mail：nenoma1127@gmail.com

▶ 柿田塾

開催日 4月19日(日)

会　場 大阪府・産業創造館

内　容 「柿田流問診講義」(城田吉彦)、「柿田流脉診講義」(沖胡操)、「古典講義」(伊藤和真)、「柿田流の理論と実践」(柿田秀明)。

連絡先 おのころ治療院　TEL：0799-62-0990

▶ 経絡治療学会　阪神部会

開催日 4月19日(日)

会　場 大阪府・森ノ宮医療学園専門学校

内　容 講義「肺虚証」、「呼吸器の病」、要穴の取穴と

解説、実技実習、古典輪読「難経真義」。

連絡先 事務局（小倉接骨院内）

TEL：0774-20-0665

E-mail：keiraku.hanshinbukai@gmail.com

▶カササギ会

開催日 4月26日（日）

会　場 兵庫県・病は気から気は病から（神戸元町）

内　容 「経絡治療の経験ゼロでも2時間で痛みがとれるようになる子午治療入門」。

連絡先 事務局　TEL：078-381-8455

E-mail：flyingkasasagi@gmail.com

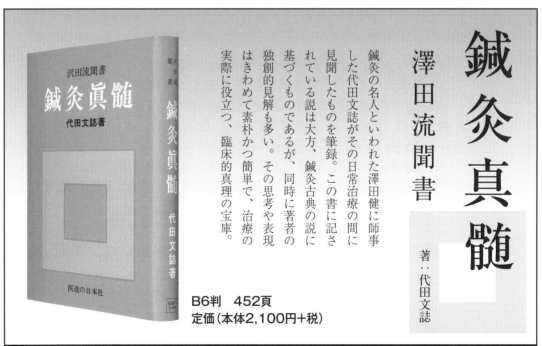

沢田流聞書
鍼灸眞髄
代田文誌著

医道の日本社

鍼灸真髄
澤田流聞書

著：代田文誌

鍼灸の名人といわれた澤田健に師事した代田文誌がその日常治療の間に見聞したものを筆録。この書に記されている説は大方、鍼灸古典の説に基づくものであるが、同時に著者の独創的見解も多い。その思考や表現はきわめて素朴かつ簡単で、治療の実際に役立つ、臨床的真理の宝庫。

B6判　452頁
定価（本体2,100円＋税）

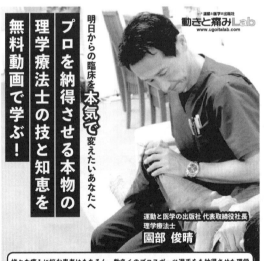

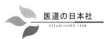

VOICE/THOUGHT/SUGGESTION
読者の声

1

いろいろあったが、やっと手に入れました。「医道の日本」1・2月号と『井上恵理の難経講義』。「医道の日本」は、いろんな研究会の治療と使っている道具がカラーで見られて、面白いですね。勉強会探しの参考になるかと思います。

（兵庫県・岩田源太郎）

2

業界誌「医道の日本」の最近の企画が熱い。誌面はすっかり薄くなってしまったが、内容がギュッと締まっていていい。3月号の自分的注目記事は稲森英彦先生の "鍼灸師による「気」の発見－医療人類学的視点によるナラティブ分析"。
（Twitter・新宿 按摩・指圧・鍼灸・テラフィあけぼの橋@samuraishiatsu）

「読者の声」コーナーでは、皆さまからのご感想・ご意見をお待ちしております。本欄で紹介させていただいた方には、掲載誌と図書カード（500円分）をお贈りいたします。
【読者係メール宛先：toukou@idojapan.co.jp】

BOOK 新刊紹介

※お問い合わせは各発行所にお願いいたします

◉ 飲んでる薬、多すぎませんか？
正しい薬の飲み方・減らし方

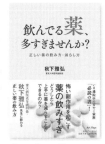

多剤服用とポリファーマシーの違いや、治療効果を上げる薬の飲み方など、薬について知っておくべき知識をふまえ、正しく薬を減らす方法を東京大学病院老年病科長である秋下雅弘氏が解説する一冊。ほかにも、「病気や薬について」「医師との上手な付き合い方」といった素朴な疑問に秋下氏が回答するQ&Aも掲載されている。

秋下雅弘・著
アートデイズ
四六判・182頁
定価1,300円＋税

◉ 経脈病候の針灸治療

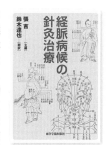

十二経脈と奇経八脈、およびその経筋や絡脈の病候を系統的に網羅している本書。古典における病症のとらえ方や取穴だけでなく、著者による現代中医学的な弁証論治とそれに基づく治法・取穴も参照することができる。また、古典原文には出典章節を補足し、原文中の用語にも解説を加えるなど、古典学習への足掛かりにもなる。

張吉・主編／鈴木達也・訳
東洋学術出版社
A5判・656頁
定価5,800円＋税

◉ 対話と承認のケア
ナラティヴが生み出す世界

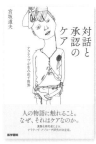

本書は、日々のケアにひそむナラティヴの理解や「ナラティヴとは何か」を文学や言語学の観点から紐解くことに始まる。そして「ケアする人」と「ケアされる人」の二者関係を軸に、なぜ「患者の話を聞くこと」「患者と対話すること」がケアになるのかを解き明かす、ナラティヴ・アプローチ探究の決定版となっている。

宮坂道夫・著
医学書院
A5判・282頁
定価2,400円＋税

NEWSLETTER　今月の会報

CLOSE UP!

創立70周年記念誌

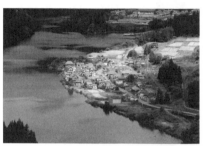

一般社団法人 福島県鍼灸師会
創立70周年記念誌

只見川と大志集落（金山町）　撮影者：斉藤俊介

ふくしまから
はじめよう。
Future From Fukushima.

広報 ふくしんかい　2020.2 第 **92**号

発行：一般社団法人福島県鍼灸師会　福島県会津若松市門田町大字飯寺字村西366

（一社）福島県
鍼灸師会

2019年に創立70周年を迎え、これまでの同師会の歩みを記録するとともに、第9代会長と第10代会長の対談による青年委員への提言を掲載。同師会の特徴、時代に合った勉強法などを語り、今後さらなる研鑽の必要性を問いた。

砭石　第516号　古典鍼灸研究会
東洋療法　第311号　公益社団法人全日本鍼灸マッサージ師会
理療　通巻192号　公益社団法人全国病院理学療法協会
会報　第117号　公益社団法人京都府鍼灸マッサージ師会
経絡鍼療　第581号　一般社団法人東洋はり医学会
経絡治療　第220号　経絡治療学会
日本良導絡自律神経学会雑誌　通巻549号　日本良導絡自律神経学会本部
さきたま　第188号　公益社団法人埼玉県鍼灸師会
創立70周年記念誌　（広報ふくしんかい 第92号）一般社団法人福島県鍼灸師会
会報　第144号　公益社団法人富山県鍼灸マッサージ師会
会報　第131、132号　一般社団法人長野県針灸師会
鍼友灸友　第112号　公益社団法人山口県鍼灸師会
漢方の臨床　2月号　東亜医学協会
人間医学　3月号　人間医学社
マクロビオティック　3月号　日本CI協会
短歌21世紀　3月号　短歌21世紀発行所
兵庫県保険鍼灸師会会報　3月号　協同組合兵庫県保険鍼灸師会
心・技・体　第318号　日本整体学会
日本漢方協会通信　3月　日本漢方協会
中医研通信　3月号　結鍼灸院内

The Reader's Information

［編集後記］

昨年12月の誕生日に40歳になった。さあ40代だ、そして2020年だと張り切っていたら、何の因果か、年明けからろくでもないことばかりが起こる。いきなり車を自分の家の壁にぶつけて、修理に出す羽目に。新年早々、手痛い出費。さすが厄年だ、と嘆いていたが、本当の地獄はそれからであった。大げさではない。会社帰りに突然の左腰背部痛。この場所、この痛み方、確かに覚えがある。昨年11月にも体験したあの痛み。尿管結石である。しかし、前回は1日でなぜか収まったのだが、今回は手加減なし。激痛にのたうち回り続けて、なんだかんだで症状がなくなるまで2週間ばかりかかった。痛みのない生活のありがたみを改めて。▶多方面でぎゃあぎゃあ騒いでいたら、池田政一先生が尿管結石に効く漢方薬を送ってくれた。結局、石が排出されていないので分からないが、それが効いたのかもしれない。そんな池田先生の『漢方主治症総覧』がついに発刊。「鍼灸と漢方」の特集をした2019年12月号の「医道の日本」と合わせてどうぞ！【山口】

新型コロナウイルスの感染は、世界的な規模に拡大してしまいました。今号が発刊される4月1日になれば、また様相が変わっているかもしれませんが、感染拡大の影響を受けて各種イベントが中止や延期に。鍼灸業界では経絡治療学会夏期大学が中止、全日本鍼灸学会学術大会京都大会は開催延期となりました。一日も早く事態が終息しますように。さて小誌2020年1月号、2月号の連動企画「ツボの選び方」へ大きな反響をいただきありがとうございます。これを題材に、研究会でディスカッションをしたり、「いろいろと活用しているよ」「自分も書きたい」といったお声も届いています。続編を6月号に企画しました。「ツボの選び方」をさらに深く掘り下げます。詳細は今号p.66に。原稿をお待ちします。【由井】

［今月のおすすめ］

『てい鍼テクニックー船水隆広のTSTー』が発刊しました。当初は第62回経絡治療夏期大学にて先行発売する予定だったのですが、残念ながら新型コロナウイルスの影響で中止に。実際にお手に取っていただけない代わりに、本の中身を撮影し、当社のInstagramに投稿しましたので、ぜひチェックしてみてください。初版にはおまけとして、一部のテクニックを動画で確認できる限定公開URLを封入しています。動画で動きを見ることで、より習得しやすくなると思いますのでご活用ください！【髙橋】

医 道 の 日 本
VOL.79 NO.4 2020年4月

2020年（令和2年）4月号　Vol.79 No.4（通巻919号）
©IDO NO NIPPON SHA, Inc.
2020年4月1日発行（毎月1回1日発行）　定価 本体908円＋税　送料140円

発行人	戸部慎一郎	広告	岩花京太朗	発行所　株式会社医道の日本社
編集長	山口智史		熊澤宏昭	http://www.idononippon.com
編集	由井和美		城間あやね	
	兼平祐輔			本社　〒237-0068
	小林篤子	デザイン	株式会社 dig	神奈川県横須賀市追浜本町1-105
	椚田直樹	デザイナー	成宮成	TEL 046-865-2161
	髙橋優果		山崎綾子	FAX 046-865-2707
	島田潤		峰村沙那	東京支社　〒140-0014
	山本千津			東京都品川区大井町1丁目23番1号
		組版	有限会社ナノネット	カクタビル8F
			株式会社アイエムプランニング	広告受付　TEL 03-5718-3012
				FAX 03-5718-3013
		印刷・製本	横山印刷株式会社	編集部　TEL 03-5718-3011
				FAX 03-3772-3200

医道の日本

次号予告
May 5月号 2020

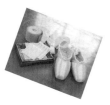

ダンス！ (仮)

　美しい動きで観客を魅了するダンサーは、日常生活のレベルを超える姿勢や動作でのパフォーマンスを求められるため、常に痛みやケガのリスクが付きまとっています。また、よりハイクオリティーな表現を追求すべく、ダンスの練習以外にも、トレーニングやセルフケアに積極的に取り組んでいるダンサーも増えています。

　本企画では、ダンサーやダンス愛好家がどのような悩みを抱えているのかを探り、治療家ができる痛みの治療やコンディショニングの指導など、「ダンサーのためにできること」をまとめました。

巻頭企画

バレエダンサーへのアプローチ (仮)

　ダンスのなかでもクラシックバレエは愛好者が多いジャンルですが、最もケガや痛みのリスクが高く[1]、病院の受診や治療院の受療率も高いとされています[2]。このことから、巻頭ではクラシックバレエに着目し、バレエダンサーへの治療や、パフォーマンスを向上させるためのアプローチを取材。鍼や手技、テーピング、トレーニング方法を紹介します。

1）公益社団法人日本芸能実演家団体協議会. 第9回芸能実演家・スタッフの活動と生活実態調査. 2015.
2）NPO法人芸術家のくすり箱. 芸術家の健康に関する実態・ニーズ調査 I. バレエ編. 2012.

特集

多様なダンスへの鍼灸マッサージ (仮)

　一口に「ダンス」といっても、スポーツの競技特性と同様に、ダンスのジャンルごとの動きは実に多様です。特集では、ブレイクダンスや社交ダンス、コンテンポラリーダンスなど、ジャンルごとの動きや環境の特性と、治療の特徴や臨床例を寄稿いただきました。

＊予告した内容は変更になることがあります。

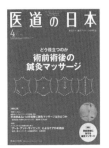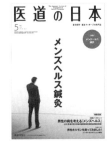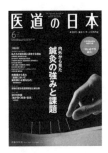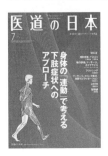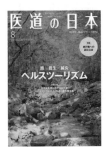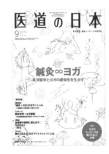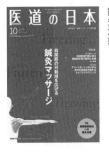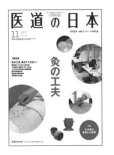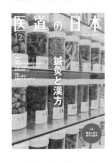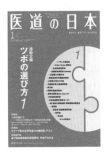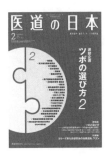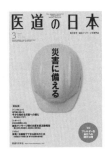

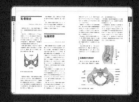
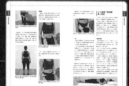
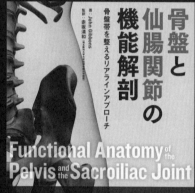

地域別 求人案内

JOB INFORMATION

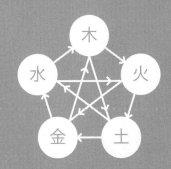

2020年5月号の求人広告申込締め切りは4月8日（水）になります。
以下の URL「医道の日本 Job サーチ」からもお申込みいただけます。

https://www.ido-jobsearch.com

8分の1枠以上でご出稿いただきますと、掲載誌発行月の5日〜（約
1ヶ月間）、「医道の日本 Job サーチ」にもサービス掲載されます。

医道の日本社広告係
TEL:03-5718-3012　FAX:03-5718-3013

全国版

東京23区

東京23区以外

埼玉

千葉

神奈川

北海道・東北

北関東

甲信越・北陸

東海・近畿

中国・四国

九州・沖縄

海外

全国版

東京23区

東京23区以外

埼玉

千葉

神奈川

北海道・東北

北関東

甲信越・北陸

東海・近畿

中国・四国

九州・沖縄

海外

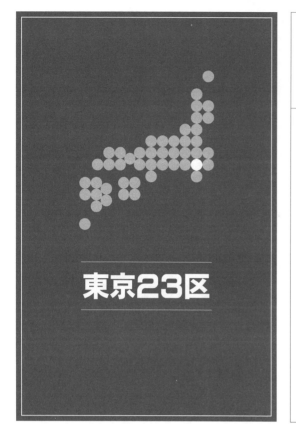

東京23区

ソレイユ麻布治療院（漢方薬店併設）

東京都港区麻布十番 1 － 8 － 11 － 6 F
http://www.soleil-azabu.com
☎03－5545－5151

募集：鍼灸師、鍼灸マ師（経験者優遇）
　　　（R 2・3 月取得見込の方含む）
※アルバイトは週 2 日以上ラストまで出来る方
※女性鍼灸師活躍中、美容鍼灸出来る方歓迎
給与：正社員24万～（週休1.5日制）
　　　正社員22万（週休2日制）アルバイト時給1200円
　　　（研修期間 1 ～ 3 ヶ月：正社員20万、
　　　アルバイト時給1050円）　他住宅手当等
時間：10～14時　15～20時（土19時）休憩有
休日：日曜含む週休 2 日制、年末年始、有給休
　　　暇等
業務：鍼灸治療、マッサージ、助手業務等
　　　12月にオープンしたばかりの高級感あふ
　　　れるエステサロンのような治療院で実力
　　　発揮したい方、花粉症・難聴・自律神経
　　　等の治療を得意とする院長の元で学べま
　　　す。登録販売者を目指す方は、試験合格
　　　後の実務従事登録可能。
福利厚生：社会保険・厚生年金完備・社員旅行
　　　電話連絡の上、履歴書ご持参下さい。

新橋烏森整形外科

港区新橋 2 －15－ 7 　S－PLAZA弥生 2 F
J R新橋駅前、徒歩 1 分
☎03－3500－5353　http://www.shimbashi-seikei.com/

資格　柔整師（マ師　パート・学生可）
　　　明るく元気な向学心のある方を望んでいます。
勤務　月～金曜日、 9 時～18時。休憩有
休日　土・日曜、祝日、夏・冬期。
給与　20～35万円（社会保険完備、交通費支給）
　症例豊富で、骨折・脱臼等の外傷処置を数多く経験
でき、レントゲンも読めるようになります。また手技
療法も行っており、治療効果を上げています。

小滝橋整形外科

東京都新宿区百人町 4 － 9 － 7 　ユーエストビル 2 F
高田馬場、大久保、落合より各徒歩13分、10分、 7 分
☎03－5332－3020

資格：柔整師、鍼灸師、マッサージ師（学生可）
給与：24万円以上、経験考慮、賞与年 2 回、昇給あり
　　　交通費支給。パート可（時給1300円～）
時間：9～13／15～18：30（水19：30）休憩有
休日：日曜・祝日、木土午後休、年末年始・夏季休暇有
外傷症例も多くレントゲン見方、診療経験を積めます。
医師によるフィルムカンファレンスあり。新卒大歓迎。
電話連絡の上、履歴書（写真付）をご持参下さい。

武田整形外科

東京都世田谷区玉川 3 －39－ 7
二子玉川駅徒歩10分　http://www.takeda-os.jp
☎03－3708－2250

理学療法士・鍼灸マッサージ師・柔道整復師、トレー
ナーなど、幅広い資格の方を募集しています。
勤務時間も相談に応じます。往診のみも可です。
研修制度も充実しており、新卒者歓迎です。
関連鍼灸接骨院・マッサージ院での勤務もできます。
給与：経験者25万円以上、経験考慮、賞与年 2 回
時間：平日 9 時～13時、14時～18時、土曜 8 時～13時
休日：日曜、祝祭日　　※交通費支給、社会保険完備

新小岩駅前総合クリニック

葛飾区新小岩 2 － 1 － 1 　リーフコンフォート新小岩
3 ・ 4 階　J R総武線・新小岩駅より徒歩 1 分
☎03－5678－5616　https://shinkoiwa.towakai.com/

資格：柔整師・鍼灸師（学生、臨床未経験者可）
時間：平日 9 ～13／15～19時、土曜 9 ～12／13～15時
休日：週休 2 日制（シフト制、勤務日・時間相談可）
時給：1200円
待遇：交通費支給・社会保険完備、有給休暇制度あり
当院では外傷の整復、固定処置、鍼灸治療、マッサー
ジ、運動・物理療法を実践しています。詳細はお電話
にてお問い合わせ下さい。見学のみでも可能です。

医療法人社団 東品川クリニック

東京都品川区東品川 3 − 18 − 3　神興ビル 3 階
http://www.hs-clinic.com
☎03 − 3472 − 6684

資格：あん摩マッサージ指圧師・柔整師の有資格者
勤務：9 時〜18時30分（月・火・水・金）休憩あり
　　　9 時〜13時（木・土）
休日：日曜・祝日・木、土午後、年末年始、夏期休暇
給与：23万円〜、交通費・賞与・退職金
　　　住宅、家族手当・健康保険・厚生年金・雇用保
　　　険・労災
条件：要普通自動車免許、履歴書送付後面接

篠崎駅前クリニック

東京都江戸川区篠崎町 2 − 7 − 1　イーストハイム
篠崎 1 階　都営新宿線・篠崎駅徒歩 1 分
☎03 − 5666 − 1331　https://shinozaki-clinic.tums.jp

資格：柔整師・鍼灸師（学生可、臨床未経験者可）
時間：平日 9 〜13／15 〜19時、土曜 9 〜12／13 〜15時
休日：日曜・祝日、シフト制（勤務日・時間相談可）
時給：1200円
待遇：交通費支給・社保完備・有給休暇制度あり
様々な症状の患者様が来院していますので柔整師、鍼
灸師どちらの方も豊富な臨床経験を積むことが出来ま
す。詳細はお電話にて承ります。

株式会社　Ｉ企画

東京都台東区元浅草 1 − 3 − 1 − 303
都営地下鉄・つくばエクスプレス　新御徒町駅
☎03 − 5603 − 2885　https://ikikaku0424.com/

募集：鍼灸師、あマ指師、鍼灸マ師、柔整師、ＡＴ
給与：［正］月給21万円〜　［ア］時給1100円〜
時間：月〜金 9 〜21時（実労7〜8hのシフト制・休憩有）
　　　土日祝 9 〜18時（休憩有）
休暇：年末年始休暇、有給休暇、固定休増は応相談
台東区 3 院、墨田区 2 院、江戸川区 1 院ほかで展開。
「70歳まで働ける身体作りをサポートする」の考えの
もと、根本治療を目指す治療院グループです。

東十条きたもと整骨院

東京都北区東十条 4 − 6 − 18
ＪＲ京浜東北線・東十条駅（徒歩 3 〜 4 分）
☎03 − 5390 − 2187

柔整師、マッサージ師　学生・パート可
臨床未経験の方も大歓迎
9 時〜12時半、15時〜19時半、土曜 9 時〜14時
日曜祝祭日、年末年始、夏期休暇あり
20 〜40万円、賞与年 2 回、昇給年 1 回、時給1100円〜
交通費支給、社会保険・厚生年金・雇用保険あり
カイロ、整体等の勉強会あり、向上心のある方待って
ます！　お電話下さい！　明るい職場です。

株式会社　本間鍼灸研究所　本間治療院

東京都葛飾区亀有 5 − 15 − 6　ＪＲ亀有駅徒歩 2 分
https://東京鍼灸師求人.com
☎03 − 5613 − 8484　FAX03 − 5613 − 8485

※接骨院や整形外科とは患者層が全く違います。※
※　鍼灸師なら鍼灸院で成長しませんか？　※
給与：月給22〜48万円（2019年度実績）
待遇：社保完備、週休 2 日、有給、社員旅行、食事会。
地方から東京で頑張る鍼灸師には、生活準備金10万円
をプレゼント！院長は鍼灸協会理事。スタッフは男性
4 名・女性 4 名。臨床未経験者大歓迎。女性が活躍中。
25才以下の教育に注力。マッサージ資格者優遇します。

原田整骨院・鍼灸マッサージ院

東京都練馬区栄町 6 − 12
西武池袋線・江古田駅より徒歩1分
☎03 − 5999-3282 http://www.aozorakikaku.info/

【開業30年の信頼と実績】
資格：鍼灸師　※鍼灸の患者さん
が多数来院されています。
給与：4 週 6 休で30万〜40万円、
完全週休2日・時短勤務可・正月1
週間休暇・有休100%　ライフワー
クバランス良・交通費・制服支給・
雇用・労災・賠償責任保険加入

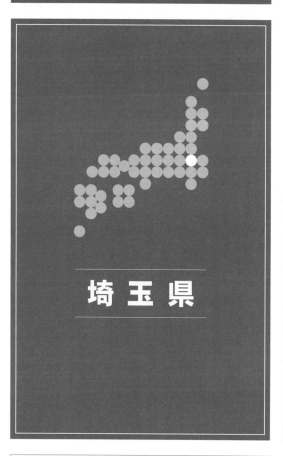

全国版

東京23区

東京23区以外

埼玉

千葉

神奈川

北海道・東北

北関東

甲信越・北陸

東海・近畿

中国・四国

九州・沖縄

海外

東京23区以外

23区以外の東京都市町村

埼 玉 県

府中駅北口クリニック

東京都府中市府中町1－6－2　三和第2ビル2階
府中駅北口徒歩1分
☎042－319－1543　http://f-kitacl.com

【資格】柔道整復師、あん摩マッサージ指圧師
【時間】平日9：00～13：00・15：00～19：00
　　　　土曜9：00～12：00・13：00～15：00
【休日】水曜日、日曜日、祝祭日（有休制度あり）
【給与】時給1220円～
テーピング、固定法、レントゲン読影、整復、手技療法等臨床経験のない方でも丁寧に御指導します。
見学可能です。詳細などお気軽にご連絡ください。

おおやま整形外科

埼玉県さいたま市南区南浦和2－2－15
☎048－813－6631

資格：柔整師、マッサージ師、鍼灸マッサージ師
時間：9：00～13：00、15：30～19：00※土15～17半
休日：水曜　日祝　夏季　GW　年末年始
給与：月給19万～25万円以上（新卒・臨床未経験等17万円～）、試用期間あり
　　　パート時給1050～1500円
　　　学生・助手930円～
応募：電話連絡の上、履歴書（写真付）持参。

さくら整形外科

埼玉県幸手市上高野250－6
東武日光線・杉戸高野台駅徒歩約15分
☎0480－42－0878

資格：柔道整復師（新卒歓迎、学生応相談）
時間：9：00～12：30、14：30～18：30、木・土12時半迄
休日：日・祝、木・土午後休。年末年始・夏期休暇。
給与：委細面談。社会保険完備、有給あり、車通勤可。
経験者・未経験者問いません！
外傷症例が多く、自己のスキルアップを目指す方を大募集！見学も可能なので、お気軽にお電話下さい。
詳しくは面談で話しましょう！

草加整形外科内科（訪問マッサージ部門）

埼玉県草加市中央1－1－18
東武スカイツリーライン・草加駅より徒歩5分
☎090－4216－2914　採用担当：矢田

資格：あん摩マッサージ指圧師、要運転免許
勤務：月～土曜　9：00～18：30　休憩有、副業可
給与：年俸300～600万円可、時給3000円、試用期間有
休日：週休2日可、フレックス可、パート可、応相談
待遇：各種保険完備、交通費支給、有給休暇、昇給
程よく働きたい方、とにかく稼ぎたい方、新卒OK。
訪問治療経験者で開業したい方は、幹部候補として求ム。小さい職場で大きく成長したい方、随時募集。

㈱元気　訪問マッサージ元気

埼玉県川越市砂新田3－20－8
東武東上線・新河岸駅より徒歩10分
☎049－241－7700

資格：あマ指師、要車免許
23～40万円＋歩合、昇給年1回
※研修（3ヶ月）月給20万円
待遇：社保完、交支給、車通勤可
　　　退職金、服貸、車貸
休日：完全週休2日、日・祝、年末年始、夏季、有給
女性も多く、リハビリの勉強充実

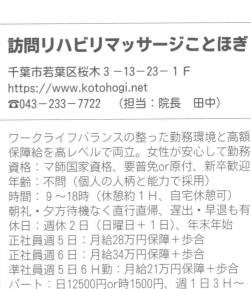
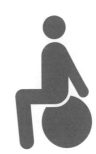

全国版

東京23区

東京23区以外

埼玉

千葉

神奈川

北海道・東北

北関東

甲信越・北陸

東海・近畿

中国・四国

九州・沖縄

海外

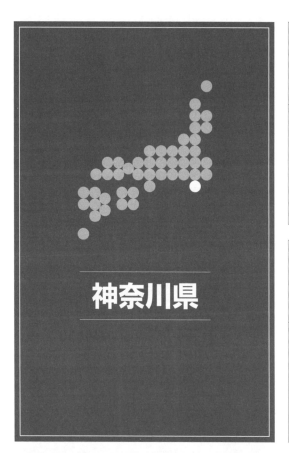

神奈川県

匠整骨院

神奈川県相模原市緑区西橋本5－1－1
ラ・フロール4階　最寄駅：橋本駅
☎042-772-9883　070-2186-4446　http://fukuju2016.com

　　　○柔整師・鍼灸・指圧マッサージ師募集！○
給与：月給30万円以上（平均給与は43万円以上）
勤務：9時半～20時又は14～22時（休憩有・選択可）
　　　レセ残業等ありません。
休日：完全週休2日制　※3日間の場合は80％支給
待遇：雇用保険・交通費全給・車通勤OK
卒後臨床研修認定院です。受付も募集中！時給1110円
～（20時以降1320円～、日祭日1200円～）学生可

平和堂鍼灸整骨院　平和堂マッサージ

神奈川県藤沢市下土棚463－7　小田急江ノ島線・長
後駅東口徒歩3分　　　https://www.heiwado-m.com/
☎0466－41－2533 または 090－9842－6789

資格：鍼灸マ師・マ師・鍼灸師・柔整師
時間：9：00～18：00（休憩2回あり）
給与：【マ師・鍼灸師】25万円～＋歩合（～50万円）
　　　【柔整師】22万5千円～＋歩合（～50万円）
休日：週休2日（日曜他1日）、有給、夏期冬期休暇
待遇：労雇保険、交費全給、車貸与、昇給、役管手当
　　　※卒後認定臨床施設の為、院内・外・レセプト
　　　業務等を多数学べます‼

岳陽堂接骨院・鍼灸治療室
<small>（がくようどう）</small>

群馬県太田市藤阿久町432－5
http://www.gakuyoudou.com
☎0276－31－1148

資格：鍼灸師（柔整とのダブル免許優遇）
勤務地：群馬県太田市
時間：8：30～20：30　休憩有
給与：20万円～　昇給年1回　賞与年2回　諸手当
待遇：社保・厚生年金・労災・雇用保険・賠責保険
休日：日曜含む完全週休2日　夏期冬期GW　有給
自費の鍼治療の多い鍼灸接骨院です。鍼灸師が活躍で
きる職場です。詳しくはHPをご覧下さい。

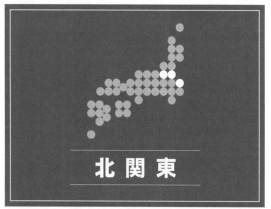

北 関 東

やわら在宅マッサージ

愛知県名古屋市天白区焼山2－305
ハイツリービル201号
☎0120－720－870

資格：マッサージ師　要普免
給与：パート歩合制6～7割支給
時間：9時～18時の間で3h以上
休日：土日祝、年末年始、夏期
運動訓練や機能訓練を加えたリハ
ビリマッサージに興味のある方。
ご都合の良い時間帯を選択できま
す。お気軽にお電話ください。

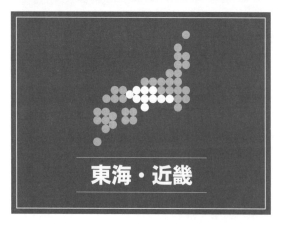

東海・近畿

◆医道の日本社図書◆取扱書店一覧

北海道

札幌市	三省堂書店札幌店	011-209-5600
	MARUZEN&ジュンク堂書店札幌店	011-223-1911
	紀伊國屋書店札幌本店	011-231-2131
	コーチャンフォー新川通り店	011-769-4000
小樽市	喜久屋書店小樽店	0134-31-7077
旭川市	ジュンク堂書店旭川店	0166-26-1120

青森県

青森市	戸田書店青森店	017-762-1815
弘前市	ジュンク堂書店弘前中三店	0172-34-3131
	紀伊國屋書店弘前店	0172-36-4511

岩手県

盛岡市	ジュンク堂書店盛岡店	019-601-6161

宮城県

仙台市	丸善仙台アエル店	022-264-0151
	アイエ書店	022-738-8670

秋田県

秋田市	ジュンク堂書店秋田店	018-884-1370

山形県

山形市	八文字屋本店	023-622-2150
	高陽堂書店	023-631-6001
	戸田書店山形店	023-682-3111
東田川郡	戸田書店三川店	0235-68-0015

福島県

郡山市	ジュンク堂書店郡山店	024-927-0440

茨城県

つくば市	ACADEMIAイーアスつくば店	029-868-7407

群馬県

前橋市	蔦屋書店前橋みなみモール店	027-210-0886
	紀伊國屋書店前橋店	027-220-1830
	戸田書店前橋本店	027-223-9011
	廣川書店前橋店	027-231-3077
高崎市	廣川書店高崎店	0273-22-4804
	戸田書店高崎店	027-363-5110
藤岡市	戸田書店藤岡店	0274-22-2469

埼玉県

さいたま市	紀伊國屋書店さいたま新都心店	048-600-0830
	三省堂書店大宮店	048-646-2600
	ブックデポ書楽	048-852-6581
	紀伊國屋書店浦和パルコ店	048-871-2760
熊谷市	戸田書店熊谷店	048-599-3232

千葉県

千葉市	志学書店	043-224-7111
	三省堂書店そごう千葉店	043-245-8331
流山市	紀伊國屋書店流山おおたかの森店	04-7156-6111
柏市	ジュンク堂書店柏モディ店	04-7168-0215
船橋市	ジュンク堂書店南船橋店	047-401-0330
習志野市	丸善津田沼店	047-470-8313
印西市	宮脇書店印西牧の原店	0476-40-6325

東京都

千代田区	三省堂書店神保町本店	03-3233-3312
	三景書店	03-3252-2149
	いざわ書林	03-3261-3311
	亜東書店	03-3291-9731
	新樹社書林	03-3293-5691
	東方書店	03-3294-1001
	燎原書店	03-3294-3445
	書泉グランデ	03-3295-0011
	丸善お茶の水店	03-3295-5581
	丸善丸の内本店	03-5288-8881
中央区	八重洲ブックセンター	03-3281-8203
	丸善日本橋店	03-6214-2001
中野区	ブックファースト中野店	03-3319-5161
新宿区	紀伊國屋書店新宿本店	03-3354-0131
	ブックファースト新宿店	03-5339-7611
江東区	紀伊國屋書店ららぽーと豊洲店	03-3533-4361
大田区	東邦稲垣書店	03-3766-0068
品川区	医学堂書店	03-3783-9774
文京区	文光堂書店本郷店	03-3815-3521
豊島区	たにぐち書店	03-3980-5536
	ジュンク堂書店池袋本店	03-5956-6111
渋谷区	MARUZEN&ジュンク堂書店渋谷店	03-5456-2111
武蔵野市	ジュンク堂書店吉祥寺店	0422-28-5333
国分寺市	紀伊國屋書店国分寺店	042-325-3991
多摩市	丸善多摩センター店	042-355-3220
立川市	ジュンク堂書店立川高島屋店	042-512-9910
	オリオン書房ノルテ店	042-522-1231

神奈川県

横浜市	有隣堂伊勢佐木町本店	045-261-1231
	有隣堂横浜駅西口店	045-311-6265
	紀伊國屋書店横浜店	045-450-5901
	ACADEMIA港北店	045-914-3320
	紀伊國屋書店ららぽーと横浜店	045-938-4481
	ブックファースト青葉台店	045-989-1781
川崎市	丸善ラゾーナ川崎店	044-520-1869
厚木市	有隣堂厚木店	046-223-4111
藤沢市	ジュンク堂書店藤沢店	0466-52-1211

新潟県

新潟市	考古堂書店	025-229-4050
	紀伊國屋書店新潟店	025-241-5281
	戸田書店新潟南店	025-257-1911
	ジュンク堂書店新潟店	025-374-4411
長岡市	戸田書店長岡店	0258-22-5911

富山県

富山市	紀伊國屋書店富山店	076-491-7031
	BOOKSなかだ掛尾本店	076-492-1197

山梨県

甲府市	ジュンク堂書店岡島甲府店	055-231-0606
中巨摩郡	明倫堂書店甲府店	055-274-4331
中央市	戸田書店山梨中央店	055-278-6811

長野県

松本市	丸善松本店	0263-31-8171

岐阜県

岐阜市	郁文堂支店	058-246-1722
	丸善岐阜店	058-297-7008

静岡県

静岡市	戸田書店静岡本店	054-205-6111
	MARUZEN&ジュンク堂書店新静岡店	054-275-2777

| 浜松市 | ガリバー浜松店 | 053-433-6632 |
| 掛川市 | 戸田書店掛川西郷店 | 0537-62-6777 |

愛知県		
名古屋市	丸善名古屋本店	052-238-0320
	ジュンク堂書店ロフト名古屋店	052-249-5592
	大竹書店	052-262-3828
	三省堂書店名古屋本店	052-566-6801
	ジュンク堂書店名古屋店	052-589-6321
西春日井郡	紀伊國屋書店名古屋空港店	0568-39-3851

滋賀県		
草津市	ジュンク堂書店滋賀草津店	0568-39-3851

京都府		
京都市	丸善京都本店	075-253-1599
	アバンティ ブックセンター京都店	075-671-8987
	大垣書店イオンモールKYOTO店	075-692-3331
	ガリバー京都店	075-751-7151

大阪府		
大阪市	ジュンク堂書店大阪本店	06-4799-1090
	MARUZEN&ジュンク堂書店梅田店	06-6292-7383
	紀伊國屋書店グランフロント大阪店	06-6315-8970
	紀伊國屋書店梅田本店	06-6372-5821
	ジュンク堂書店近鉄あべのハルカス店	06-6626-2151
	ジュンク堂書店難波店	06-6635-5330
	旭屋書店なんばCITY店	06-6644-2551
東大阪市	ヒバリヤ書店本店	06-6722-1121
堺市	紀伊國屋書店泉北店	072-292-1631
高槻市	紀伊國屋書店高槻店	072-686-1195
	ジュンク堂書店高槻店	072-686-5300

兵庫県		
神戸市	ジュンク堂書店三宮駅前店	078-252-0777
	ジュンク堂書店三宮店	078-392-1001
	神陵文庫本店	078-511-5551
	紀伊國屋書店西神店	078-990-3573
姫路市	ジュンク堂書店姫路店	0792-21-8280

奈良県		
奈良市	ジュンク堂書店奈良店	0742-36-0801
橿原市	奈良栗田書店	0744-22-8657

和歌山県		
和歌山市	宮脇書店ロイネット和歌山店	073-402-1472

岡山県		
岡山市	神陵文庫岡山営業所	086-223-8387
	泰山堂書店鹿田本店	086-226-3211
	丸善岡山シンフォニービル店	086-233-4640
倉敷市	喜久屋書店倉敷店	086-430-5450

広島県		
広島市	紀伊國屋書店広島店	082-225-3232
	神陵文庫広島営業所	082-232-6007
	井上書店	082-254-5252
	丸善広島店	082-504-6210
	ジュンク堂書店広島駅前店	082-568-3000
安芸郡	フタバ図書TERA広島府中店	082-561-0770

山口県		
宇部市	井上書店宇部店	0836-34-3424

徳島県		
徳島市	紀伊國屋書店徳島店	088-602-1611
	久米書店	088-623-1334
	久米書店医大前	088-632-2663

香川県		
高松市	宮脇書店総本店	087-823-3152
	ジュンク堂書店高松店	087-832-0170
	宮脇書店本店	087-851-3733
丸亀市	紀伊國屋書店丸亀店	0877-58-2511

愛媛県		
松山市	ジュンク堂書店松山店	089-915-0075
	新丸三書店	089-955-7381

福岡県		
福岡市	紀伊國屋書店福岡本店	092-434-3100
	九州神陵文庫本社	092-641-5555
	紀伊國屋書店ゆめタウン博多店	092-643-6721
	ジュンク堂書店福岡店	092-738-3322
	丸善博多店	092-738-3322
北九州市	井上書店小倉店	093-533-5005
久留米市	紀伊國屋書店久留米店	0942-45-7170

佐賀県		
佐賀市	紀伊國屋書店佐賀店	0952-36-8171

長崎県		
長崎市	紀伊國屋書店長崎店	095-811-4919

熊本県		
熊本市	紀伊國屋書店熊本はません店	096-377-1330
菊池郡	紀伊國屋書店熊本光の森店	096-233-1700

大分県		
大分市	紀伊國屋書店アミュプラザおおいた店	097-515-5050
	ジュンク堂書店大分店	097-536-8181
	紀伊國屋書店大分店	097-552-6100

宮崎県		
宮崎市	蔦屋書店宮崎高千穂通り店	0985-61-6711

鹿児島県		
鹿児島市	ジュンク堂書店鹿児島店	099-239-1221
	ブックスミスミオプシアミスミ店	099-813-7012

沖縄県		
那覇市	ジュンク堂書店那覇店	098-860-7175
豊見城市	戸田書店豊見城店	098-852-2511
中頭郡	琉球光和考文堂メディカルブックセンター	098-945-5050

ご希望の本が店頭にない場合は書店にご注文下さい。

「ゲンキ」をつくる仕事

1957 年創立の本校には 6000 名を超える卒業生がいます。
体験入学では臨床家や指導者としてご活躍中の先生方をお迎えし、「本物の技と心」を伝えていただきます。「はり」「灸」の治療体験、施設見学、個別相談会も行いますので、この機会にぜひお越しください。

願書受付中！！

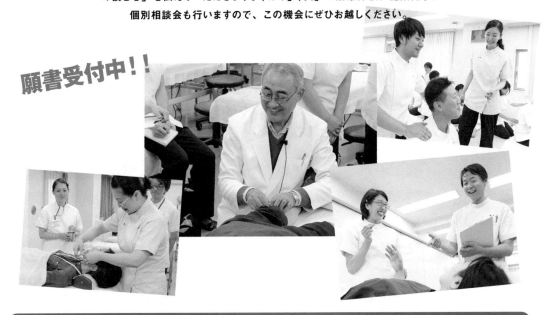

2021年4月入学生 募集学科

募集学科	募集人員		募集学科	募集人員	
鍼灸科	昼間部	30名	鍼灸あん摩マッサージ指圧科	昼間部	30名
	夜間部	30名		夜間部	30名

■専門実践教育訓練給付金対象講座　■職業実践専門課程認可校

体験入学日程 ※体験入学の詳細は随時本校ホームページに掲載いたします

5.24 (日) 6.14 (日) 7.12 (日)
8.23 (日) 9.22 (火祝)

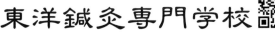

学校見学随時受付中！

厚生労働大臣認定　学校法人　素霊学園
東洋鍼灸専門学校

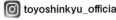 03-3209-5436　 info@toyoshinkyu.ac.jp
〒169-0073 東京都新宿区百人町 1-4-4　https://www.toyoshinkyu.ac.jp
toyoshinkyu_official　　toyo_shinkyu

駅から徒歩3分

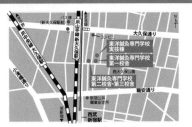

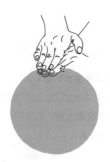

心を削る仕事より、
心を癒す仕事がしたい。

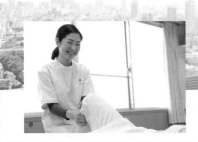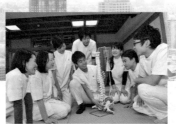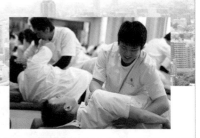

国家資格　あん摩マッサージ指圧師

厚生労働大臣認定
総本山長生寺付属 **長生学園**
〒144-0055　東京都大田区仲六郷 2-35-7
京急線雑色駅徒歩4分／JR蒲田駅徒歩17分
℡ **03-3738-1630**　長生学園 🔍

■募集要項	
募集学科	あん摩マッサージ指圧師科 昼間部 60名 あん摩マッサージ指圧師科 夜間部 60名
修業年限	3年
授業時間	昼間部 9:00〜12:10 夜間部 18:00〜21:10

オープンキャンパス
5月16日(土)
13:30〜16:30

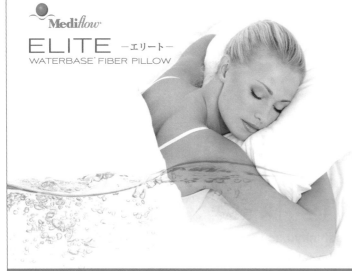
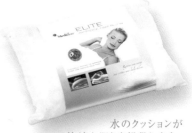

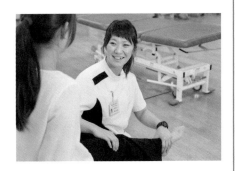

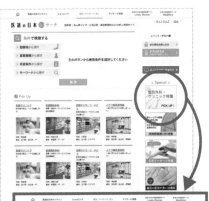
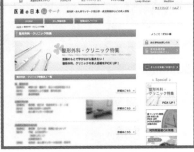

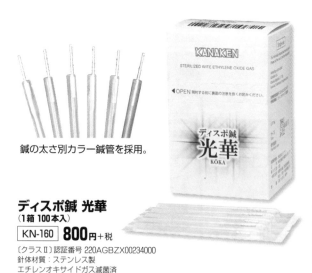

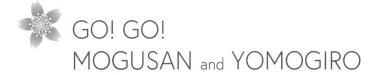
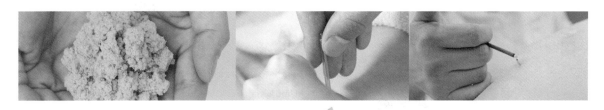
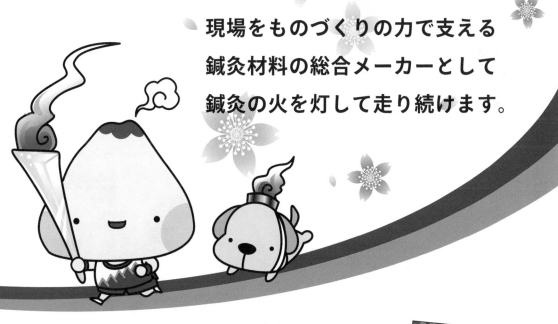

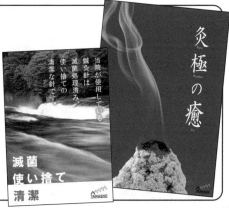
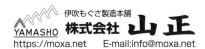

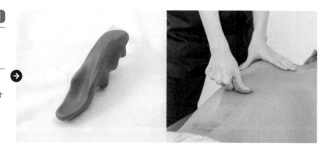

CIANA THUMB SAVER

指の負荷にお悩みの方に
母指（サム）の救世主

CIANA サムセーバー 〔通年割引〕

商品コード **IJA-634**

本体価格（税別）
2,400円 ⇒ **1,920円** **20%OFF**

製造国：中国　材質：ABS　サイズ：長さ14cm×幅4cm
重さ：100g
※オイルがついたら、石鹸、水、またはアルコールで洗浄します

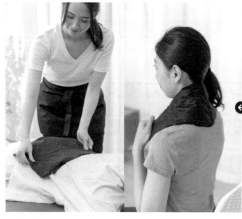

CIANA CLAY PACK

再利用可能なパック
自然の粘土で作られた
どちらも使える
「温める」と「冷やす」

CIANA クレイパック 〔通年割引〕

商品コード **IJA-636** CIANA クレイパック　ホット＆クール Mサイズ

本体価格（税別）
2,400円 ⇒ **1,920円** **20%OFF**

商品コード **IJA-637** CIANA クレイパック　ホット＆クール Lサイズ

本体価格（税別）
3,000円 ⇒ **2,400円** **20%OFF**

商品コード **IJA-638** CIANA クレイパック　ホット＆クール 2Lサイズ

本体価格（税別）
4,200円 ⇒ **3,360円** **20%OFF**

商品コード **IJA-639** CIANA クレイパック　ホット＆クール 首、肩用

本体価格（税別）
3,000円 ⇒ **2,400円** **20%OFF**

M（25×12.5cm）320g　L（30×18cm）700g
2L（35×27.8cm）1700g　首・肩（58×15cm）850g
カバー素材：PVC、ポリエステル　内部素材：ナチュラルクレイ　製造国：中国

FACE DISPOSABLE COVER

衛生的なおもてなしを実現
ローコストハイクオリティで

CIANA フェイスディスポカバー 1000枚（1パック100枚入り、10パック） 〔通年割引〕

商品コード **IJA-635**

本体価格（税別）
10,000円 ⇒ **8,000円** **20%OFF**

大きさ：30×41cm　厚さ：50g/㎡
箱サイズ：42×31×44 cm　製造国：中国

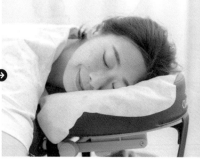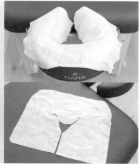

SILICONE CUPPING

カッピングシリーズ
シンプルな操作法とデザインの
しっかり吸引
ワンタッチでぴったり密着・

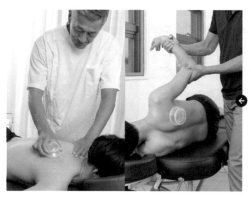

CIANA シリコーンカッピング 4個入 〔通年割引〕

商品コード **IJA-640** XS（接触側内径3cm）

本体価格（税別）
2,000円 ⇒ **1,600円** **20%OFF**

商品コード **IJA-641** S（接触側内径4cm）

本体価格（税別）
3,000円 ⇒ **2,400円** **20%OFF**

商品コード **IJA-642** M（接触側内径5cm）

本体価格（税別）
4,200円 ⇒ **3,360円** **20%OFF**

商品コード **IJA-643** L（接触側内径7cm）

本体価格（税別）
10,000円 ⇒ **8,000円** **20%OFF**

製造国：中国　材質：シリコーン

CIANA オフィシャルホームページ
http://ciana.jp/

CIANA Instagram
http://www.instagram.com/ciana_bodywork/

お問い合わせ　☎0120-2161-02
ネットショッピング　http://www.ido-netshopping.com/

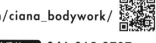FAX受注受付　046-865-2707
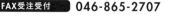WEBでの販売価格は、カタログ掲載の割引販売価格と異なる商品もございます。

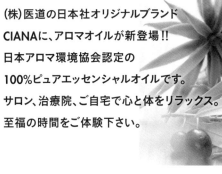

CIANA

100%ピュア
エッセンシャル
オイル

（株）医道の日本社オリジナルブランド
CIANAに、アロマオイルが新登場!!
日本アロマ環境協会認定の
100%ピュアエッセンシャルオイルです。
サロン、治療院、ご自宅で心と体をリラックス。
至福の時間をご体験下さい。

※画像はイメージです

容量：10ml
原産国：イタリア

商品名：ベルガモット
商品コード：IBB-100
価格（税抜）：2,570円

ビターな柑橘系の香り。大人のシトラスオイル。爽やかな香り。

容量：10ml
原産国：フランス

商品名：グレープフルーツホワイト
商品コード：IBB-101
価格（税抜）：1,540円

さっぱりとした爽やかな香り。気分をリフレッシュしてくれます。

容量：10ml
原産国：イタリア

商品名：レモン コールドプレスト
商品コード：IBB-102
価格（税抜）：1,540円

柑橘系ベーシックな精油。フレッシュな搾りたてのレモンの香り。

容量：10ml
原産国：
オーストラリア

商品名：スイートオレンジ
商品コード：IBB-103
価格（税抜）：1,540円

人気が非常に高い精油。甘く爽やかなジューシーな香りです。

容量：10ml
原産国：中国

商品名：ペパーミントアヴェンシス
商品コード：IBB-104
価格（税抜）：1,540円

薄荷種（ハッカ）です。抗菌、抗細菌作用に優れ清々しい爽さっぱりした香り。

谷量：10ml
原産国：フランス

商品名：ローズゼラニウム
商品コード：IBB-105
価格（税抜）：2,570円

とても人気が高い精油。甘く上品な香りは多くの女性を魅了します。

容量：10ml
原産国：スペイン

商品名：ローズマリー
商品コード：IBB-106
価格（税抜）：1,540円

幅広い効用があり温かみのあるハーブの香り。

容量：10ml
原産国：ブラジル

商品名：ローズウッド
商品コード：IBB-107
価格（税抜）：2,570円

非常に人気の高い精油。甘く、ウッディーでとてもよい香り。

容量：5ml
原産国：インド

商品名：ジャスミンアブソリュート
商品コード：IBB-108
価格（税抜）：18,510円

濃厚で甘い上品なフローラルな香り。感情のバランスをとってくれます。

容量：5ml
原産国：
オーストラリア

商品名：サンダルウッド
商品コード：IBB-109
価格（税抜）：6,170円

生命の根幹から香るような、ビャクダンの材を用いたスパイシーな精油。

容量：10ml
原産国：
オーストラリア

商品名：ティートゥリー
商品コード：IBB-110
価格（税抜）：2,570円

自然の恵みを感じる、透き通る渋みと甘さが特徴。抗菌作用があります。

容量：10ml
原産国：フランス

商品名：イランイラン（1st Grade）
商品コード：IBB-111
価格（税抜）：4,110円

エキゾチックな甘いフローラルな香り。

容量：5ml
原産国：イタリア

商品名：ネロリ
商品コード：IBB-112
価格（税抜）：13,800円

大変希少な精油です。高貴な華々しさとほろ苦さを併せ持っています。

容量：10ml
原産国：中国

商品名：ユーカリ グロブルス
商品コード：IBB-113
価格（税抜）：1,540円

シトラス調でフローラル。フレッシュな香りが強く人気があります。

容量：10ml
原産国：フランス

商品名：ラベンダー
商品コード：IBB-114
価格（税抜）：2,570円

古くから愛されるハーブの代表。ハーブの香りの最も人気が高い精油。

医道の日本社
オリジナルブレンド
眠りブレンド

商品名：NEMURI BREND
商品コード：IBB-115
価格（税抜）：2,570円

容量：10ml

ラベンダー、マジョラム、ベルガモット、クラリセージ、ローズアブソリュート。

医道の日本社
オリジナルブレンド
麗しブレンド
容量：10ml

商品名：URUWASHI BREND
商品コード：IBB-116
価格（税抜）：2,570円

ラベンダー、マンダリン、ローズゼラニウム、フランキンセンス、ネロリ。

17本 set
医道の日本社
アロマ17本セット
容量：5ml〜10ml

商品名：AROMA SET
商品コード：IBB-130
価格（税抜）：69,820円

弊社のオリジナルオイル含め全ての精油17種類のセット。

配合主成分

 ホホバ種子油　アーモンド油　ヒマワリ種子油

商品名：CIANAベーシックマッサージオイル
商品コード：IOE-3007
価格（税抜）：5,700円

安心の国産原料なのに低価格。
精油を混ぜて使えるキャリアオイル

容量：1L
国産

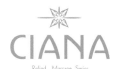
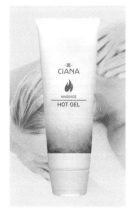
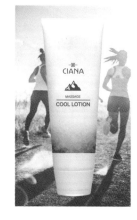
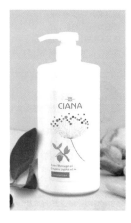
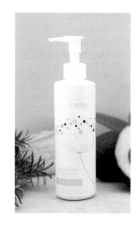
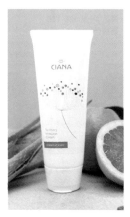
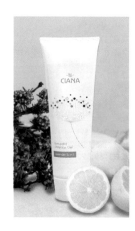